大展好書　好書大展

品嘗好書　冠群可期

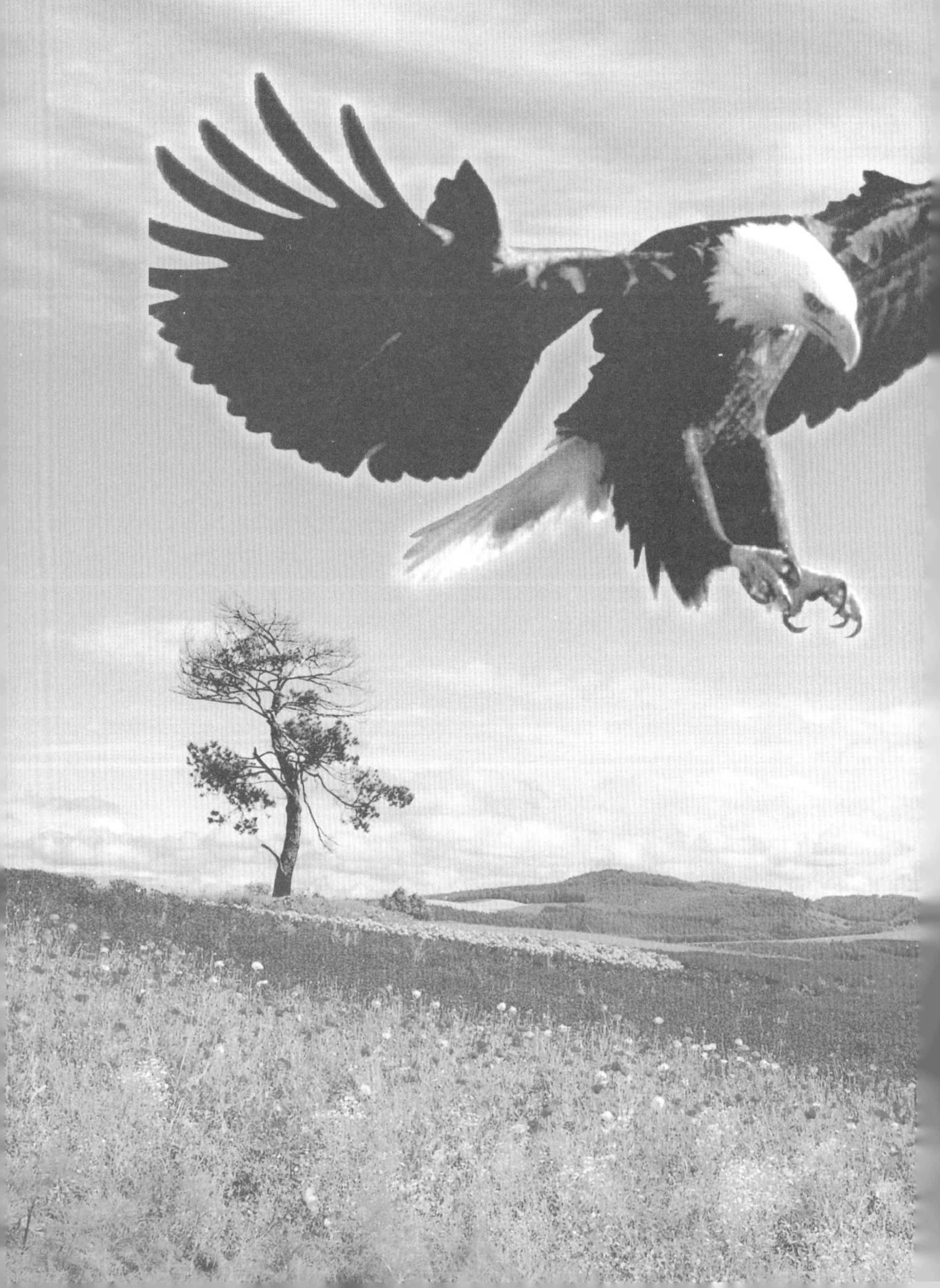

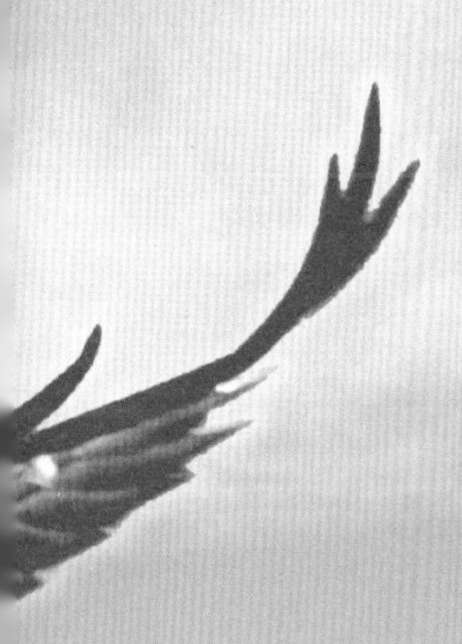

大展好書　好書大展

品嘗好書　冠群可期

健康絕招：2

刮痧、拔罐、艾灸除病痛

（刮痧、拔罐、艾灸）

柏立群　主編

品冠文化出版社

前◆言

很多人對自己的身體並沒有太多的關注，往往是在得了病之後才對健康有所重視，沒病的時候總覺得身體就是該為自己無私奉獻的苦力，從來也不去安撫。時間長了，身體當然就會「罷工」，用生病的方式來引起你的注意。與其發現疾病後再去治療，不如早做防備，這種健康觀念便催生了「自助保健」的理念。而自助保健除了包括食療保健外，作用於穴位的刮痧、拔罐、艾灸也是不可或缺的一部分。

刮痧、拔罐、艾灸是我們偉大的祖先在長期實踐中獲得的治病養生法，也是最適合居家操作的三種治療方法。

為什麼這三種古老的方法具有如此強大的生命力呢？仔細探究，可以歸納為以下三個原因：

第一，療效顯著。儘管這三種方法的治療機制還不十分清楚，但其療效卻是可以肯定的，是可以重複和驗證的，並且見效十分迅速。臨床上，疼痛、嘔吐等症狀在刮痧、拔罐、艾灸進行數分鐘後即減輕或消失的例子屢見不鮮，對西醫治療後療效欠佳的慢性病、疑難病也能收到意想不到的效果。

第二，安全可靠。刮痧、拔罐、艾灸這三種療法應用物理方式或天然藥物，透過刺激體表穴位以調動人體本身所固有的自癒能力和調節機制，以達到防病治病的目的，既適合健康人也適合亞健康群體以及病後康復期的恢復治療。

第三，簡便易行。不用打針，也不用服藥，更不需要複雜的儀器設備。只需一塊刮痧板，幾個小罐，一根艾條，便可保健祛病。正因如此，才得以在民間代代相傳。

本書將刮痧、拔罐、艾灸的精華治療方法進行了彙總，可以根據自己的時間和需要選擇合適的療法，或者刮痧，或者拔罐，或者艾灸，或者多管齊下進行養生保健。本書採用讀者易讀、易學、易懂的圖解的形式，詳細地介紹了刮痧、拔罐、艾灸的常識，操作方法及在操作過程中的注意事項，強身健體刮痧、拔罐、艾灸法和常見病自療法。為了方便讀者查找穴位，書中還配有準確的穴位圖，這樣既能節省時間，又能準確操作，提高療效。

特別提醒：本書所闡述的內容，尤其是涉及針刺的部分，普通讀者僅作為醫學知識瞭解，不得操作，若操作需由專業醫師具體實施，以免造成不良後果。

目◆錄

第1章 刮通氣血，疏通健康源泉

第2章 拔走體內毒素，祛除健康負因素

第3章 艾灸補陽氣，為健康增添正能量

第4章 每天10分鐘，激發活力遠離亞健康

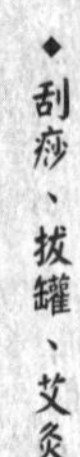

第5章 每天10分鐘，自己動手巧治常見病

第6章 每天10分鐘，標本兼治調理慢性病

第1章

刮通氣血，疏通健康源泉

◆刮痧療法中「痧」的含義◆

刮痧療法，是以中醫學理論為指導，用光滑硬物器具（銅錢、瓷匙、水牛角等）鈍緣蘸介質（植物油、清水、活血劑等），根據不同的疾病，在人體體表特定的經穴部位進行有規律的刮拭，從而達到防病治病目的的一種外治療法。刮痧療法由於具有操作簡單、安全有效、易學易用、經濟實用、適應證廣等特點，並符合「簡、便、易、廉」的原則，在防病治病、保健養生方面發揮出越來越大的作用。

痧　象

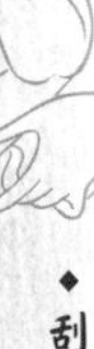

「痧」是民間對疾病的一種形象叫法，又稱痧脹、痧氣、青筋和瘴氣。

一般來說，「痧」有三層含義：

一是指痧症，一年四季都可發生痧症，以夏秋兩季多見，是指因感受風、寒、暑、濕、燥、火六淫之邪氣或疫癘之穢濁出現的一些病症。痧症按證候特徵可分為熱痧、寒痧、陰痧、陽痧等，按病因可分為暑痧、瘟痧等。《痧脹玉衡》把痧症分為慢痧、緊痧、急痧之類。

二是指痧疹的形態，即皮膚出現紅點如粟，以手指觸摸皮膚，稍有阻礙的疹點，它是疾病發展變化過程中反映於體表的現象。《臨證指南醫案》說：「痧者，疹之通稱，有頭粒而如粟象；癮者，即疹之屬，腫而易癢。」

三是指「痧象」，即指經刮拭治療後，在相應部位皮膚上所出現的皮下充血和出血改變，可見紅色粟粒狀、片狀潮紅，紫紅色或暗紅色的血斑、血泡等現象，稱為痧象。

痧痕

痧痕是指刮拭皮膚之後，皮膚對刮拭刺激所產生的各種反應，主要是皮膚形態和色澤的變化。常見的痧痕包括體表局部組織潮紅、紫紅、紫黑色瘀斑或點狀紫紅色小疹子，並經常伴有不同程度的熱感。皮膚的這些變化可以持續一天至數天。

痧痕的產生不同於挫傷出血，挫傷出血屬於外傷性出血，血色鮮紅，出血量較大，而出痧之血血色紫暗。外傷出血局部伴有疼痛、血腫甚至有運動障礙，而刮痧所出的痧痕，出血量少，而且在出現後，能夠鎮靜止痛，消除血腫，使運動障礙得到緩解，機體運動功能逐漸恢復正常。

痧痕的產生又與痧疹不同，主要表現在痧痕出現的部位和形態上。痧痕對疾病的診斷、治療以及疾病的預後判斷上具有一定的臨床指導意義。

如果痧色鮮紅，呈點狀，多為表證，病情輕，病程短，預後良好；若痧色暗紅呈片狀或瘀塊，多為裏證，病情重，病程長，預後差。

隨著刮痧的治療，痧痕的顏色由暗變紅，由斑塊變成散點，這就說明病情正在好轉，治療是十分有效的。

那麼，痧痕究竟是什麼呢？現代醫學研究表明，機體在發生疾病時，臟腑功能減退，代謝產物不能及時排出體外，在體內出現不同程度的瀦留，形成危害機體健康，使機體內環境失調的內毒素。

這些毒素使機體的毛細血管的通透性異常，刮拭時造成毛細血管的破裂，形成肌膚之下的充血和充血點狀如沙粒，或散在，或密集，或積聚成片，或融合成斑塊。所以說出痧的過程是排除體內毒素的過程。由此可見，痧是滲出於脈外的含有大量的代謝廢物的離經之血。

刮痧出現的痧痕最終又到哪裏去了呢？刮痧所出現的痧痕是離經之血，不久即能散，透過機體的自身溶血作用，形成一種新的刺激因素。這種刺激可以使局部血液流速加快，淋巴液、組織液運行速度加快，新陳代謝旺盛，促進機體的內毒素排出體外。

同時，局部的血液流變學的改變，使得局部的營養代謝更加合理，自身免疫能力進一步提高，從而能夠起到預防和治療疾病的目的。

總之，痧象是一切疾病在體表的病理性反應。而刮痧療法就是利用邊緣潤滑的物體（刮痧用具）、手指或針具，依據中醫基礎理論的指導，在人體體表一定的特殊刺激部位或在某些特定的穴位上施以反覆的刮拭、提捏、揪擠、挑刺等手法，使皮膚出現片狀或點片狀瘀血或出血的刺激反應（即痧痕），以達到疏通經絡、調節臟腑、恢復生理狀態、扶正祛邪、排泄毒素、清熱解表、開竅醒神、驅除疾病的目的。

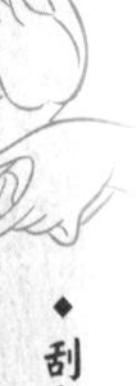

◆刮痧必備的刮具◆

現代刮痧使用的器具種類較多，形狀各異，可根據不同的刮痧部位、疾病情況和刮痧手法來正確選用。刮痧器具包括刮具和刮痧介質。目前常用的刮具有以下幾種。

植物團

常用絲瓜絡、八棱麻等植物，取其莖葉粗糙纖維，去除果肉殼，捏成一團製作而成。使用時，用手握住植物團沾少量的清水、香油或其他潤滑劑於刮痧部位刮拭。

在一些偏僻農村地區仍可見使用。

銅　錢

銅錢曾為流通貨幣，外緣為圓形，中間有方孔。民間使用銅錢作為刮具較多見。

使用時，拇、食指捏住銅錢中間，將其邊緣沾少量的清水、香油或其他潤滑劑進行刮拭。

瓷　勺

瓷勺是居家常用的飲食工具，家家戶戶都有。使用時，單手握住勺柄，用瓷勺邊緣沾少量清水、香油、菜油等在刮痧部位刮拭。瓷勺在邊遠山區家庭中常用，使用時需注意其邊緣是否毛糙，以免刮傷皮膚。

木梳背

木梳背光滑呈弧形，沾少量清水、潤滑油等即可刮痧。適合於旅途中應急之用。

線　團

用苧麻絲或棉線等繞成一團，使用時在冷水中蘸濕，在身體一定部位刮拭。一邊蘸水，一邊刮拭，直到皮膚出現大片的紫黑色或紫紅色斑點。

這是刮痧的最初形式，古時稱刮痧為「刮紗」。

貝殼刮具

蚌在江河湖海之濱常見，其外殼可製成刮痧工具。使用時，施術者手持貝殼上端，在刮痧部位，一邊蘸水一邊刮拭，至皮膚出現痧痕為止。一般沿海或湖泊地區漁民使用較多。

火　罐

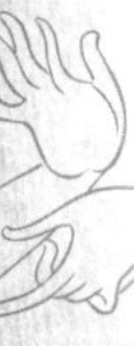

火罐為針灸推拿科診室常用的器具。罐口邊緣平整、光滑而厚。用罐口邊緣沾少量按摩膏、紅花油等作潤滑劑，則可作刮痧之用。若用較小負壓吸拔後在人體一定部位來回刮動，使身體局部出現紅紫色的片狀充血，即為走罐。

玉質刮痧板

玉石製成的刮痧板，又稱刮痧寶玉。玉質刮痧板使用療效佳，但因其取材較難，價格昂貴，且易摔破，多為一些美容機構使用。

牛角刮痧板

現在通常使用的刮痧板是牛角刮痧板。水牛角性寒，有清熱、涼血、解毒之功效，適用於絕大多數疾病的刮痧治療。

◆刮痧必備的潤滑劑◆

刮痧時使用的潤滑劑多為油性劑，在刮痧板與皮膚間起潤滑作用。常用潤滑劑有清水、香油、茶油、紅花油和刮痧專用的活血劑。因紅花油和刮痧專用的活血劑在加工過程中加入了中藥，可以發揮中藥的各種藥效，從而增強了刮痧的治療效果。

清　水

清水是緊急情況下最常用的輔助材料，尤其是野外作業時發生痧證，在找不到其他輔助材料的情形下，清水即可充當刮痧介質。清水潤滑效果較差，又無特殊藥效，醫療診所使用較少。

正紅花油

正紅花油是外傷科常用外用藥物，由紅花、桃仁、麝香等藥物煉製而成，有活血祛瘀、消腫止痛之功效，可用於治療跌打損傷、蟲蛇咬傷等病症。

用作刮痧油可充分發揮其治療作用，適用於挫傷、扭傷、關節疼痛等病症的刮痧治療。

刮痧油

刮痧油由多種具有疏通經絡、活血化瘀、消腫止痛、軟堅散結功效的中藥與潤滑性油質提煉而成。

刮痧時，在選定的刮痧部位塗以適量的刮痧油，即可免除摩擦時引起的疼痛，可充分發揮中藥的作用，尤其對慢性損傷、關節炎、落枕等病症效果較佳。

◆刮痧療法的種類◆

根據不同的病情、刮痧部位正確選擇不同種類的刮痧療法，是達到良好刮痧治療效果的保證。一般來說，刮痧方法分持具操作和徒手操作兩大類。

其中持具操作有刮痧法、挑痧法和放痧法 3 種；徒手操作有揪痧法、扯痧法、擠痧法、淬痧法和拍痧法 5 種。

刮痧法

直接刮法，指在患者待刮部位均勻地塗上刮痧介質後，直接用刮痧板貼著患者皮膚反覆進行刮拭，直至皮下出現痧痕為止。

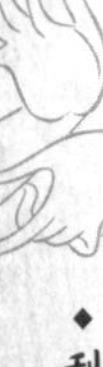

間接刮法，指先在患者待刮部位放置一層薄布，然後用刮痧板在布上進行刮拭。此刮法可保護患者皮膚，多適用於兒童，年老體弱者，中樞神經系統感染、高熱、抽搐、部分皮膚病患者。

挑痧法

挑痧法是指術者用針（常用醫用三棱針）挑刺患者體表特定部位，以治療疾病的方法。挑痧之前必須嚴格消毒，可用酒精棉球消毒挑刺部位、挑針和術者雙手。

消毒後，術者左手捏起挑刺部位的皮肉，右手持醫用三棱針，橫向刺入皮膚下 2～3 毫米，然後再深入皮下，挑斷皮下白色纖維組織或青筋。

挑淨白色纖維組織，如有青筋則挑 2～3 下，同時用雙手將瘀血擠出。術後用碘酒給挑刺部位消毒，敷上無菌紗布，用膠帶固定。

放痧法

放痧法是一種刺血療法，可分為瀉血法和點刺法兩種方法。

瀉血法，常規消毒後，左手拇指壓在被刺部位的下端，被刺部位的上端用橡皮管結紮，右手持針對準被刺部位的靜脈迅速刺入靜脈中 5～10 毫米，再出針，使其流出血液。待停止出血後，以消毒棉球按壓針孔數分鐘。

瀉血法適用於肘窩、膕窩等處的淺表靜脈，用以治療中暑、急性腰扭傷等。

點刺法，點刺前施術者雙手推按患者待刺部位，使局部血液積聚，經過常規消毒之後，術者以左手拇、食、中三指夾緊被刺部位，右手持針迅速刺入皮下 1～3 毫米深，隨即出針，擠壓針孔周圍，使少量出血，然後再用消毒棉球按壓針孔數分鐘。

揪痧法

在施術部位塗上刮痧介質後，術者五指屈曲，用食、中指第 2 指關節對準揪痧部位，揪起皮膚，提至最高處時，兩指同時帶動夾起皮膚快速擰轉，再鬆開；如此提放，反覆進行 5～6 次，以聽到發出「巴巴」聲響。

直至被揪部位出現痧點為止。

扯痧法

在施術部位塗上刮痧介質後，術者用拇、食兩指或用拇、食、中三指提扯患者皮膚，反覆進行 5～6 次，至出現痧點為止。此法主要用於頭面部、頸項部、背部的穴位。

擠痧法

在施術部位塗上刮痧介質後，術者用拇、食兩指用力擠壓患者皮膚，如此反覆多次，直至擠出一塊塊或一小排痧痕為止。

淬痧法

用燈芯草、紙繩蘸麻油或其他植物油，點燃後快速對準施術部位，猛一接觸皮膚聽到「叭」的一聲後快速離開，淬痧後皮膚有一點發黃或偶爾會起小泡。

此法適用於小兒痄腮、喉蛾（急性扁桃體炎）、吐瀉、腹痛等。

拍痧法

術者用虛掌或刮痧板拍打施術部位，一般適用於痛癢、麻脹的部位。

◆刮拭的角度和力度◆

刮痧是要手持刮痧板對不同部位、穴位進行最有效的刮拭，這就要求做到刮痧時刮板的角度與刮痧時所用的力度適合病症、肌膚、穴位、身體部位等各方面的特點。這樣才會將刮痧的作用發揮到最好，最後才能保證達到保健、治病的效果。

刮拭的角度

進行刮痧療法時，一般以右手掌握刮痧用具，靈活運用腕力、臂力，切忌使用蠻力。

刮治時，硬質刮具（如水牛角刮痧板、硬幣等）的鈍緣最好與皮膚成 45°，否則會將肌肉和皮膚推起，形成推、削之勢造成疼痛或損傷。

刮拭的力度

刮痧力度的大小要根據患者的體質、病情及其承受能力來決定。正確的刮拭方法，應當始終保持按壓力。每次刮拭的速度要均勻，力度應保持平穩，不要忽輕忽重。

刮痧時除了要向著刮拭的方向和部位用力以外，重要的是要對肌膚有向下的按壓力，因為經脈有一定的深度，必須使刮拭的作用力傳導到深層組織，才有治療作用。刮拭作用的深度一定要達到皮下組織或肌肉方可，如果作用力大，甚至可以達到內臟和骨骼。

刮痧最忌諱不使用按壓力，而只在皮膚的表面進行摩擦，這種刮法是極其錯誤的，不但沒有治療效果，還會因為反覆摩擦，造成皮膚局部水腫，甚至破損。

◆刮痧的補瀉原則和方法◆

刮痧療法分為補法、瀉法和平補平瀉法。補法，泛指能鼓舞正氣，使低下的功能恢復正常的刮痧手法；瀉法，泛指能疏洩邪氣，使亢進的功能恢復正常的刮痧手法；介於補法和瀉法之間的刮痧手法稱作平補平瀉法，也稱為平刮法。

補　法

刮拭按壓力度小，刮拭速度慢，刺激時間較長，刮拭時順著經脈運行方向，出痧點數量少，刮痧後加溫灸為補法。

補法適用於年老、體弱、久病、重病和體型瘦弱之虛證患者。

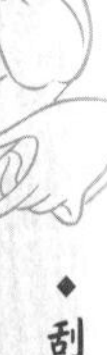

瀉　法

刮拭按壓力大，刮拭速度快，刺激時間較短，刮拭逆著經脈運行方向，出痧點數量多，刮痧後加拔罐為瀉法。瀉法適用於年輕體壯、新病急病和形體壯實的患者。

平補平瀉法

平補平瀉法介於補法和瀉法之間。有三種刮拭方法：

1. 刮拭按壓力大，速度較慢；

2. 刮拭按壓力小，速度較快；

3. 刮拭按壓力中等，速度適中。

平補平瀉法常用於日常保健或虛實不明顯，或虛實夾雜患者的治療。

◆刮痧部位的注意要點◆

按照刮痧部位，可以籠統地分為全身刮痧和局部刮痧。局部刮痧是指專門刮拭身體的某一個部位，比如頭、肩、背、四肢等部位，在刮拭不同部位的時候，都會起到不同的保健作用。

頭　部

【刮拭方法】頭部有頭髮覆蓋，需在頭髮上面用刮痧板刮拭，無須塗抹刮痧潤滑劑。

為了增強刮拭效果可使用刮板薄面邊緣、刮板角部或梳狀刮板刮拭。每個部位刮 20～30 次左右，直至頭皮感到發熱為宜。

刮痧手法可採用平補平瀉法，施術者一手用刮痧板刮拭，另一隻手扶住患者頭部，保持頭部穩定。

【頭部兩側】從頭部兩側太陽穴開始，經頭維、頷厭等穴位刮至風池。

【頭前部】從百會開始，經過前頂、百會、通天、五處、頭臨泣等穴位刮至前頭髮際。

【頭後部】從百會開始，經過後頂、腦戶、啞門等穴位刮至後頭髮際。

【全頭部】以百會為中心，呈放射狀向四周髮際處刮拭，覆蓋全頭部穴位和運動區、感覺區、語言區等。

【適應證】刮拭頭部有改善頭部血液循環，疏通全身陽氣之功效。

可預防和治療中風、中風後遺症、神經衰弱、各種頭痛、脫髮、三叉神經痛、失眠和感冒等疾病。

面　部

【刮拭方法】面部刮拭應根據面部肌肉的走向，由內向外。因面部出痧影響美觀，手法宜輕柔，以不出痧為度，無須塗抹刮痧潤滑劑。

可用溫開水濕潤皮膚後刮拭，手法多用補法，刮拭時間宜短，忌重力大面積刮拭。

【前額部】從前額正中線開始，經印堂、魚腰、絲竹空等穴位分別朝兩側刮拭，上方刮至前髮際，下方刮至眉毛。

【兩顴部】由內向外刮拭，經過承泣、四白、下關、聽宮、耳門等穴位。

【下頜部】以承漿為中心，經地倉、大迎、頰車等穴位，分別向兩側刮拭。

【適應證】刮拭面部有美容、養顏、祛斑的功效，可預防和治療顏面五官科的疾病。

頸項部

【刮拭方法】刮拭頸項部大椎穴時，用力要輕柔，用補法，可用刮板棱角刮拭，以出痧為度。

刮頸部兩側風池至肩井時要採用長刮法，一次到位，中途不停頓。頸部到肩上肌肉較豐富，用力可重些，即用按壓力重、頻率慢的手法。

【頸項部正中線】從啞門刮至大椎。

【頸項部兩側】從風池開始，經過肩中俞、肩外俞、秉風刮至肩井、巨骨。

【適應證】頸項部是人體十二正經中的手、足三陽經及督脈循行的必經之路，經常刮拭具有育陰潛陽、補益正氣、防治疾病的功效，可主治頸椎病、頭痛、感冒、近視、咽炎等疾病。

背　部

【刮拭方法】方向是由上向下，一般先刮背正中線的督脈（從大椎刮至長強），再刮位於正中線旁開 5 公分和 10 公分的兩側的膀胱經和位於正中線旁開 1.7 公分的夾脊。刮拭背部正中線手法宜輕柔，用補法，不可用力過重，以免傷及脊椎。可用刮板棱角點按棘突之間。

刮拭時要視患者體質、病情合理選用補瀉手法，用力要均勻，中間不要停頓。

【適應證】督脈和足太陽膀胱經所有穴位都與人體的五臟六腑有聯繫，故刮拭背部可預防和治療全身五臟六腑的病症。背部刮痧還可用於疾病的診斷，如刮腎俞部位有壓痛和大量痧斑，表示腎臟有可能發生了病變，其他穴位類推。

胸　部

【刮拭方法】胸部正中線刮拭可從天突穴開始，經膻中穴向下刮至鳩尾穴。胸部兩側刮拭，從正中線由內向外，先左後右，用刮板整個邊緣由內向外沿肋骨走向刮拭。

刮拭胸部正中線用力要輕柔，不可用力過重，宜用平補平瀉法，乳頭處禁刮。

【適應證】主要治療心肺二臟疾病，如冠心病、心絞痛、心律不整、慢性支氣管炎、支氣管哮喘、肺氣腫、肺心病等疾病。另外可預防和治療婦科乳腺小葉增生、乳腺炎、乳腺癌等疾病。

腹　部

【刮拭方法】刮拭腹部正中線，從鳩尾穴開始，經過中脘穴、關元穴刮至曲骨穴。刮拭腹部兩側，從幽門穴刮至日月穴。

空腹或飽餐後禁刮，腹部近期手術者禁刮，肝硬化、肝腹水、腸穿孔患者禁刮，神闕穴禁刮。

【適應證】主治肝、膽、脾、胃、腎、膀胱、大小腸等臟腑病變，如慢性肝炎、膽囊炎、消化性潰瘍、嘔吐、胃痛、消化不良、慢性腎炎、前列腺炎、前列腺腫大、便秘、瀉洩、月經不調、卵巢囊腫、不孕症等疾病。

四　肢

【刮拭方法】刮拭四肢採用長刮法，刮拭距離儘量長。遇到關節部位應抬板，不可重力強刮。四肢皮下如有不明包塊、感染、破潰、痣瘤等，刮拭時應避開。對下肢靜脈曲張和水腫患者，刮拭方嚮應從下往上。

【上肢內側】方向由上向下，尺澤可重刮。

【上肢外側】方向由上向下，在肘關節處可作停頓，或分段刮至外關。

【下肢內側】方向由上向下，經承扶至委中，由委中至跗陽，委中重刮。

【下肢外側】方向由上向下，從環跳至膝陽關，陽陵泉至懸鐘。

【適應證】四肢刮痧可預防和治療全身疾病。如刮拭上肢內側手太陰肺經，可防治呼吸系統的病症；刮拭足陽明胃經，可防治消化系統的疾病。

膝關節

【刮拭方法】膝關節的結構較為複雜，刮拭時宜用刮板棱角刮拭，以靈活掌握刮拭力度和方向，避免損傷膝關節。膝關節積水患者，不宜局部刮拭，可選取遠端穴位刮拭。

膝關節後方、後下方刮拭時易起痧疱，宜輕刮。靜脈曲張及水腫患者，刮拭方向由下向上。

【膝眼部】用刮板的棱角先點按膝眼凹陷處，然後再向外刮出。

【膝關節前部】膝關節以上部分，從伏兔開始，經陰市刮至梁丘；膝關節以下部分，從犢鼻刮至足三里。

【膝關節內側部】從血海刮至陰陵泉。

【膝關節外側部】從陽關刮至陽陵泉。

【膝關節後部】從殷門刮至委中、委陽，委中重刮。

【適應證】主治膝關節病變，如增生性膝關節炎、風濕性關節炎、膝關節韌帶損傷、肌腱勞損、髕骨軟化等。

另外，刮拭膝關節部對腰、背部疾病、胃腸疾病也有一定的預防和治療作用。

◆刮痧前的準備措施◆

做好、做足刮痧的準備能夠為刮痧開個好頭，否則影響刮痧的保健效果，甚至會加重病情。所以在刮痧之前一定要做好充足的準備。

選擇刮具及刮痧前的消毒

刮痧板應邊緣光滑，厚薄適中，檢查其邊緣有無裂紋，以免刮傷皮膚。

施術者在刮痧前，需進行消毒工作。消毒包括刮具的消毒，施術者雙手及患者待刮皮膚部位的消毒。消毒液可用75%的醫用酒精。

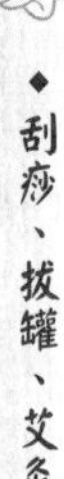

刮痧注意事項

一般每個部位刮 20～30 次左右，以患者能耐受或出痧為度，每次刮拭時間以 20～25 分鐘為宜。

初次刮痧時間不宜過長，手法不宜過重，不可一味片面追求出痧。每個刮出紅色瘀點或瘀斑的部位必須 7 天後才能再刮，或在此期間更換其他部位，直到患處清平無斑塊，病症自然痊癒。

通常連續治療 7～10 次為 1 個療程，間隔 10 天再進行下 1 個療程。

刮痧後皮膚表面出現紅、紫、黑色的斑點或斑塊的現象，稱為「出痧」。

刮拭半小時後，皮膚表面的痧逐漸融合成片。深部斑塊樣痧逐步向體表擴散，約 10 多個小時後，皮膚表面逐漸呈青紫色或青黑色。

◆暈刮的原因和處理方法◆

暈刮就是在刮痧過程中或刮痧過後發生的暈厥現象。患者可出現面色發白、噁心、頭上出冷汗、心慌、四肢發冷等症狀。

嚴重者還會出現血壓下降，神志昏迷的現象。

暈刮產生的原因

患者對治療刮痧缺乏瞭解，精神過度緊張或對疼痛特別敏感。患者空腹、熬夜及過度疲勞。

施術者刮拭手法不當，如體質虛弱、出汗、吐瀉過多或失血過多等虛證，採用了瀉法刮拭。刮拭部位過多，時間過長，也會導致暈刮。

暈刮的處理

應立即停止刮痧治療，迅速讓患者平臥，取頭低腳高體位，注意保暖。撫慰患者勿緊張，給其飲用一杯溫糖開水。用刮痧板角重刮百會穴，刮板棱角輕按人中穴，重刮內關、足三里和湧泉穴。靜臥片刻患者即可緩解。

暈刮的預防措施

1. 選擇正確的刮痧體位，使患者感覺舒適。

2. 避免空腹、過度疲勞、熬夜後刮痧。

3. 根據患者體質選用適當的刮拭手法。對體質虛弱、出汗、吐瀉過多、失血過多等虛證，宜用補法。

4. 每次刮痧時間不超過 25 分鐘。

5. 注意觀察患者的表情反應，防止暈刮的發生。

◆你必須知道的刮痧宜忌◆

刮痧療法同其他任何一種療法一樣，都不是萬能的，有它的適應證和禁忌證。有些病症可以單獨採用刮痧療法；有些病症以刮痧療法為主，輔以其他療法；有些病症則禁忌刮痧療法。

禁忌證

1. 有出血傾向的疾病，如血小板減少症、過敏性紫癜、白血病、血友病等，以及有凝血障礙的患者。

2. 危重病症，如急性傳染病、嚴重心臟病等。

3. 新發生的骨折部位不宜刮痧。外科手術瘢痕處應在手術後 2 個月，方可局部刮痧。

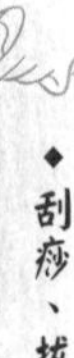

4. 傳染性皮膚病不宜刮痧，如癤腫、癰瘡、瘢痕、破潰性傳染性皮膚病、不明原因的皮膚包塊等，病灶部位禁刮。

5. 年老體弱、空腹、過度疲勞、熬夜過度者，不宜刮痧。

6. 對刮痧過度緊張恐懼或過敏者。

7. 孕婦、經期婦女，下腹部及三陰交、合谷、崑崙、至陰等禁止刮痧。

禁刮部位

1. 皮膚有癤腫、癰、瘢痕、潰瘍，原因不明的包塊、黑痣處等，或患有傳染性皮膚病的病灶部位處。

2. 急性創傷、扭挫傷的局部。

3. 大血管分佈處，特別是頸總動脈、心尖搏動處。

4. 五官，前後二陰，肚臍（神闕）等不宜刮。

第2章

拔走體內毒素，祛除健康負因素

◆拔罐療法原理◆

拔罐療法又稱「火罐法」、「吸筒法」，是指運用各種罐具，經過排除其中的空氣產生負壓、使之吸附於皮膚表面，透過局部的負壓和溫熱作用，引起局部組織充血和皮內輕微的瘀血，促使該處的經絡暢通，氣血旺盛，從而達到相應治療作用的一種常用外治方法。

具有活血、行氣、止痛、消腫、散結、退熱、祛風、散寒、除濕等作用，並且具有操作簡便、易於掌握、療效顯著、使用安全、無副作用等優點。

中醫傳統理論與認識

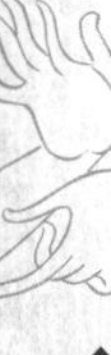

中醫理論體系的基本特點之一為整體觀念，即認為事物是一個整體，事物內部的各個部分是相互聯繫不可分割的。事物與事物之間也有密切的聯繫，整個宇宙也是一個大的整體。中醫從這一點出發，認為人體是一個有機的整體，以五臟、六腑為中心，四肢百骸通過經絡系統的溝通聯絡，使內外相通，表裏相應，彼此協調，相互為用，並透過精、氣、血、津液的作用，實現整體的生命活動。

刺激機體的某個部位或某個部位發生變化時，都會引起相應的全身性反應。人體能夠保持著陰陽平衡，氣血流暢，進行正常的生理活動，主要是依靠體內的「自控調節系統」來實現的。這種自控調節系統的結構是由大腦－脊髓－經絡（包括運行其間的氣血、津液）和皮部組成。

中醫學的發病學認為：疾病正是在致病因素的作用下，引起機體陰陽的偏盛偏衰、臟腑氣血功能紊亂所致，即臟腑功能失調。病從外入，必先見於外。病邪由外入內經皮－

絡－經－腑－臟是疾病的基本傳變次序；反之，病從內生，必形見於外，全身病變反映於局部，局部反映了內部病變。

拔罐療法正是遵循中醫理論，在中醫的陰陽五行學說、臟腑經絡學說及針灸腧穴學說的指導下，隨罐具、操作方式、穴位選擇、配合療法等方面的不同，而分別具有：調節陰陽、疏通經絡、活血行氣、溫經散寒、消腫止痛等不同療效，從而可將體表、經絡的局部病灶，乃至臟腑中的各種致病因素，得以祛除，使失調的臟腑功能得以恢復，最終使疾病痊癒。

綜合歷代醫家關於拔罐療法的臨床應用與理論認識，可以歸納拔罐療法保健治療作用的主要原理有以下10個方面。

【調整陰陽】陰陽貫穿於中醫理論體系多個方面，說明人體組織結構，生理功能，疾病的發病規律，指導臨床診斷、治療。

人體的生命活動，正是由於陰陽雙方保持著對立統一的協調關係的結果。正是這種「陰平陽秘」、「陰陽調和」，才保持了人體各組織器官、臟腑的生理功能，即陰陽處於相對平衡狀態。如果因某種原因，陰陽的平衡遭到破壞，則致陰陽失調，會使機體發生疾病。

《黃帝內經》中提到「陰勝則陽病，陽勝則陰病；陽勝則熱，陰勝則寒」。《素問 • 調經論》載，「陽虛則外寒，陰虛則內熱」。所以，調理陰陽，恢復陰陽的相對平衡，就成為治療的關鍵。

拔罐調整陰陽的作用，一方面是透過經絡腧穴的配伍作用，另一方面是透過與其他方法配合應用來實現的。例如，拔關元可溫陽散寒，拔大椎可以清洩陽熱。再如脾胃虛寒引起的泄瀉，可取足陽明胃經和足太陰脾經的穴位，以及背部腧穴等，並在拔罐前後配合灸法，以溫陽散寒。肝陽上亢或肝火上炎而引起的項背痛、頭痛、高血壓等，則可取大椎穴，用三棱針刺血後加拔火罐，以清洩肝之陽熱。

諸如此類，經由拔罐治療，使機體的陰陽之偏勝、偏衰得以糾正，促使陰陽轉化、消化，達到陰陽平衡，調整某些臟器之功能。

【疏通經絡】人體的經絡系統似網絡，縱橫交錯，遍佈全身，內屬於臟腑，外絡於肢體，將人體內外、臟腑、肢節連成為一個有機的整體，承擔著人體的五臟、六腑、四肢、百骸、五官、九竅的氣血運行、輸布、濡養、聯絡、調節的作用。因而它不僅把氣血輸送到各個組織器官去，而且使人體內外、上下、左右以及各個組織器官之間，保持著有機的密切合作、協調與平衡，若經絡氣血功能失調，破壞了人體的正常生理功能，就會產生種種病變。可見經絡氣血失調是疾病產生的又一重要原因。

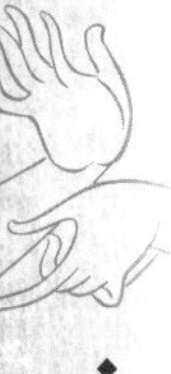

拔罐療法根據經絡與臟腑在生理、病理上的相互影響的機制，由對經絡、腧穴的負壓吸引作用，在臟腑經絡氣血凝滯或經脈空虛時，引導營衛之氣復來輸布，鼓動經脈氣血，濡養臟腑組織器官，溫煦皮毛；同時使衰弱的臟腑機能得以振奮，鼓舞正氣，加強祛除病邪之力，從而使經絡氣血恢復正常，疾病得以祛除。

《靈樞・經別》載：「夫十二經脈者，人之所以生，病之所以成，人之所以治，病之所以起，學之所以始，工之所止也。」也就是說，人體只有保持著陰陽平衡，氣血流暢，經脈相通，才能百病不生，經脈「不可不通」、「脈道以通，血氣乃行」。臨床常用的循經拔罐法、走罐法及刺絡（刺血）拔罐法等，均有明顯的此項功能。

【調整氣血】氣血是人體生命活動的物質基礎，對於人體具有十分重要的多種生理功能。《難經・八難》說：「氣者，人之根本也。」《素問・五臟生成篇》說：「肝受血而能視，足受血而能步，掌受血而能握，指受血而能攝。」由此可以看出，透過經絡、血脈，氣血對人體起推動、溫煦、濡養等重要作用。

氣屬陽，血屬陰，氣血的偏勝偏衰導致了體內的陰陽失衡。陰陽失調，臟腑之氣與經絡之氣亦隨之發生逆亂。臟腑之氣與經絡之氣是構成臟腑、經絡的最基本物質，又是推動和維持臟腑、經絡進行生理活動的物質基礎。

臟腑功能失調，心臟的搏動、肺的宣發與朝百脈、肝的疏洩等必然失調，影響了氣血的運行。經絡之氣逆亂、營衛氣血的運行被阻，則發生痿痺等病。寒則氣凝，瘀則氣滯，氣行則血行，氣滯則血瘀。由於寒、氣、血的互為因果，從而形成氣滯血瘀之病變。

拔罐療法則從其穴前導之，或在對應之穴啟上，使所閉之穴感受到刺激，循經傳導，則所滯之氣血亦緩慢通過其穴，而復其流行，起到疏通經絡、行氣活血、調和營衛、增強體質的作用。拔罐又由「吸拔」、「溫通」作用，促增血液流量，使人體氣血暢通，達到活血行氣的作用。

【化瘀散結】血瘀是疾病過程中形成的病理產物，又是某些疾病的致病因素。瘀血形成之後，不僅失去正常血液的濡養作用，而且反過來又會影響全身或局部血液的運行，產生疼痛。另外出血或經脈瘀塞不通，內臟發生積滯，還會產生「瘀血不去，新血不生」等不良後果。

拔罐作用於肌表，由對經絡、穴位或病變部位產生負壓吸引作用，使體表組織產生充血、瘀血、出血、放血等變化，改善血液循環，使經絡血活氣通，則瘀血化散，壅滯凝滯得以消除，經絡氣血暢通，組織皮毛、五臟六腑得以濡養，鼓舞振奮人體氣血功能，人體生命活動恢復正常。

【溫經散寒】寒為陰邪，易傷陽氣。「陰勝則陽病」，陽氣受損，失其溫煦氣化作用，出現陽氣衰退的寒證。寒性凝滯、收引主痛。凝滯即凝結、阻滯不通之意，人體氣血津液運行痺阻；收引即收縮牽引之意，可使氣機收斂，腠理、經絡、筋脈收縮而攣急，出現氣血凝滯、血脈攣縮而頭身疼痛，脈緊，筋脈拘急而肢體屈伸不利或冷厥不仁。

火罐吸著皮膚的溫熱刺激，經由局部皮膚感受器、經絡，傳導給相應的組織器官，使體內寒邪得以拔出體外，從而達到「溫經散寒」的雙重治療功效。

【通利關節】風、寒、濕等邪侵襲人體，痺阻於筋脈，致使關節發生紅、腫、熱、痛等病理變化，進而導致機體活動障礙，主要病機是因氣血痺阻不通，筋脈關節失於濡養而疼痛、拘急屈伸不利。

拔罐療法有祛風散寒、祛邪除濕、溫通筋脈、疏通氣血的作用，由其溫熱、機械刺激及負壓吸拔作用，吸出筋肉血脈中的風寒，逐其濕氣，從而使筋絡之邪得以祛除，氣血暢通，筋脈關節得以濡養、通利，按著腧穴在患處施行此法，通利關節之效更顯。

【消腫止痛】所謂「不通則痛」，風、寒、濕、瘀等致病因素作用於人體，經脈氣血運行不暢，致使局部發生紅、腫、熱、痛等一系列病理變化，同時疼痛又進一步加重氣血的痺阻。

拔罐具有活血散瘀、溫經散寒、通利關節等作用。經脈通暢，氣血運行無阻，故而「通則不痛」。清代趙學敏《本草綱目拾遺》稱拔罐為火氣罐，用以治療風寒頭痛、眩暈、風痺及腰痛等證。

【發汗解表】肌表是人體的藩籬，外感六淫傷人，一般都先出現表證，此時邪氣較淺，可透過宣發肺氣、調暢營衛、開洩腠理等作用，由人體的濈濈汗出，使在肌表的外感六淫之邪隨汗而解。

《素問・陰陽應象大論》說：「其在皮者，汗而發之」，「風寒邪氣隨氣水出。」拔罐透過吸著作用、溫熱及良性刺激的神經反射作用，達到發汗，祛除風、寒、濕邪的作用。此作用不僅主要治療外感六淫的表證，對凡是腠理閉塞、營衛不通而寒熱無汗或腠理疏鬆雖汗出而寒熱不解的病證，如麻疹、瘡瘍、水腫、瘧疾等初起之時兼表，或需先除表證時皆可用之。

【托毒排膿】濕熱火毒之邪蘊結局部，阻礙氣血運行，而出現紅、腫、熱、痛、膿成、化膿等一系列表現，日久火熱毒邪傷及陰液而出現陰虛內熱或熱毒熾盛的實熱之證，危及生命。

由於罐內形成負壓，吸力很強，對毒氣鬱結、惡血瘀滯之症，在未成膿之時，施以拔罐療法，可使毒血吸出，氣血疏通，瘀阻消散。尤其是針刺之後拔罐效果更好，已經化膿時，可拔毒排膿，症狀迅速減輕。

【扶正補虛】中醫學認為，疾病的發生關係到人體正氣與邪氣（致病因素）兩個方面。正氣指人體的機能活動和其抗病、康復能力。邪氣是指各種致病因素，如外感六淫、痰飲、瘀血以及跌撲損傷等。

疾病的發生和變化即是在一定條件下邪正鬥爭的反映。正能勝邪則不發病，邪勝正負則發病。《素問・評熱病論》說：「邪之所湊，其氣必虛。」《素問・遺篇刺法論》說：「正氣存內，邪不可干。」由此可看出，正氣不足是疾病發生的內在原因，邪氣是發病的重要條件。隨著邪正雙方的變化，疾病表現出兩種不同的病機和證候，在臨床治療疾病時，應按著「實則瀉之，虛則補之」的法則進行，但當先瀉去脈中的邪氣而後再調其虛實。

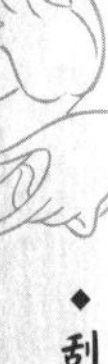

拔罐療法除具有拔除體內的各種邪氣，使邪去正安的作用外，還具有扶助正氣的作用。

由拔罐對機體局部的良性刺激，再依靠人體自控調節系統的傳達與調節，從而起到調整某些臟器功能的作用，使之達到扶正祛邪、陰陽平衡的功效。

如脾胃虛寒性胃痛治療則應以扶正為主，可選用上腹部和背部的腧穴，行拔罐治療。再如蕁麻疹由於營血虛弱，衛外失固，腠理空虛，風邪乘虛侵襲肌膚而引起，治療時可在病變局部進行刺血拔罐，以祛除風邪，配合曲池、血海以調營扶正，邪氣祛除，營衛調和，則病自癒。

許多臨床實踐證明，刺血拔罐法祛邪作用最佳，而火罐及熨罐法的溫陽扶正作用最佳。對於常人，透過循經拔罐法或對小兒消化營養不良者，背俞穴拔罐、走罐，可起到補虛瀉實、暢行氣血、扶正固本、調整陰陽、祛病強身、防病保健的作用。

現代醫學對拔罐作用的認識

隨著科學的發展，醫學研究模式的改變，人們對非藥物療法的認可，更多的人樂於接受拔罐療法。根據各方面的研究結果，可把拔罐療法的現代作用機制綜合歸納為以下 10 個方面。

【機械刺激作用】拔罐療法是一種刺激療法。在拔罐時由於罐內空氣熱脹，繼之冷卻，壓力大降而形成負壓（或用其他器具將罐內空氣抽出而形成負壓），具有相應吸引力。由罐內的負壓，使局部的組織充血、水腫，產生刺激作用和生物學作用。負壓吸拔力越大，刺激強度就越大，反之，則越小。

人體感受其刺激，由神經體液機制，反射性地調節興奮和抑制過程，使整個系統趨於平衡，增強機體的抗病能力。在臨床實踐中，輕而緩和的拔罐，可使神經受到抑制，強而急的拔罐則使神經興奮：過強過重的吸拔，又使神經抑制。身體處於興奮狀態時，拔罐可使其抑制；身體處於抑制狀態時，拔罐可使其興奮。

【溫熱刺激作用】拔罐療法的溫熱作用尤以傳統的火罐、油火罐、水罐、藥罐較為明顯，新型的負壓吸罐同樣能對局部皮膚有溫熱刺激作用，此種刺激能使局部的淺層組織發生被動充血，促使局部血管擴張、血流量增加、血液循環加速，從而改善皮膚的血液供應與營養供給，增加皮膚深層細胞的活力，增強毛細血管壁通透性及白細胞、網狀細胞的吞噬能力，使局部溫度升高，增強局部耐受性及機體抵抗力，提高免疫力。

【消炎止痛作用】在皮膚的表層，任何刺激只要達到一定的程度都可以成為傷害性刺激，釋放致痛物質導致疼痛。同時局部的組織在刺激下也發生炎症反應，產生炎性滲出物，和一系列紅、腫、痛等病理變化，拔罐療法的負壓、吸吮、熨刮、牽拉、擠壓皮膚和淺層肌肉的良性刺激，可引起血液的重新分配，改善神經調節，從而改善局部內環境，加速血液循環，促進病變部位組織細胞的恢復與再生。

吸拔之後引起的局部血液循環的改善，可迅速帶走炎性滲出物及致痛因子，減少或消除對神經末梢的刺激，消除腫脹和疼痛。

【調節血液循環作用】很多疾病發生時，都表現出組織、器官微循環血流流通不暢，血管緊閉，使血液供應減少。或是血管不同程度麻痺，使血流緩慢，代謝產物不能順利排除，營養供應不足。

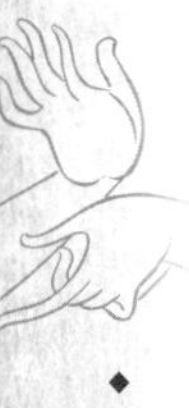

拔罐所產生的充血、瘀血，或者走罐、刮痧、拔罐所產生血液往復灌注，毛細血管擴張，血液循環加快，負壓的良刺激，由神經內分泌調節血管舒張功能和管壁的通透性，加強局部血液流動而改善全身血液循環。

臨床實踐證明，用針刺激後再做吸拔有「放血」作用。經過「放血」，血管迅速恢復舒縮功能，血液流通好轉，有限度放血是一種良性刺激，它的後作用是反射性調節使血管運動恢復正常。

【改善血液流變性作用】從現代醫學來認識，在人體正常情況下，循環血量一般保持相對平衡，在一定穴位或部位拔火罐使之充血或出血則使血液流出血管外，血管內血量減少。血管內外相對平衡環境被打破，因此組織間液，勢必向血管內滲透，這樣亦影響了細胞內外液的變化及離子的變化，同時影響血液化學成分，如營養素、調理素、干擾素、酶系統以及 pH 的平衡，當然也影響到血管壁上分佈的神經，如腎上腺素能神經和膽鹼能神經。這些都向有利於機體方面轉化。

【改善微循環作用】微循環的主要功能是進行血液與組織間物質的交換。拔罐療法可調整微循環功能，促進局部血液循環，從而調節新陳代謝，改變局部組織營養，而且還能使淋巴循環加強。

淋巴細胞的吞噬能力活躍，增強機體抵抗力，消除疾病，恢復身體各部位的正常功能。

【調節免疫功能作用】拔罐療法有增強機體抗病能力的作用，可使白細胞總數增加並且提高了白細胞的吞噬能力，大大提高了機體的防禦免疫能力。

【調節神經系統的作用】拔罐療法出現的溶血現象，釋放組胺神經介質，給予機體一系列微弱的良性刺激。此種刺激首先作用於神經系統的末梢感受器，經向心傳導，達到大腦皮質；加之拔罐療法對局部皮膚的溫熱刺激，此種刺激作用則可由皮膚感受器和血管感受器的反射途徑傳到中樞神經系統，發生反射性興奮，藉以調節興奮和抑制過程，使之趨於平衡，以加強大腦皮質對身體各部分的調節和管制功能，使患者皮膚相應的組織代謝旺盛，吞噬作用增強，促進機體恢復其機能。

這種雙向神經調節功能，實際上是針對人體病理特徵進行良性調節，拔罐療法有調節神經系統功能，可以治療某些神經機能失調的病症。

吸拔頭面穴位可以治療神經性頭痛、失眠、神經衰弱等；吸拔背部穴位能催吐，又可以治療神經性嘔吐；吸拔腹部穴位可以治療腸麻痺和腹瀉。

【雙向良性調整作用】拔罐療法具有雙向的良性調節作用，除對血液循環、神經具有雙向調節作用外，對心率、血壓、呼吸、消化、內分泌等亦具有此作用。對心動過速時減慢，心動過緩時加快；高壓使之降低，低壓使之升高；增加肺的通氣量，呼吸功能加以改善；當胃腸處於抑制狀態時，拔罐可興奮胃腸功能，反之抑制胃腸功能，可使胃下垂上提，十二指腸壁龕影癒合；可使增高的血清胃泌素下降等。這種雙向調節作用是與疾病好轉相一致的。

【解毒作用】拔罐產生的負壓可使消亡的上皮細胞加速脫落，使局部毛細血管擴張，皮膚及皮下組織的血液流量增加，改善皮膚的呼吸作用，更有利於汗腺與皮脂腺的分泌，協助和加強了腎臟排泄體內新陳代謝的廢物。

負壓使皮膚表面產生微氣泡溢出，排除組織的「廢氣」，加強了局部組織的氣體交換，從而使體內的廢物、毒素加速排出，加強了新陳代謝。

拔罐又可增加機體內的氧化過程，進行保健治療後，可使氧的需要量增加 10%～15%，排氮量、排尿量和二氧化碳的排泄量都有所增加，促進體內的脂肪代謝，減少脂肪在體內各部位的儲存和積累，從而可起到減輕體重的效果。

◆拔罐罐具的特點◆

傳統罐具有竹罐、陶瓷罐、玻璃罐、獸角罐、金屬罐和木罐。在傳統罐具的基礎上，結合現代醫療技術產生了很多新型罐具，主要有以下幾類。

按罐具材料分類

【塑料罐】用耐熱塑料壓製而成。其規格和型號與玻璃罐相似。

適用：抽氣排氣法。

優點：輕便易攜帶，不易破裂。

缺點：不能觀察罐內變化，並易於老化。

【橡膠罐】是用具有良好伸縮性能的橡膠製成的。主要依據玻璃罐的形狀和規格而製成。

口徑小至可用於耳穴，大到可容納整個人體；根據治療的不同需要，有的還將罐內作一個凹斗，放入不同的藥物，以增強拔罐治病的效果。

適用：抽氣排氣法。

優點：消毒便利，攜帶方便，不必點火，不破損，適用於耳、鼻、眼、頭皮、腕踝部和稍凹凸不平等特殊部位。

缺點：價格高，負壓吸引力不夠強，無溫熱感，只能用於吸拔固定部位，不能用於走罐等其他手法，不能用高溫消毒，不透明，無法觀察。

【有機玻璃罐】用有機玻璃製成。其規格和型號與玻璃罐相似。

適用：抽氣排氣法。

優點：輕便易攜帶，不易破裂，透明，易於觀察罐口皮膚的變化。

缺點：價格高，未普遍應用。

按配用治療儀器分類

【電熱罐】罐內安有電熱元件，有艾灸效應。

【紅外線罐、紫外線罐、雷射罐】配紅外線、紫外線燈管、雷射發生器的罐具分別命名為紅外線罐、紫外線罐、雷射罐，各具有相應治療作用。

【刺血罐】將刺血器安置於罐頂中央，可在拔罐過程中起刺血作用。

【灸罐】罐內可架設艾條，是待灸後再排氣的罐具。

【離子透入罐、磁療罐】是分別安有離子透入器設備和磁鐵的罐具。

按罐具型號大小及用途分類

【微罐】用於眼、耳、頭皮、腕踝部的口徑很小的罐具，多為橡膠製成，最小者口徑僅 1 毫米。

【肢罐】可容納指、趾、上肢、下肢、半個身軀的罐具，考慮應用部位的特殊性，罐體用有機玻璃製成，與人體接觸的需封閉部位以具有良好伸縮性能的橡膠製成，上肢、下肢、軀體部位的罐具形狀各異。

【整體罐】在浴缸上安裝可開啟的有機玻璃全封閉罩，罩上有管貫通浴缸外，內側連接鼻罐扣在鼻部，外側連接氧氣的罐具。用此罐治療可使人體處於負壓狀態。至於每天如此負壓治療是否可使人體如同生活在高原地帶一樣，而有助於保健和長壽，尚有待進一步研究。

【鼻罐、耳罐、肛罐】因用於特殊部位而得名，多為橡膠製成，也有以玻璃或有機玻璃製成連接抽氣設備的，其形狀因部位和臨床需要而各異。

排氣方法分類

【抽氣排氣罐】是指用抽出罐中氣體方法排氣的罐具，主要有以下 4 種：

注射器或空氣唧筒排氣罐、橡皮球排氣罐、電動吸引器排氣罐、旋轉手輪活塞式負壓拔罐。

【擠壓排氣罐】是指用擠壓罐體排氣法排氣的罐具，主要是橡膠罐，外形與玻璃罐具相似，優點是不怕摔、能避免燙傷、容易掌握、攜帶方便，患者可自己拔罐及穿著衣服拔罐。缺點是不能觀察拔罐部位的皮膚變化，負壓大小的調節也不夠方便。

按起罐方法分類

常見的有兩類，使用較多的一類是手工起罐類，另一類是帶有自動起罐器。

後者是在罐具底部正中鑽一個直徑約 0.35 公分的圓孔，在圓孔處安裝自行車氣門芯一個，其內外側墊橡皮圈（可用自行車內胎製成），擰緊罐內外的螺絲，使之密閉，起罐時放鬆螺絲即可，優點是可避免負壓大時起罐的緊痛感，也適用於初學拔罐者。

◆拔罐配用材料◆

拔罐除了要準備罐具之外，還要根據不同罐法準備輔助用品，比如火罐需要準備燃料，刺絡罐需要準備針，所有罐法都需要準備消毒劑。

燃　料

火罐是以火熱作為排氣的手段，在治療時常選用熱能高而又揮發快的酒精作為首選燃料，其濃度應為75%～95%。

消毒劑與潤滑劑

酒精脫脂棉球，是常用的消毒清潔用品，術前用以清潔皮膚、消毒罐具，拔罐時用以燃火排氣。在拔罐過程中，有時可因失誤而燙傷皮膚，故在術前還需做足準備工作，以備應急之用。

潤滑劑，在治療前塗在施術部位和罐口的一種油劑，以加強皮膚與罐口的密接度，保持罐具吸力。一般常選用凡士林、液狀石蠟油、紅花油、按摩乳及家庭用的植物油、清水等做潤滑劑。

針　具

在拔罐治療時，因常要選用不同的拔罐法，故需準備一些必要的針具類器材，如使用針罐、刺血罐、抽氣罐時，需要注射器針頭、針灸毫針、三棱針、皮膚針等針具。

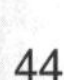

◆好學易做的基礎拔罐法◆

拔罐的方法很多，各有不同的操作要領，罐具要求，適用症也各不相同。

留罐法

又稱坐罐法，是指罐拔在應拔部位後留置一段時間的拔罐方法。

是歷史最悠久，適用最廣泛的一種拔罐法，在醫院治療及家庭保健中都經常被使用。

○適用範圍

適用於以寒邪為主的疾患。臟腑病、久病，病位侷限、固定、較深者，多選用此方法。如經絡受邪（外邪）、氣滯血瘀、外感表證、皮痺、麻木、消化不良、神經衰弱、高血壓等病症，用之均有療效。

○操作要領

凡病變部位較小或壓痛點為一點，可用單罐；病變範圍廣泛，病情複雜者，用多罐。

根據罐具多少不同，又分為單罐留罐法和多罐留罐法兩種。後者因罐具距離與罐數不同，又分為密排法（罐距小於3.5 公分）、疏罐法（罐距大於 7 公分）。留罐時間一般為10～25 分鐘，小兒和年老體弱者以 5～15 分鐘為宜。

用多罐拔罐時，宜採用先上後下和從外向內的順序；罐具的型號應當是上面小下面大。

○注意事項

病情實證多用瀉法，單罐用口徑大、吸拔力大的，多罐用密排罐法（吸拔力大），吸氣時拔罐，呼氣時起罐；虛證多用補法，單罐用口徑小、吸拔力小的，多罐用疏罐法（吸拔力小），呼氣時拔罐，吸氣時起罐。留罐法可與走罐法結合使用，即先用走罐法，後用留罐法。

閃罐法

指將罐吸拔在應拔部位後隨即取下，如此反覆一拔一取的拔罐法。若連續吸拔 20 次左右，又稱連續閃罐法。

○適用範圍

凡以風邪為主的疾患，如肌膚痲木、疼痛、病位游走不定者，如肌肉萎縮、局部皮膚痲木或機能減退的虛弱病證及中風後遺症等，多採用此法。

此外，由於此法屬於充血拔罐法，拔後在皮膚上不留瘀紫斑，故較適合面部拔罐。皮膚不太平整，容易掉罐的部位也多用此法。

○操作要領

用鑷子或止血鉗夾住蘸有適量酒精的棉球，點燃後迅速送入罐底，立即抽出，將罐拔於施術部位，然後將罐立即取下，按上述方法再次吸拔於施術部位，如此反覆多次至皮膚潮紅為止。

施術者應隨時掌握罐體溫度，如感覺罐體過熱，可更換另一罐繼續操作。透過反覆的拔、起，使皮膚反覆地鬆、緊，反覆地充血、不充血、再充血，形成物理刺激，對神經和血管有一定的興奮作用，可增加細胞的通透性，改善局部血液循環及營養供應。

○注意事項

拔罐時要注意火屑勿落在患者身上，防止燙傷。在應用閃火法時，棉球酒精不要太多，以防酒精滴下燒傷皮膚；用帖棉法時，應防止燃著的棉花脫落；用架火法時扣穴要準，不要把燃著的火架撞翻。

走罐法

走罐法又稱推罐法、拉罐法、行罐法、移罐法、滑罐法等，是指在罐具吸拔住後，再反覆推拉、移動罐具，擴大施術面積的一種拔罐方法。此法且兼有按摩作用，在臨床中較為常用。

○術前準備

本法所採用的罐具口徑，應在 3 公分以上，罐口宜邊寬而非常光滑，以玻璃罐為宜。

潤滑劑可依病情需要而選用溫水、酒類、油類、乳劑、油膏等。

○適用範圍

凡某些經絡、臟腑功能失調，沉寒痼冷，積聚，經脈、氣血阻滯，筋脈失養，外感等疾病，如高血壓、胃腸功能紊亂、心悸、失眠、坐骨神經痛、痛風等都可選用。

○操作要領

拔罐前，先在罐口及應推拔部位塗一些潤滑劑。罐具吸住後，用手扶住罐底，用力在應拔部位上下或左右緩慢地來回推拉。

推拉時，將罐具前進方向的半邊略提起，以另半邊著力。一般腰背部宜沿身體長軸方向上下推拉；胸脇部宜沿肋骨走向推拉；肩部、腹部宜用罐具在應拔部位旋轉移動（故又稱旋罐法），四肢部宜沿長軸方向來回推拉。

需加大刺激時，可以在推拉旋轉的過程中對罐具進行提、按，也可稍推拉或旋轉即用力將罐取下重拔，反覆多次（取罐時常有響聲，又稱響罐法）。

○操作手法

根據病情不同，宜採用不同的走罐手法。常用走罐操作手法有以下 3 種。

1.輕吸快推術：

選用小號玻璃火罐，以吸入罐內皮膚面高於罐外 3～4 毫米，皮膚微微潮紅為度。在施術皮膚塗以溫水，以每秒鐘約 30 公分的速度走罐，常用於外感表證、肺衛失宣、皮痺麻木等。

2.重吸快推術：

火罐吸拔後，以吸入罐內皮膚面高於罐外 8 毫米以上，皮膚紫紅為度。施術皮膚塗以蓖麻油。走罐速度每秒鐘 30 公分左右。一般腹、背部用大、中號火罐，四肢用小號火罐。適宜於治療某些經脈、臟腑功能失調的疾患，如高血壓、胃腸功能紊亂、心悸失眠等多種疾病。

3.重吸緩推術：

重吸後，植物油塗於施術皮膚，以每秒鐘 2～3 公分的速度走罐，使皮膚呈紫紅色。背、腹部選用大、中號火罐，四肢用小號火罐。此術適宜於治療沉寒痼冷、積聚、經脈氣血阻滯、筋肉失於榮養等疾患，如寒濕久痢、坐骨神經痛、痛風及肌肉萎縮等症。

◆常用體位一目了然◆

拔罐時的體位和治療效果密切相關，在拔罐時，應根據拔罐部位選擇適宜的體位。其原則是：能充分暴露治療部位；使患者舒適持久；方便施術者操作。

臥　位

仰臥位：取頭面、胸腹、上肢掌側、下肢前側及手、足部的穴位時均可採用此體位。患者平臥於床上，頸部及膝部膝彎處用枕或棉被墊起。

俯臥位：取頭頸、肩背、腰骶及下肢後側諸穴時可採用此體位。患者雙手屈曲抱枕，面向下，下肢平放，俯臥於治療床上。

側臥位：取周身的各個部位諸穴時均可用此體位。患者側臥於治療床上，下肢可呈屈曲狀。

坐　位

正伏坐位：適用於頭部、頸項及肩背部取穴。患者端坐於一方凳上，兩腿自然下垂，雙手屈曲，頭向前傾靠於桌面上。

仰靠坐位：適用於前頭部、顏面部、胸腹、腿部前側等穴位拔罐。患者正坐，仰靠坐在椅子上，下肢落地。

側伏坐位：取側頭部、肩背部諸穴時可用此體位。患者坐在凳或椅子上，雙手側屈和頭側向伏於桌面。

屈肘仰掌坐位：取頭部、肩背部、胸部及上肢手前側部諸穴時可用此體位。患者正坐在凳子上，雙手微屈平伸伏於桌。

◆留罐、起罐要適度◆

拔罐的過程中必須嚴格遵守拔罐的步驟，在留罐和起罐的時候也不應大意，若有疏忽，不僅達不到療效，還有可能發生燙傷等意外情況。

留　罐

吸拔時間的長短，也是拔罐療法臨床應用應該注意的重要原則。原則上由以下因素決定。

一是根據病情的需要和患者的耐受程度而定

疼痛的疾病，需要吸拔的時間，要長一些為宜；痲痺的病證，需要吸拔的時間，要短一些為宜。

如果遇到患者疼痛感特別難受時，就可以提早起罐；如果患者感覺舒適，罐的吸力也不很大，而局部的肌肉又比較豐滿，時間就可以延長一些。

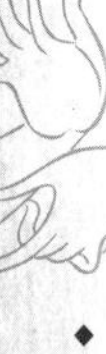

體格消瘦虛弱者，罐子吸拔的力小，時間要短，拔罐的數量要少；體質健壯肌肉豐滿者，罐子吸拔的力要大，拔罐的數多，吸拔的時間要長。

患者比較敏感，耐受能力比較差，吸拔的時間要短；患者反應正常，耐受能力比較強，吸拔的時間可以長一些。新接受拔罐療法的患者，吸拔的時間要短一些，經常接受拔罐療法的老患者，吸拔的時間可長一些。

二是根據拔罐的形式和罐具決定

閃罐、走罐、刮罐的治療時間以局部或罐下皮膚出現潮紅或花紅豆點的丹痧、痧塊、痧斑、瘀斑等為度。

如果採用興奮手法，所用小罐的數要少，使用大罐數目較多，吸拔的時間要短，約 10～15 分鐘；如果要採取抑制手法，用小罐的數要多些，大罐的數目較少，吸拔的時間要長，約15～30分鐘。

起罐方法

是指拔罐療法過程中最後一種操作方法。根據使用罐具、排氣方法不同，一般分為手工起罐法和自動起罐法兩種。

手工起罐法，此法為臨床所常用。常規手法是用一手輕按罐具向左傾斜，另一手以食、中指按住傾斜對方罐口處的皮膚，使罐口與皮膚之間形成空隙，讓空氣進入罐內，吸力就會消失，則罐具自落。切不可硬拉或旋轉罐具，以免損傷皮膚。

自動起罐法，起罐時，先卸掉氣嘴上的螺絲帽，再抽氣門芯使空氣從氣嘴進入罐內，則罐自落。

起罐時間

起罐時間要按病情的需要而定。如果遇到患者緊痛感特別難受，就可以提早起罐；如果患者感覺舒適，時間可以長些，按要求時間起罐。

起罐順序

在起多個罐具時，要按拔罐先後順序而定。原則是先拔先起，後拔後起。

還要注意上下順序，如在背部拔多個罐時，應按先上後下順序起罐，這樣起罐，可防止發生頭昏腦漲、噁心嘔吐等不良反應。

起罐後的局部處理

起罐後，用消毒紗布（或乾棉球）輕輕拭去罐斑處的小水珠、潤滑劑、血跡等。

若配合割治、挑治時，起罐後宜用消毒敷料覆蓋傷口，以防感染。若局部繃緊不適，可輕輕揉按，使其放鬆。若皮膚乾裂，塗植物油或刮痧油即可。針刺或刺絡拔罐後，針口應用醫用酒精消毒。

起罐後，若拔罐部位有癢感，囑患者切不可搔抓，以免感染。罐斑處的紫紺色，可於幾天內消失，不必顧慮。

起罐後，應囑患者適當休息一下，緩解疲乏感覺，忌當風口，以防外邪侵襲。

拔罐療程

若急性病（感冒、發熱等）每天 1 次；若病重、疼痛每天 2～3 次（拔罐部位要改變）。

慢性病每天 1 次；特殊手法致瘀斑、痧塊等應待瘀血瘀痕退後再拔，一般 2～5 天 1 次；亦可交替選穴每日 1 次；一般治療 7～10 天為一療程，間隔 3～5 天，再行第二療程。

急性病治療 2～3 次，慢性病治療 2～3 個療程無明顯效果，應改用其他療法。

如果手法得當，選穴準確均會收到滿意效果。

◆保證拔罐效果的操作秘訣◆

拔罐可以調節臟腑功能，改善人體新陳代謝，療效比較顯著，但是在拔罐的時候也應該注意以下幾點，方能保證拔罐的效果。

掌握拔罐吸力

拔罐時吸拔力的大小與扣罐時機及速度、罐具的大小、罐內溫度等因素有關。用火力或水煮、水蒸氣排氣拔罐時，若罐內溫度高，扣罐速度快，罐具深而大，則吸拔力大，反之則小。

防止罐具脫落

拔罐時，患者不要隨便移動體位，以免罐具脫落，影響拔罐的效果。

罐具數目多時，距離不宜排得太近，否則會因罐間互相擠壓而致脫落。

拔罐時間長短要適宜

如病情重、病灶深，及疼痛性疾病，拔罐時間宜長；病情輕、病灶淺及麻痺性疾病，拔罐時間宜短。

拔罐部位肌肉豐厚（如臀部、大腿部），拔罐的時間可略長；拔罐部位肌肉薄（如頭部、胸部、背部），拔罐的時間宜短。

氣候寒冷時，拔罐時間可適當延長；天熱時則相應縮短。體質強壯，青年人，拔罐時間可適當延長；體質虛弱，老年人或 7 歲以下兒童則相應縮短。

適當掌握治療間隔時間

治療的間隔時間主要根據病情決定。

慢性疾病或病情和緩的，不必天天拔，以每隔 1～2 天或 3～5 天拔 1 次為宜；

病情急者，一般每天 1 次，如急性胃腸炎、感冒等病，也可每天 2 次，甚至 3 次，不必分療程；

對連續幾天拔罐的患者，應輪換拔罐部位；

若慢性病，以 5～10 次為 1 療程，若不癒，可休息 2～3 天再繼續治療；

若患者感覺到疲勞，應休息幾天再拔罐。

注意起罐手法

起罐時，手法宜輕緩，以一手指抵住罐口邊的皮膚，按壓一下，使空氣進入罐內，罐子即自行脫落，不可硬拉強搬或旋轉。

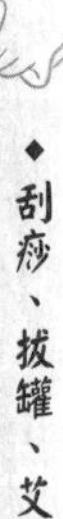

◆如何避免異常反應◆

拔罐療法從現代醫學觀點來看，是一種無創傷性的物理學刺激療法，但如果操作不慎，會發生燙傷或者感染等意外事件，因此在家拔罐應該嚴格操作，以防發生意外。

如何避免異常反應

拔罐時為了避免異常反應的發生，施術者應該注意以下幾個方面。

1. 做好術前準備，消除患者緊張情緒和恐懼心理。

2. 個體有別，病症不同，吸力適當，時間相宜。

3. 選擇合適穴位、部位，避開骨端凸隆處、神經血管敏感處、創面和不宜拔罐的部位。

4. 選擇合適口徑大小和質地較好的罐具，避免罐口不平或裂紋、底閥漏氣等。

5. 詢問患者感覺和注意觀察罐內的皮膚變化，如有水泡、過度隆起或感覺疼痛等，應及時處理。

6. 罐法配合應用得當，特別是留罐、走罐、閃罐、刮罐等，既要對症病情，又要患者接受。

7. 拔罐後如果局部瘀血嚴重或者疼痛，可輕輕按摩拔罐部位，即可緩解。

8. 過度飢餓、疲勞、飲酒的患者，儘量施輕手法罐法或不要施術。

9. 在拔罐過程中，如有暈罐現象，應立即停止，並採取應急救治。

拔罐術後處理

拔罐療法在操作上雖然比較安全，但是在拔罐之後也有可能會出現水泡等現象，因此拔罐之後的護理也十分重要，不可忽視。

○水泡的處理

燙傷、吸拔過久、皮膚過敏，比較容易出現水泡。一旦發生水泡，要防止擦破，可塗少許甲紫，也可不作處理，任其自然吸收。

如果水泡較大，可用消毒毫針刺破放出泡液，或用消毒注射器抽出水泡內液體，然後敷依沙吖啶紗布，再用消毒乾敷料覆蓋、固定。但此處不宜再拔罐，待癒合後，方可拔罐。

不過，因為治療需要的水泡則應注意保護，應尤其自然吸收，因其滲出液的自然吸收過程對於增強免疫功能有很大的臨床意義。

○罐具的保管

罐具使用後要認真清洗，採用適當的方法消毒。罐具要妥為保管，竹罐不宜放在火烤和日曬的地方，也不宜浸泡在水中；如果是陶瓷罐、玻璃罐等，切忌相互碰撞，以免造成毛口。

第3章

艾灸補陽氣，為健康增添正能量

◆認識艾灸的材料與製作方法◆

艾灸，古稱灸。《說文解字》說：「灸，灼也，從火音灸，灸乃治病之法，以艾燃火，按而灼也。」可見，灸法是用艾絨或藥物為主要灸材，點燃後放置於腧穴或病變部位，進行燒灼和薰熨，借其溫熱刺激及藥物作用，溫通氣血、扶正祛邪，以防治疾病的一種外治方法。

灸法可分為艾灸法和非艾灸法兩大類。艾灸法以艾絨為灸材，是灸法的主要內容，可分為艾炷灸、艾條灸等。艾產地廣泛，易於採集，是最常用的施灸材料。

非艾灸法，可用除艾葉以外的藥物或其他方法進行施灸，有藥線灸、藥筆灸等。

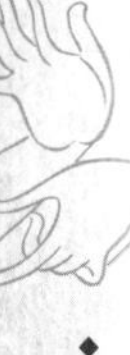

艾葉與艾絨

艾為自然生長於山野之中的菊科多年生灌木狀草本植物，中國各地均有生長，但古時以蘄州產者為佳，故特稱「蘄艾」。

艾在春天抽莖生長，莖直立，高 60～120 公分，具有白色細軟毛，上部有分枝。莖中部的葉呈卵狀三角形或橢圓形，有柄，羽狀分裂，裂片橢圓形至橢圓狀披針形，邊緣具有不規則的鋸齒，表面深綠色，有腺點和極細的白色軟毛，背面布有灰白色絨毛，7～10 月開花，瘦果呈橢圓形。艾葉有芳香型氣味，在農曆的 4～5 月間，當葉盛花未開時採收。採時將艾葉摘下或連枝割下，曬乾或陰乾後備用。

○艾葉的化學成分

艾葉中纖維質較多，水分較少，還有許多可燃的有機物，是理想的灸療原料。

○艾葉的性能

艾葉氣味芳香，味辛、微苦，性溫熱，具純陽之性。艾葉經加工製成細軟的艾絨，便於搓捏成大小不同的艾炷，易於燃燒；艾火燃燒時熱力溫和，能穿透皮膚，直達體表深部。

○艾絨的製備

每年農曆的 4～5 月間，採集肥厚新鮮的艾葉，放置日光下暴曬乾燥，然後投於石臼中，用木杵搗碎，篩去雜梗，再曬、再搗、再篩，如此反覆，即成為淡黃色潔淨細軟的艾絨。

○艾絨的貯藏

艾絨性吸水，易於受潮，平時應密閉於乾燥容器內，置於陰涼乾燥處保存。

並於每年天氣晴朗時重複暴曬幾次，以防潮濕、霉爛或蟲蛀，否則會影響燃燒與艾灸效果。

艾絨製品

○艾炷

艾絨施灸時所燃燒的圓錐體艾絨團，稱艾炷。常用於艾炷灸，每燃盡 1 個艾炷則稱 1 壯。

①**小炷**：如麥粒大，常置於穴位或病變部燒灼，直接灸用。

②**中炷**：如半截棗核大，相當於大炷的一半，常作間接灸用。

③**大炷**：如半截橄欖大，炷高 1 公分，炷底直徑約 1 公分，可燃燒 3～5 分鐘，常作間接灸用。

○艾條

艾條又名艾捲，係用艾絨捲成的圓柱形長條。一般長20 公分、直徑 1.5 公分，常用於懸起灸、實按灸等。根據艾條中是否含有其他藥物，可分為純艾條和藥艾條兩種。

首先是純艾條，取製好的陳艾絨 24 克，平鋪在 26 公分長、20 公分寬，質地柔軟疏鬆而又堅韌的桑皮紙上，將其捲成直徑約 1.5 公分的圓柱形艾條，越緊越好，用膠水或糨糊封口。

其次是藥艾條。

常用藥艾條取肉桂、乾薑、木香、獨活、細辛、白芷、雄黃、蒼朮、沒藥、乳香、川椒各等份，研成細末。將藥末混入艾絨中，每支艾條加藥末 6 克。製法同純艾條。

太乙針灸配方歷代各異。近代處方：人參 125 克，參三七、穿山甲（土泡）各 250 克，山羊血 62.5 克，千年健、鑽地風、肉桂、川椒、乳香、沒藥、小茴香、蒼朮各 500 克，蘄艾、防風各 2000 克，甘草 1000 克，麝香少許，共研為末。取棉皮紙一層，高方紙二層（41 公分×40 公分），內置藥末約 25 克，捲緊成爆竹狀，外用桑皮紙厚糊 6～7 層，陰乾待用。

雷火針灸用艾絨 94 克，沉香、木香、乳香、茵陳、羌活、乾薑、穿山甲各 9 克，研為細末，過篩後，加入麝香少許。取棉皮紙二方，一方平置桌上，一方雙折重複於上。鋪潔淨艾絨於上，用木尺輕輕叩打艾絨，使之均勻成一正方形，然後將藥料勻鋪於艾絨上，捲成爆竹狀，以桑皮紙厚糊 6～7 層，陰乾，勿令洩氣以備用。

◆艾炷灸法◆

將艾炷放在穴位上的施灸稱為艾炷灸。艾炷灸可分為直接灸和間接灸兩類。

直接灸

是將大小適宜的艾炷直接放在皮膚上施灸的方法，又稱為明灸、著膚灸、著肉灸。

根據灸後對皮膚刺激的程度不同分為化膿直接灸和非化膿直接灸。

○化膿直接灸法

化膿直接灸法是用黃豆大或棗核大艾炷直接放置腧穴進行施灸，局部組織經燒傷後產生無菌性化膿現象（灸瘡）的灸法，是古代最為常用的一種灸法。這種燒傷化膿現象，古稱灸瘡。因灸瘡癒合之後，多有瘢痕形成，故又稱瘢痕灸。《針灸資生經》:「凡著艾得灸瘡，所患即瘥，若不發，其病不癒。」可見本法必須達到化膿方有效果，灸瘡的發與不發是取效的關鍵。

【操作方法】體位對取穴有直接關係，因灸治要安放艾炷，且治療時間較長，特別要注意體位的平正和舒適。體位放妥後，再在施灸部位上正確點穴，點穴可用圓棒蘸龍膽紫或墨筆作標記。

艾炷按要求做好，除單純採用細艾絨之外，也可加些芳香性藥末，如丁香、肉桂等，以利熱力滲透。艾炷安放時，先在穴位上塗些凡士林，以增加黏附作用，使艾炷不易滾落。放好後，用線香點燃艾炷。

當艾炷燃盡熄滅後，除去灰燼，再重新換另一個艾炷點燃，這稱為間斷法，不易出現灸感循經傳導。不待艾炷燃盡，當其將滅未滅之際，即在餘燼上再加新艾炷，不使火力中斷，每可出現感傳，這種方法稱為連續法。

當艾炷燃燒過半時，灸穴疼痛灼熱，患者往往不能忍受。此時，可用手拍打穴處周圍，或在其附近抓撓，或拍打身體其他部位，以分散其注意力，從而減輕疼痛。一般只有在第一壯時最痛，以後各壯就可忍受。

灸滿壯數後，可在灸穴上敷貼淡膏藥，可每天換貼 1 次。或揩盡灰燼，用乾敷料覆蓋，不用任何藥物。

待 5～7 天後，灸穴處逐漸出現無菌性化膿現象，有少量分泌物，可隔 1～2 天更換乾敷料或貼新的淡膏藥。瘡面宜用鹽水棉球揩淨，避免污染，防止併發其他炎症。

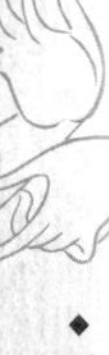

正常的無菌性化膿，膿色較淡，多為白色。若感染細菌而化膿，則膿色黃綠。經 30～40 天，灸瘡結痂脫落，局部會留有瘢痕。

如灸瘡乾燥，無分泌物滲出，古人稱為「灸瘡不發」，往往不易收效。可多吃一些營養豐富的食物，或服補氣養血藥物，以促使灸瘡的正常透發，提高療效。也有在原處再加添艾炷數壯施灸，以促使灸瘡發作的。

【臨床應用】適於全身各系統頑固病症而又適於灸法者，如哮喘、瘰癧、肺結核、慢性腸胃病、骨髓炎、關節病等。

1. 慢性腹瀉：因脾胃虛弱、腎陽不足者，治當益腎健脾。取天樞、水分、關元、氣海，或加脾俞、命門、腎俞。每次 1 穴，每穴 5～7 壯，灸後穴處先起泡、破潰，接著出現化膿反應，應勤換紗布，保持局部清潔。

2. 哮喘：膻中、定喘、肺俞、豐隆，分為兩組交替灸。每穴灸 7 壯，灸後穴處先起泡、破潰，接著出現化膿反應，應勤換紗布，保持局部清潔，30 天左右灸瘡結痂自行脫落。

【注意事項】本法須注意體位平直舒適，灸後不可飲茶，恐瀉火氣。

汲食須少停一二時。至於生冷瓜果均忌之。尤忌大怒、大勞、大飢、大倦，受熱、冒寒。

○非化膿直接灸法

主要是麥粒灸。即用麥粒大的小艾炷直接在腧穴施灸，灸後不引起化膿的方法。因其艾炷小，刺激強，時間短，收效快，僅有輕微灼傷或發疱，不留瘢痕。

【操作方法】為防止艾炷滾落，可在灸穴抹塗一些凡士林，使之黏附，然後將麥粒大的艾炷放置灸穴上；用線香或火柴點燃，任其自燃，或微微吹氣助燃。至艾炷燒近皮膚，患者有溫熱或輕微灼痛感時，即用鑷子將未燃盡的艾炷移去或壓滅，再施第 2 壯。也可待其燃燒將盡，有清脆之爆炸聲，將艾炷餘燼清除，再施第 2 壯。

若需減輕灸穴疼痛，可在該穴周圍輕輕拍打，以減輕痛感。若灸處皮膚呈黃褐色，可塗一點冰片油以防止起疱。本法灼痛時間短，約 20 秒鐘。

一般以不燙傷皮膚或起疱為準。即使起疱，亦可在 2～3 日內結痂脫落，不遺瘢痕。

【臨床應用】適用於氣血虛弱、小兒發育不良等。

1. 小兒發育不良：大椎、十七椎。灸至局部紅暈溫熱而無疼痛灼傷為度，否則小兒不易配合。一般可灸 3～7 壯，每日 1 次，10 次為 1 個療程。

2.氣血兩虛：氣海、足三里（雙側）。可灸 3～7 壯甚而更多壯，隔日 1 次，10 次為 1 個療程。

間接灸法

又稱隔物灸、間隔灸。是在艾炷與皮膚之間襯墊某些藥物而施灸的一種方法。此法具有艾灸與藥物的雙重作用，火力溫和，患者易於接受。有以下幾種。

○隔薑灸

【操作方法】將鮮生薑切成厚約 0.3 公分的生薑片，用針扎孔數個，置施灸穴位上，用大、中艾炷點燃放在薑片中心施灸。

若患者有灼痛感可將薑片提起，使之離開皮膚片刻，旋即放下，再行灸治，反覆進行。以局部皮膚潮紅濕潤為度。一般每次施灸 5～10 壯。

【臨床應用】有溫中、祛寒、止嘔、解表作用，適用於感冒、嘔吐、腹痛、泄瀉、遺精、陽痿、早洩、不孕、痛經、面癱及風寒濕痺等。

○隔蒜灸

【操作方法】有隔蒜片灸和隔蒜泥灸兩種。前者是將獨頭大蒜橫切成約 0.3 公分的薄片，用針扎孔數個，放在患處或施灸穴位上，用大或中艾炷點燃放在蒜片中心施灸，每施灸 4～5 壯，須更換新蒜片，繼續灸治。後者將大蒜搗成蒜泥狀，置患處或施灸穴位上，在蒜泥上鋪上艾絨或艾炷，點燃施灸。此兩種隔蒜灸法，每穴每次宜灸足 7 壯，以灸處泛紅為度。

【臨床應用】有消腫、拔毒、散結、止痛的作用，故臨床適用於治療癧、疽、瘡、癬、腹中積塊及蛇蠍毒蟲所傷等病症，近年來還用於肺結核等的輔助治療。

○隔鹽灸

【操作方法】將純乾燥的食鹽納入臍中，填平臍孔，上置大艾炷施灸。患者有灼痛，即更換艾炷。亦有於鹽上放置薑片施灸，待患者有灼痛時，可將薑片提起，保留餘熱至燃完一炷。

一般可灸 3～7 壯。急性病可多灸，不限制壯數。

【臨床應用】此法有回陽、救逆、固脫的作用，但需連續施灸，不拘壯數，直到脈象恢復、肢體溫暖、症狀改善。臨床上適用於急性腹痛、吐瀉、痢疾、四肢厥冷和脫證等。

○隔附子灸

【操作方法】有附子片灸與附子餅灸兩種。前者將附子用水浸透後，切成 0.3～0.5 公分的薄片，用針扎數孔，放施灸部位施灸（同隔薑灸法）。後者取生附子切細研末，用黃酒調和作餅，大小適度，厚 0.4 公分，中間用針扎孔，置穴位上，再以大艾炷點燃施灸，附子餅乾焦後再換新餅，直灸至肌膚內溫熱、局部肌膚紅暈為度。日灸 1 次。

【臨床應用】附子性味辛溫大熱，有溫腎壯陽的作用，與艾灸並用，適應各種陽虛證，如陽痿、早洩、遺精、瘡瘍久潰不斂等症。

此外，還有隔蔥灸、豆豉餅灸、黃土灸、螃蟮灸、胡椒灸、巴豆灸等。

◆艾條灸法◆

艾條灸法可分為溫和灸、迴旋灸、雀啄灸、太乙針灸、溫針灸、溫灸器灸、溫灸架灸、溫筒器灸、溫盒灸法等。

溫和灸

將艾捲的一端點燃，對準應灸的腧穴部位或患處，距離皮膚 2～3 公分，進行薰烤，使患者局部有溫熱感而無灼痛為宜，一般每穴灸 10～15 分鐘，至皮膚紅暈潮濕為度。

如遇到昏厥或局部知覺減退的患者及小兒時，醫者可將食、中兩指置於施灸部位兩側，這樣可以透過醫生的手指來測知患者局部受熱程度，以便隨時調節施灸距離，掌握施灸時間，防止燙傷。

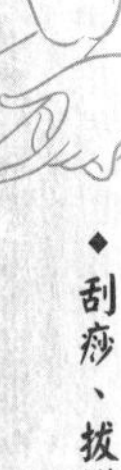

臨床應用廣泛，適應於一切灸法主治病症。

迴旋灸

點燃艾條，懸於施灸部位上方約 3 公分高處。艾條在施灸部位上左右往返移動，或反覆旋轉進行灸治。使皮膚有溫熱感而不至於灼痛。一般每穴灸 10～15 分鐘，移動範圍在 3 公分左右。適用於風寒濕痺及癱瘓。

雀啄灸

置點燃的艾條於穴位上約 3 公分高處，艾條一起一落，忽近忽遠上下移動，如鳥雀啄食樣。一般每穴灸 5 分鐘。多用於昏厥急救、小兒疾患、胎位不正、無乳等。

此法熱感較強，注意防止燒傷皮膚。

◆溫灸器灸法◆

溫灸器是專門用於施灸的器具，用溫灸器施灸的方法稱為溫灸器灸。目前臨床常用的溫灸器，有灸架、灸筒、灸盒等。

溫筒器灸

灸筒由內筒、外筒兩個相套而成，均用 2～5 毫米厚度的鐵片或銅片製成。內筒和外筒的底、壁均有孔，外筒上用一活動頂蓋扣住，無走煙孔，施灸時可使熱力下返，作用加強。內筒安置一定位架，使內筒與外筒間距固定。外筒上安置一手柄以便挾持或取下。亦可在外筒上安置 2 個小鐵絲鉤，其尾端可繫鬆緊帶以固定灸筒於腧穴上。

具體操作方法如下。

【裝艾】取出灸筒的內筒，裝入艾絨至大半筒，然後用手指輕按表面艾絨，但不要按實。

【點火預燃】將內筒裝入外筒，用火點燃中央部的艾絨（不能見火苗），放置室外，灸筒底面觸之燙手而艾煙較少時，可蓋上頂蓋，取回施用。但必須注意，預燃不足則施灸時艾火易滅，過度則使用時艾火不易持久。

【施灸】將灸筒（底面向下）隔幾層布放置於腧穴上即可，以患者感到舒適，熱力足夠而不燙傷皮膚為佳。

【固定】若灸筒上預置小鐵絲鉤，其尾端可繫以一繩（或鬆緊帶）之兩端，如灸四肢偏外側的穴位（如足三里），可以將兩個鐵絲鉤分別鉤住繩的兩端，如此灸筒即可固定在穴位上。

【灸後處置】一般在下次灸時再將筒內艾灰倒出為妥。

【適應範圍】凡適於艾灸的病症，可用本法施灸。尤其適於慢性病，但貴在持之以恆。

【灸量】久病羸弱者，進食少而喜涼惡熱者，可用小火灸治。前 15 天的灸量，腹部穴每次灸 20 分鐘，背部、四肢穴每穴每次灸 15 分鐘。

待進食增多、體力增長後再用一般的灸量，頭部灸 10 分鐘，背部、四肢灸 20 分鐘，腹部灸 30 分鐘。

【注意事項】極少數患者灸後可見頭暈、口乾、鼻出血、納呆、乏力，此時宜減少灸量。各種慢性病，可用中脘、足三里等通理腑氣。

溫灸時如覺過熱，可增加隔布層數。若仍覺過熱，可用布塊罩在灸筒上，如此進入空氣減少，熱度即可下降。不熱時則減少隔布，或將頂蓋敞開片刻，但不可將筒傾倒。

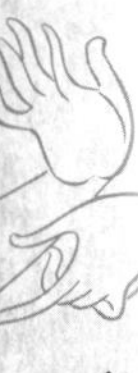

也有用灸筒，將艾絨、藥末放入點燃，然後在灸穴或相應部位上來回薰熨，其實是熨法的一種。

溫盒灸法

用一種特製的盒形木製灸具，內裝艾捲固定在一個部位而施灸的方法，溫盒按其規格分大、中、小 3 種。

溫灸盒的製作，取規格不同的木板，厚約 0.5 公分，製成長方形木盒，下面不安底，上面製作一個可隨時取下的蓋，與盒之外徑大小相同，在盒內中下部安鐵窗紗一塊，距底邊約 3～4 公分。

【操作方法】施灸時，把溫灸盒安放於應灸部位的中央，點燃艾捲後，置鐵紗上，蓋上盒蓋，放置穴位或患處。每次可灸 15～30 分鐘。

◆艾灸法的治療作用◆

根據艾灸法的作用特點，其適應範圍以寒證、虛證、陰證為主，對慢性病及陽氣虛寒者尤宜。

作用特點

【局部刺激作用】艾灸是一種在人體體表特定部位透過艾火刺激以達到防病治病的治療方法。其機制首先與局部火的溫熱刺激有關。

正是這種溫熱刺激，使局部皮膚充血，毛細血管擴張，增強局部的血液循環與淋巴循環，緩解和消除平滑肌痙攣，使局部的皮膚組織代謝能力加強，促進炎症、血腫等病理產物消散吸收；還可以引起大腦皮質抑制性物質的擴散，降低神經系統的興奮性，發揮鎮靜、鎮痛作用；同時其溫熱作用還能促進藥物的吸收。

【調節免疫功能的作用】艾灸的許多治療作用也是透過調節人體免疫功能實現的，這種作用具有雙向調節的特性，即低者可以使之升高，高者可以使之降低，並且在病理狀態下，這種調節作用更明顯。

【藥物本身的藥理作用】艾灸的用藥雖比不得內治法豐富，但從各種隔物灸及太乙、雷火針灸在臨床應用的情況看也可窺艾灸辨證論治之一斑。

特別值得一提的是艾灸主要原料艾的功能。清代吳儀洛在《本草從新》中說：「艾葉苦辛，生溫熟熱，純陽之性，能回垂絕之元陽，通十二經，走三陰，理氣血，逐寒濕，暖子宮，止諸血，溫中開鬱，調經安胎……以之艾火，能透諸經而除百病。」

適應範圍

1.溫經通絡：

寒凝血滯、經絡痺阻所致的風寒濕痺、痛經、經閉、寒疝、腹痛等。

2.祛風解表、溫中散寒：

寒外襲之表證，脾胃寒盛的嘔吐、泄瀉等。

3.溫腎健脾：

脾腎陽虛之久洩、久痢、遺尿、陽痿、早洩等。

4.回陽固脫：

陽氣虛脫之大汗淋漓、四肢厥冷、脈微欲絕等。

5.益氣升陽：

氣虛下陷之內臟下垂、陰挺、脫肛、崩漏日久不癒等。

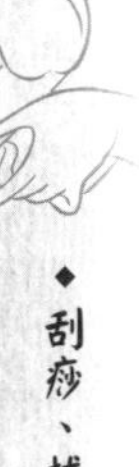

6.消瘀散結、拔毒洩熱：

瘡瘍、癰疽初起，癤腫未化膿者；瘰癧及瘡瘍潰後久不癒合者。

7.防病保健：

灸法用於防病保健有著悠久的歷史。

◆施灸禁忌及注意事項◆

艾灸療法雖然有治病防病的功效，但它並不是萬能的，如果盲目應用，不僅達不到預期的效果，反而適得其反。

施灸禁忌

【禁灸病症】無論外感或陰虛內熱證，凡脈象數疾者禁灸；高熱、抽搐或極度衰竭、形瘦骨弱者，亦不宜灸治。

【禁灸部位】心臟虛裏處、大血管處、皮薄肌少筋肉積聚部位，妊娠期婦女下腹部以及腰骶部，睾丸、乳頭、陰部不可灸。顏面部不宜著膚灸。關節活動處不能瘢痕灸。

注意事項

○體位選擇

可採取臥位或坐位，應以體位自然，肌肉放鬆，施灸部位明顯暴露，艾炷放置平穩，燃燒時火力集中，熱力易於深透肌肉為準。

○施灸順序

一般宜先灸上部，後灸下部；先背部，後腹部；先頭部，後四肢；先灸陽經，後灸陰經。先陽後陰，取其從陽引陰而無亢盛之弊；先上後下，則循序漸進次序不亂；先少後多，使艾火由弱而強，便於患者接受。如需艾炷灸多壯者，必須由少逐次漸多，或分次灸之（即所謂報灸）。需大炷者，可用小艾炷灸起，每壯遞增之，或用小炷多壯法代替。

○灸量靈活掌握

艾炷的大小，壯數的多少，可根據疾病的性質，病情的輕重，體質的強弱，年齡的大小及施灸部位的不同，全面考慮，全方位衡量，不能太過也不能不足。

1.施灸方法：艾炷直接灸時，可用小炷、中炷；間接灸則用中炷、大炷。

2.體質和年齡：青壯年、男性，初病、體實者，宜大炷、多壯；婦女、兒童、老年人，久病、體虛者，宜小炷、少壯。

3.施灸部位：頭面、胸背，艾炷不宜大而多；腰背腹部，肌肉豐厚處，可用大炷、多壯。四肢末端，皮肉淺薄而多筋骨處宜少灸。

4.病情：風寒濕痺，上實下虛者，欲溫通經絡，祛散外邪，或引導氣血下行時，以 3～7 壯為宜，小中炷即可。否則易使熱邪內鬱產生不良後果。沉寒痼冷、元氣將脫者，需扶助陽氣、溫寒解凝，必須用大炷多壯才能達到較好的治療效果。

灸後反應及處理

○灸感的種類

具體來講，灸感共有七種：

第一是透熱，灸熱從施灸點皮膚表面直接向深部組織穿透，甚至直達胸腹腔臟器；

第二是擴熱，灸熱以施灸點為中心向周圍擴散；

第三是傳熱，灸熱以施灸點開始循經絡向遠部傳導，甚至直達病灶；

第四是局部不熱（或微熱）而遠部熱，也就是施灸部位不熱（或微熱），而遠離施灸部位感覺很熱；

第五是表面不熱（或微熱），而皮膚下深部組織，甚至胸腹腔臟器感覺很熱；

第六是施灸部位或遠離施灸部位產生酸、脹、麻、熱、重、痛、冷等感覺；

第七是上述灸感傳導之處，隨之緩解，施灸部位產生的熱、脹、痛等感覺發生滲透遠傳，所到之處病症隨之緩解。

第六、第七種感覺說明艾灸的純陽之氣沿著經絡傳導，艾灸達到預期療效。灸感並非侷限在施灸的部位，而是會沿著經絡傳導的。灸感的強弱一般代表了經絡阻塞的程度。有灸感、灸感強，說明自身的經絡暢通，作用立竿見影；沒有灸感，表明經絡中邪氣瘀積嚴重，需要時間開瘀散阻。

在正常人中，灸感因時、因地、因人而異。一般地刺激越強，時間越長，刺激次數越多，則感傳越易出現；「經絡敏感人」灸感相對強烈；溫暖安靜的環境裏，同時皮膚濕潤，思想集中，則灸感較易發生，傳遞速度也較快。反之，施灸時間短，次數少，室內寒冷、喧鬧、皮膚乾燥，經絡不敏感，則灸感遲鈍或不能被感知。

○灸傷的等級

【Ⅰ度灸傷】使用任何灸療方法，對表皮基底層以上的皮膚組織造成傷害發生水腫或水疱者均稱為Ⅰ度灸傷。Ⅰ度灸傷不損害基底層，灸傷的皮膚可以在 5～8 天內結痂並自動脫落，癒後不留瘢痕，故稱之為無痕損傷性灸。

【Ⅱ度灸傷】灸治溫度對皮膚基底層造成破壞，但未損傷真皮組織而發生水腫、潰爛、體液滲出等，稱之為Ⅱ度灸傷。受損傷的皮膚 7～20 天內結痂並自動脫落，留有永久性淺在瘢痕。

【Ⅲ度灸傷】連續灸後，所灸部位的大部分或全部真皮組織破壞，皮膚發生乾枯變白，而後水腫潰爛，形成無菌性化膿者，稱之為Ⅲ度灸傷。創面在 20～30 天結厚痂自動脫落，癒後留有較厚的永久性瘢痕。古代所記載的灸瘡，多為Ⅲ度灸傷，癒合時間較現在為慢，可長達數月之久。

○灸傷的處理

【Ⅰ度灸傷的處理】Ⅰ度灸傷後，95%會出現水疱，一般直徑為 1 公分左右，不需要任何處理，待其吸收即可。直徑 2～3 公分的水疱多數會破裂，待水流盡，可塗龍膽紫（甲紫）以防感染（禁忌剪去疱皮），待結痂自癒。

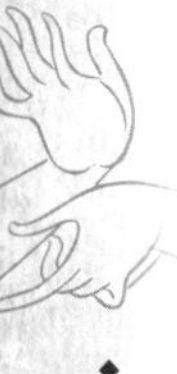

【Ⅱ度灸傷的處理】創面如有水疱，在第 5 天可剪開疱皮放水，並剪去疱皮，暴露在被破壞的基底層。為了延長創面癒合時間，不使用外傷收斂藥物及乾燥療法，為防止感染，可用含有薄荷的殺菌軟膏貼敷，每 4 日換藥 1 次，待其自癒。

【Ⅲ度灸傷的處理】創面不加任何處理，只直接貼敷含有薄荷的殺菌軟膏即可，每 4 日換藥 1 次。創面的無菌膿液不清理，直至結痂自癒。

○灸後調理

施灸後，應當從有利於灸瘡癒合或保護機體正氣出發，注意調理。施灸產生灸瘡後為了促進灸瘡的正常透發，可適量食用有助於透發的食物，如雞肉、鯉魚、筍、豆類、蘑菇等。當灸瘡開始癒合後，便應當減少有助透發食物的攝入，以免延長灸瘡癒合的時間。使用化膿直接灸後，灸瘡處在化膿期間，應當避免體力勞動。

第 4 章

每天 10 分鐘，激發活力遠離亞健康

◆頭暈頭痛◆

頭暈是一種常見的腦部功能性障礙，也是臨床常見的症狀之一。為頭昏、頭漲、頭重腳輕、腦內搖晃、眼花等的感覺。頭暈可由多種原因引起。頭暈可單獨出現，但常與頭痛併發。

頭痛是臨床常見症狀之一，通常指頭顱上半部，包括眉弓、耳輪上緣和枕外隆突連線上的疼痛。病因較複雜，可由顱內病變，顱外頭頸部病變，頭頸部以外的軀體疾病及神經官能症、精神病引起。

刮　痧

【取穴】百會至風府、風池至肩井、頭維至率谷、足三里、太衝。

【操作方法】患者取合適的體位，找準穴位後，進行常規消毒，然後在所選穴位上均勻地塗抹刮痧油或潤膚乳。操作時，一手持刮痧板，一手扶患者。

用刮板棱角刮拭，先刮百會至風府，風池至肩井，頭維至率谷，再刮足三里、太衝。以局部皮膚發紅發熱或出痧為度，還可用刮板棱角點按百會、肩井，切記刮時用力要輕柔。

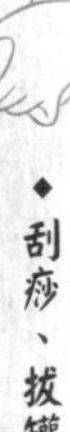

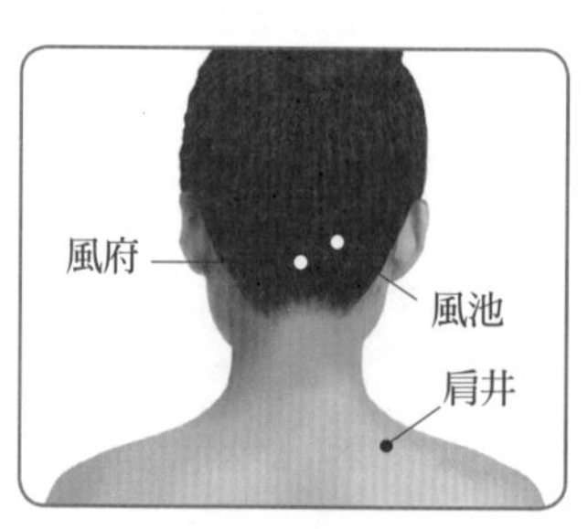

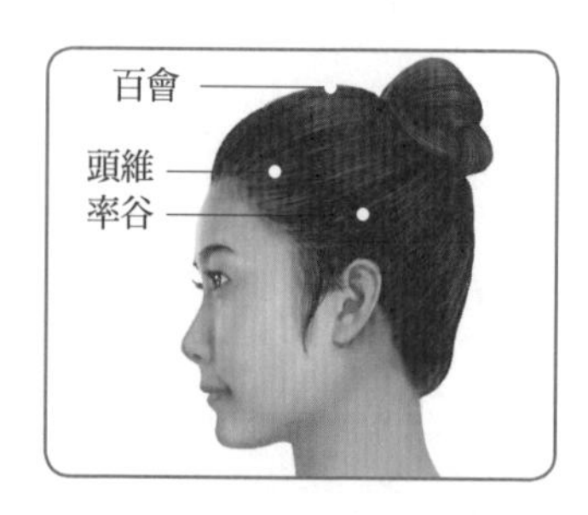

拔　罐

○刺絡拔罐法

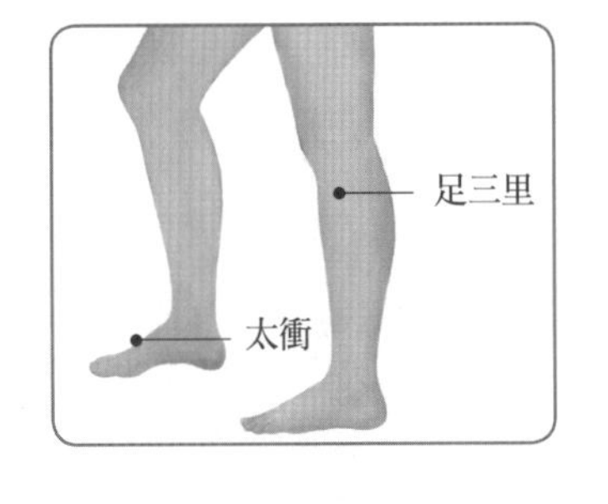

【取穴】膈俞、太衝、阿是穴、印堂、頭維、百會、太陽。

【操作方法】患者取合適的體位，將所選穴位進行常規消毒，用三棱針點刺每穴 3～5 下，頭面等部位的穴位需要輕揉擠壓針刺周圍皮膚，令每穴出血 3～5 滴，肌肉豐滿處可點刺後用閃火法加壓拔罐。在負壓的作用下，拔出少許血液，一般每穴出血 8～10 滴為宜。起罐後擦淨皮膚上的血跡，每日 1 次。

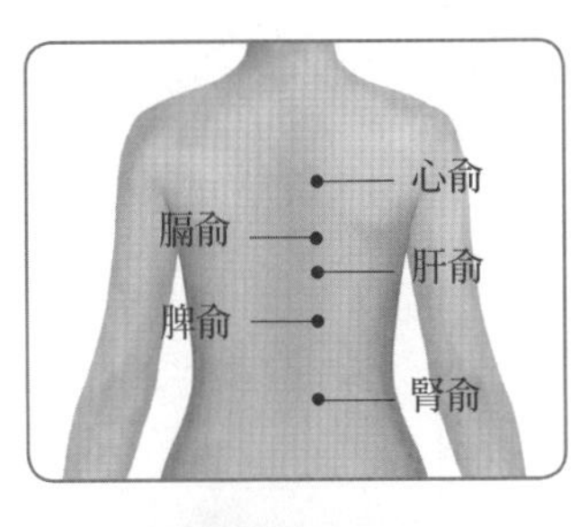

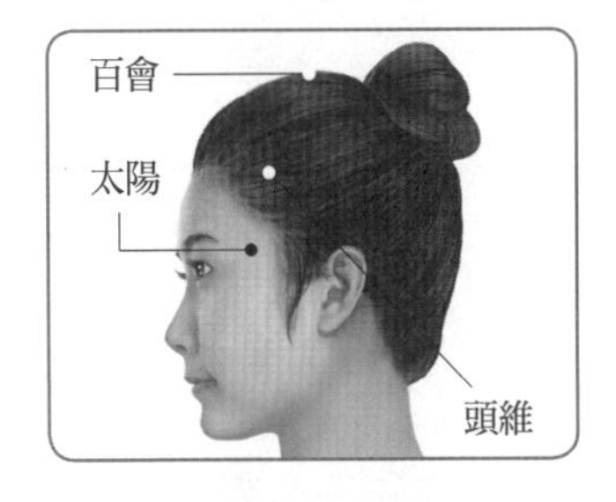

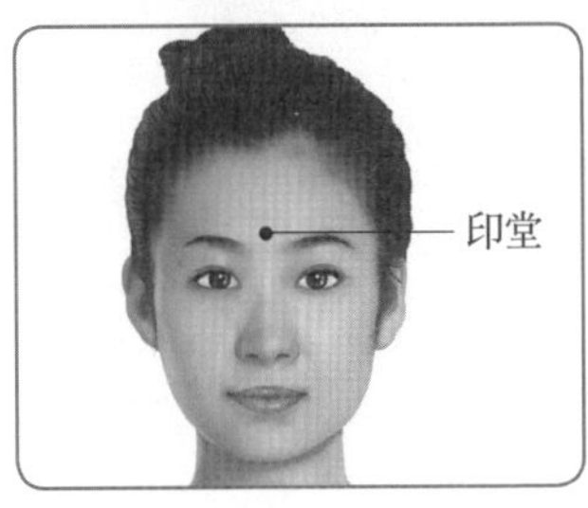

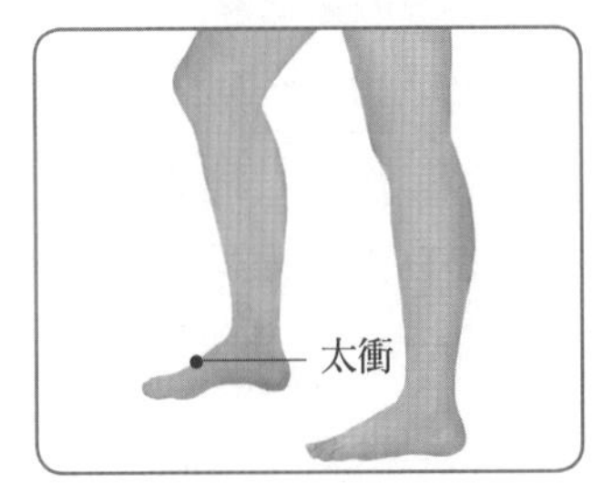

艾灸

○溫和灸

【取穴】百會、太陽、上星、合谷。

【操作方法】患者取合適的體位。術者立於患者身側，將艾條的一端點燃，對準應灸的腧穴部位，距離皮膚 2～3 公分，進行薰烤，患者局部有溫熱感而無灼痛為宜。

每穴灸 15～20 分鐘，灸至患者感覺舒適、局部皮膚潮紅為度，每日灸 1～2 次。

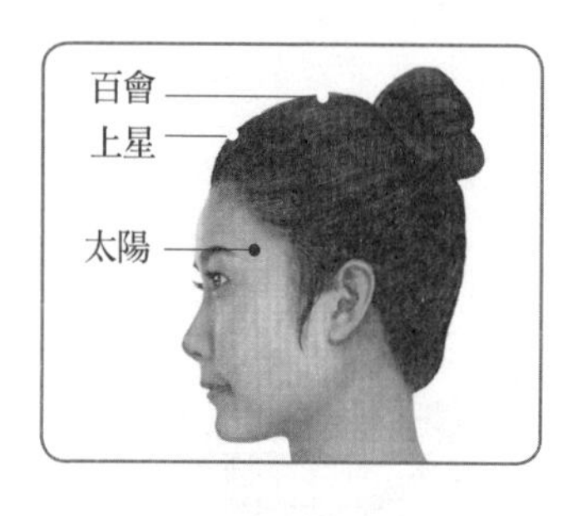

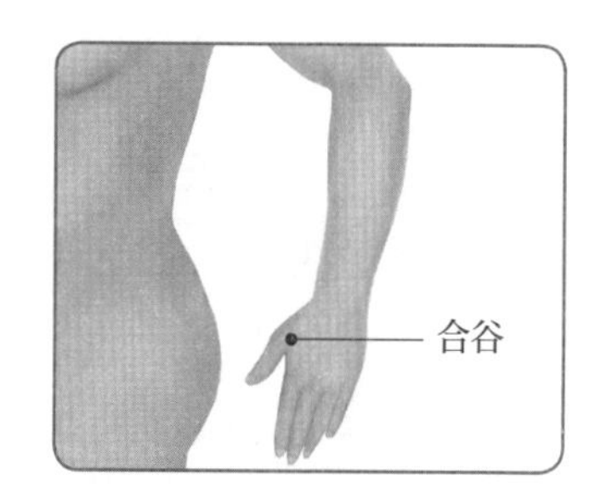

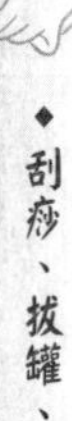

○隔附子灸

【取穴】湧泉。

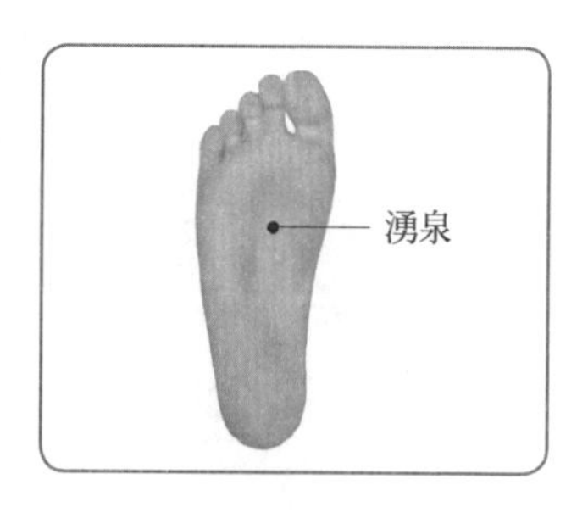

【操作方法】將附子用水浸透後，切成 0.3～0.5 公分的薄片，用針扎數孔，用大、中艾炷點燃放在附子片中心施灸。

若患者有灼痛感可將附子片提起，使之離開皮膚片刻，旋即放下，再行灸治，反覆進行。以局部皮膚潮紅濕潤為度。一般每次施灸 5～10 壯。

○迴旋灸

【取穴】百會、頭維、風池、風門、中脘。

【操作方法】點燃艾條，懸於施灸部位上方約 3 公分高處。艾條在施灸部位上左右往返移動，或反覆旋轉進行灸治，使皮膚有溫熱感而不至於灼痛。一般每穴灸 10～15 分鐘，移動範圍在 3 公分左右。

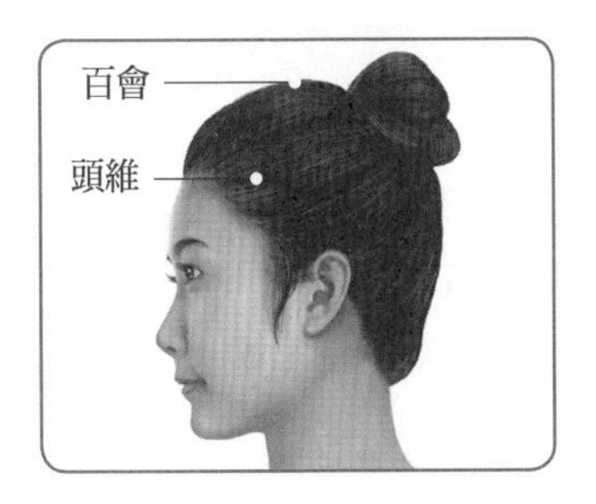

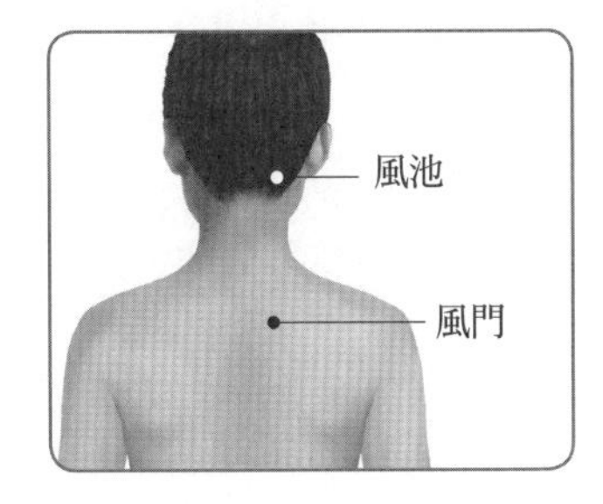

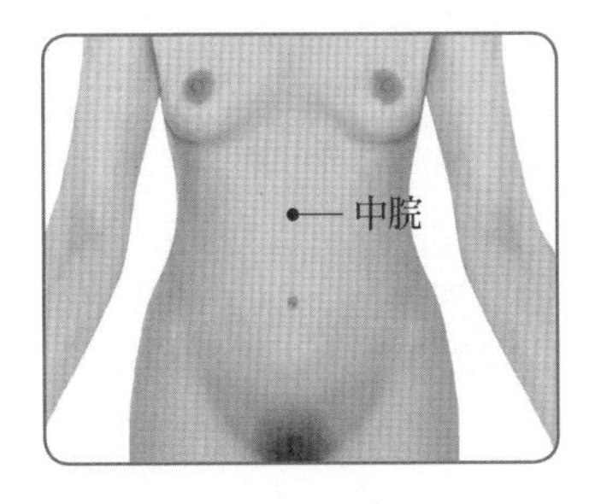

小叮嚀

在頭痛發作的時候，可以在臉盆中倒入較燙的半盆水，將雙手放入熱水中，然後迅速抽離，再放入，再抽出，反覆十幾次，雙手的手指會發麻，但會感覺頭痛明顯減輕。

◆疲勞綜合徵◆

疲勞綜合徵是近幾年臨床醫學提出的新概念。該病主要症狀表現為疲勞乏力、失眠多夢、耳鳴健忘、腰痠背痛、頭髮脫落及鬚髮早白等。其特點是症狀持續反覆發作，持續時間6個月以上，充分休息也不能根除。

中醫學認為本病屬於「虛勞」範疇，多由飲食不節、勞逸失度等原因造成人體陰陽失衡所致。

刮　痧

【頭部取穴】印堂、太陽、百會、風府、風池。

【背部取穴】心俞、肝俞、脾俞、腎俞。

【胸部取穴】膻中、期門、章門。

【操作方法】患者取俯臥位。施術者在背部找準穴位後，進行常規消毒，然後在所選穴位上均勻地塗抹刮痧油或潤膚乳。

操作時，施術者一手持刮痧板，一手扶患者頭部。

1.先刮後頭部穴位，因風池、風府、百會穴處有頭髮覆蓋，所以無須塗抹刮痧油，可用刮板角部進行刮拭，刮20～30次，至穴處皮膚發熱為宜。

2.再刮背部所選腧穴，用刮板棱角刮拭，以出痧為度，還可用刮板棱角點按心俞、腎俞，切記刮時用力要輕柔。

患者再取仰臥位。施術者在胸部和臉部找準穴位後，進行常規消毒，然後在所選穴位上均勻地塗抹刮痧油或潤膚乳。

3.施術者一手扶患者頭，一手持刮痧板。先用刮痧板角部刮拭臉部的印堂和太陽，刮10～15次，至穴處皮膚發熱至出痧為度。

4.用刮痧板刮拭胸部的膻中、期門和章門，以此處皮膚發熱或出痧為度。刮拭頭部和胸部時用力宜輕柔。

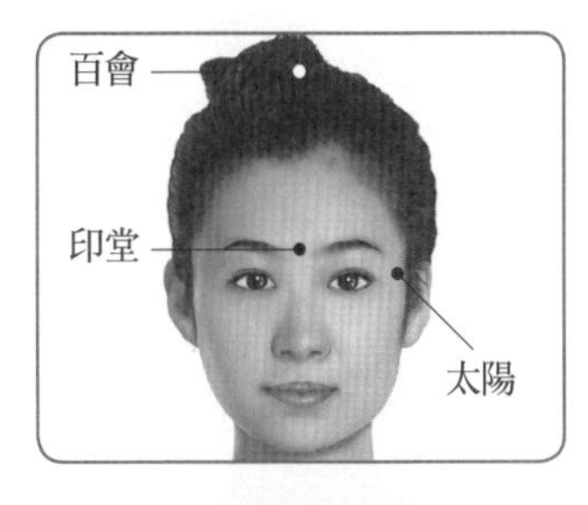

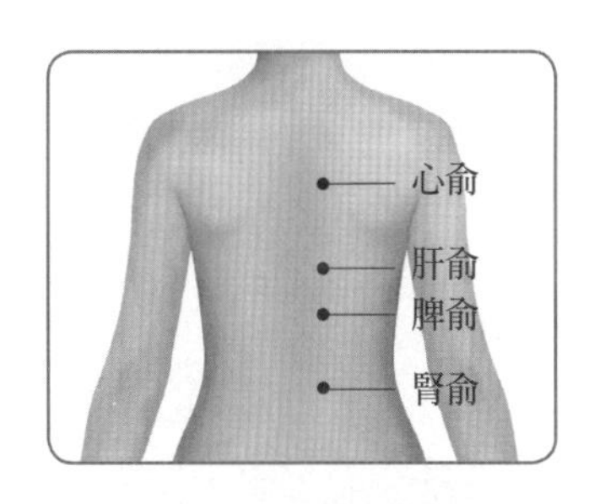

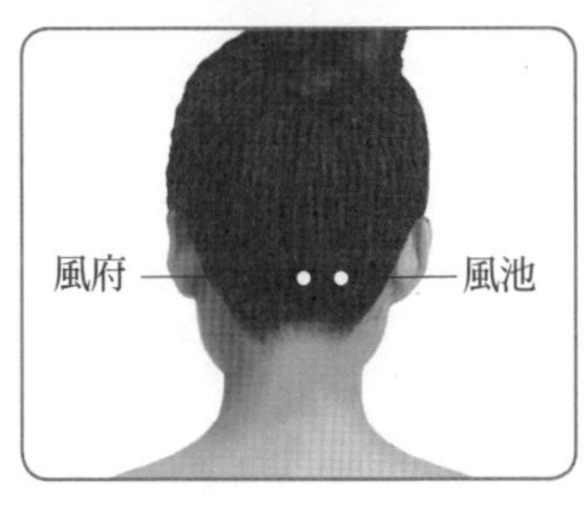

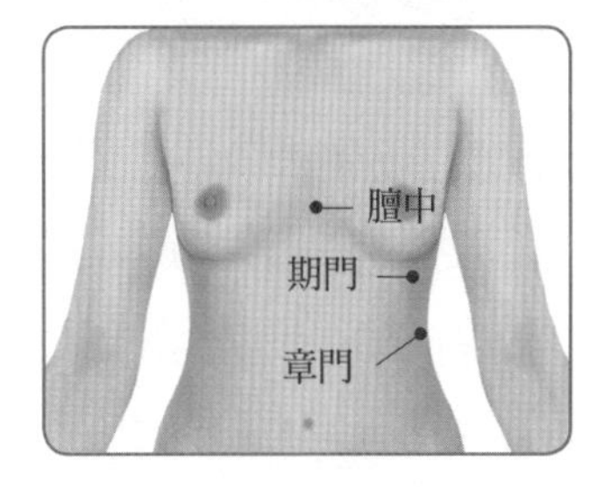

拔　罐

○留罐法

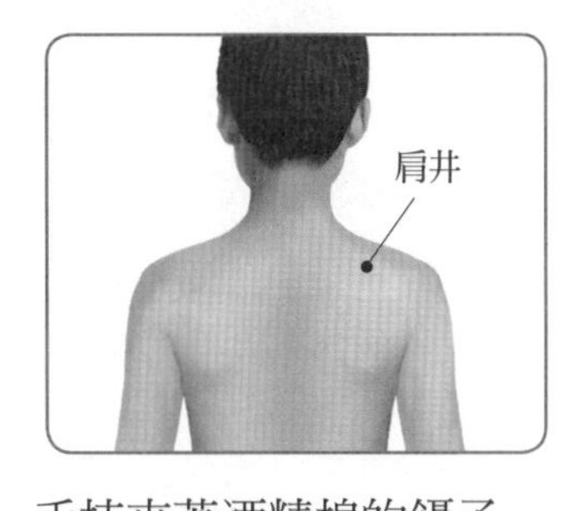

【取穴】肩井、心俞、肝俞、脾俞、腎俞。

【操作方法】患者取俯臥位。施術者找準穴位，並進行常規消毒，選擇大小適宜的火罐。一手持夾著酒精棉的鑷子，一手持罐，將酒精棉點燃後伸入罐內旋轉片刻，迅速將棉球抽出，即刻將罐拔於穴位上。

根據所拔罐的負壓大小及患者的皮膚情況留罐 10～15 分鐘。每日或隔日 1 次。

○走罐法

【取穴】背部督脈循行一線、背部。

【操作方法】患者取俯臥位，充分暴露背部。施術者用適量凡士林均勻塗於背部皮膚。根據患者的體型選擇大小適宜、罐口光滑的玻璃火罐，以閃火法使之吸附於背部皮膚，注意罐內負壓要適中，負壓過大則火罐移動困難，過小則易於脫落。

1.沿督脈循行部位進行走罐時，先將罐拔於大椎穴處，然後沿督脈循行線自上而下走罐至腰陽關穴，再自下而上地反覆推移 3～5 遍，最後在大椎、神道、中樞、命門、腰陽關處留罐 5 分鐘即可。

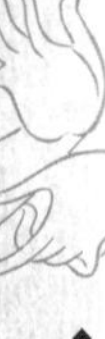

2.沿膀胱經第 1 側線進行走罐時，先將罐拔於大杼穴處，然後沿第 1 側線循行線，自上而下走罐至關元俞，再自下而上地反覆推移 3～5 遍，最後在肺俞、心俞、厥陰俞、肝俞、脾俞、腎俞處留罐 5 分鐘。

3.沿膀胱經第 2 側線進行走罐時，先將罐拔於附分穴處，然後沿第 2 側線循行線，自上而下走罐至志室穴，再自下而上地反覆推移 3～5 遍，最後在膏肓、膈關、意舍、肓門、志室處留罐 5 分鐘。走罐推移時動作要慢，用力要均勻，使皮膚充血呈紫紅色即可。

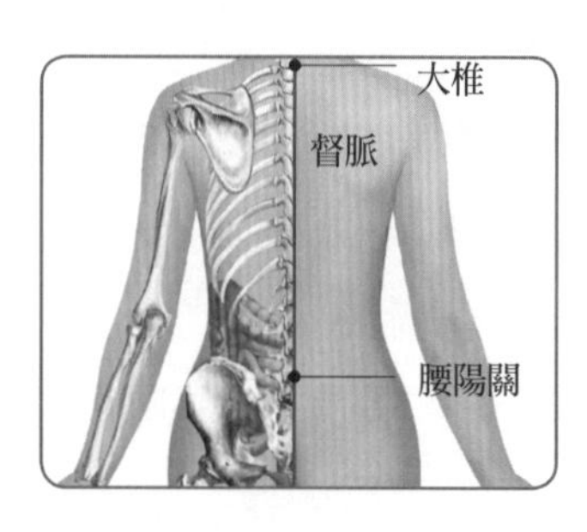

艾　灸

○溫和灸

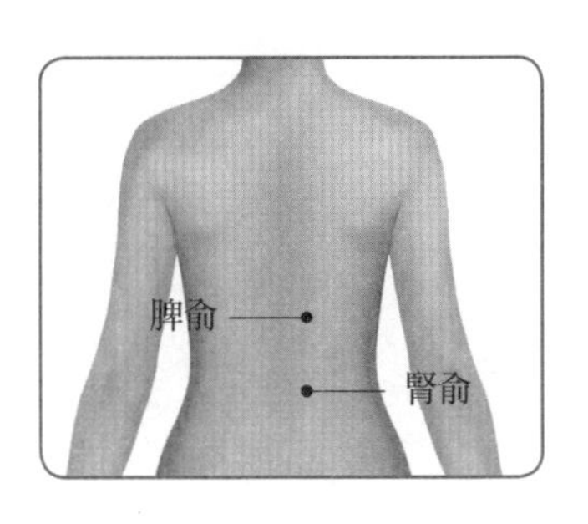

【取穴】神闕、關元、氣海、脾俞、腎俞、足三里、三陰交。

【操作方法】患者取仰臥位。施術者立於患者身側，將艾條的一端點燃，對準應灸的腧穴部位，距離皮膚 2～3 公分，進行薰烤，使患者局部有溫熱感而無灼痛為宜。每穴灸 15～20 分鐘，灸至患者感覺舒適、局部皮膚潮紅為度，每日灸 1～2 次。

○隔薑灸

【取穴】神闕、氣海、關元。

【操作方法】將鮮生薑切成厚約 0.3 公分的生薑片，用針扎孔數個，置施灸穴位上，用大、中艾炷點燃放在薑片中心施灸。

若患者有灼痛感可將薑片提起，使之離開皮膚片刻，旋即放下，再行灸治，反覆進行，以局部皮膚潮紅濕潤為度。一般各穴每次施灸 5～7 壯，每日灸 1～2 次。

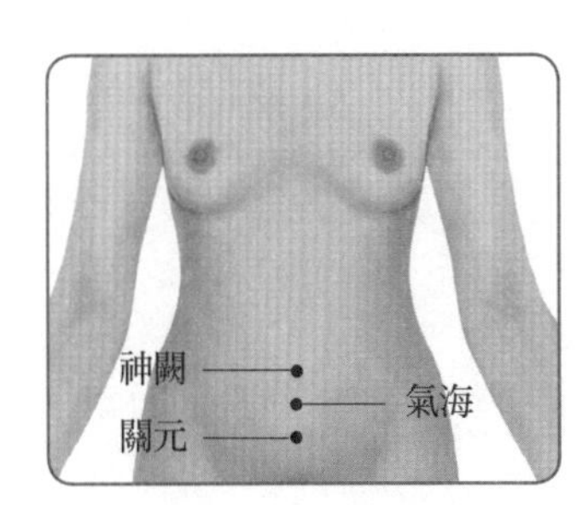

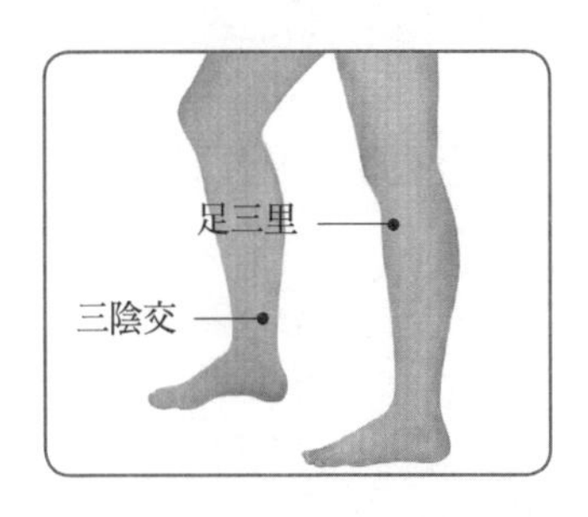

◆抵抗力下降◆

免疫力是人體自身的防禦機制，能夠增強人體的抗病能力，幫助人體適應外界環境。

營養不良、長期患病以及慢性消耗性疾病、勞累以及過度疲勞、受冷、特殊生理時期、情緒的改變（急躁、悲傷等）、人體正常菌群紊亂等均可導致機體抵抗力下降。

刮　痧

【取穴】大椎、心俞、膈俞、脾俞、胃俞、腎俞、關元、氣海、足三里、三陰交、太谿。

【操作方法】患者取合適的體位。施術者找準穴位後，進行常規消毒，然後在所選穴位上均勻地塗抹刮痧油或潤膚乳。

操作時，施術者一手持刮痧板，一手扶患者。用刮板棱角刮拭，先刮背部的大椎、心俞、膈俞、脾俞、胃俞、腎俞；再刮腹部的關元和氣海，最後刮下肢部的足三里、三陰交、太谿，以皮膚發紅或出痧為度。

還可用刮板棱角點按心俞、脾俞、腎俞、足三里等穴，切記刮時用力要輕柔。

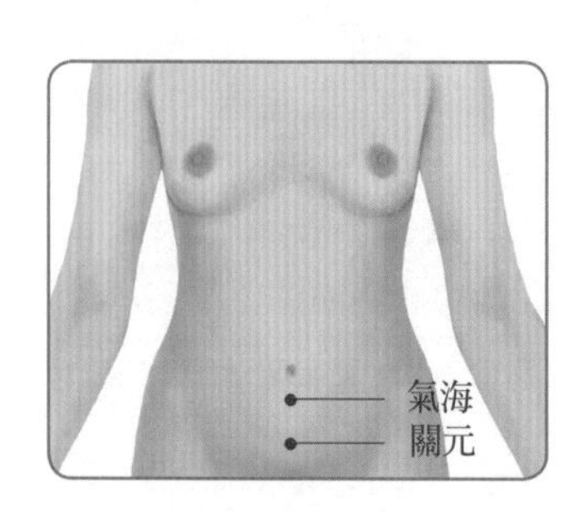

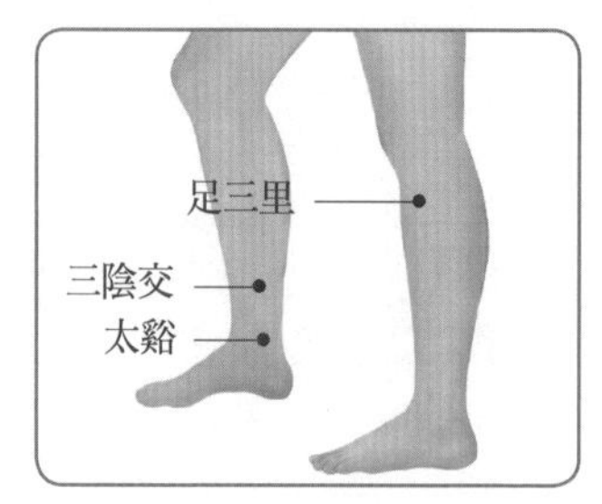

拔　罐

○留罐法

【取穴】大椎、心俞、膈俞、脾俞、胃俞、腎俞。

【操作方法】患者取俯臥位。施術者找準穴位，並進行常規消毒，選擇大小適宜的火罐。一手持夾著酒精棉的鑷子，一手持罐，將酒精棉點燃後伸入罐內旋轉片刻，迅速將棉球抽出，即刻將罐拔於穴位上。

根據所拔罐的負壓大小及患者的皮膚情況留罐 10～15 分鐘。每日或隔日 1 次。

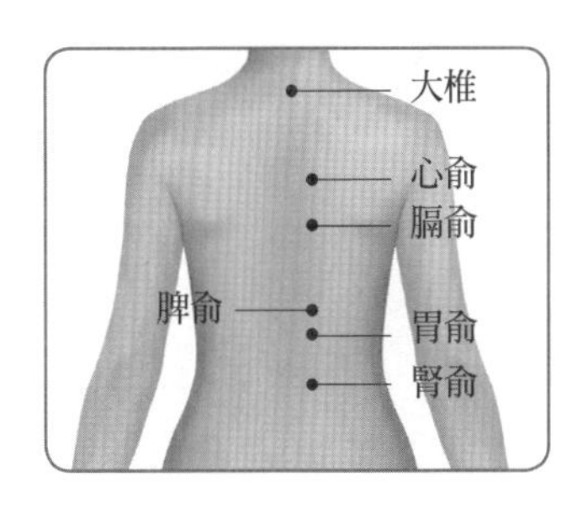

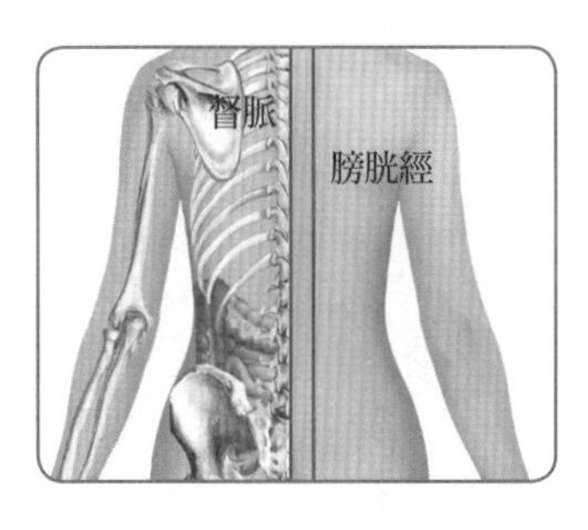

○走罐法

【取穴】背部督脈及膀胱經循行線。

【操作方法】患者取俯臥位，充分暴露背部。施術者用適量凡士林均勻塗於背部皮膚。

根據患者的體型選擇大小適宜、罐口光滑的玻璃火罐，以閃火法使之吸附於背部皮膚，注意罐內負壓要適中，負壓過大則火罐移動困難，過小則易於脫落。

沿背部督脈及膀胱經循行線來回走罐，至皮膚發紅或出痧為度。

艾　灸

○溫和灸

【取穴】脾俞、腎俞、命門、足三里。

【操作方法】患者取合適的體位。施術者立於患者身側，將艾條的一端點燃，對準應灸的腧穴部位，距離皮膚 2～3 公分，進行薰烤，使患者局部有溫熱感而無灼痛為宜，每穴灸 15～20 分鐘，灸至患者感覺舒適、局部皮膚潮紅為度。每日灸 1～2 次。

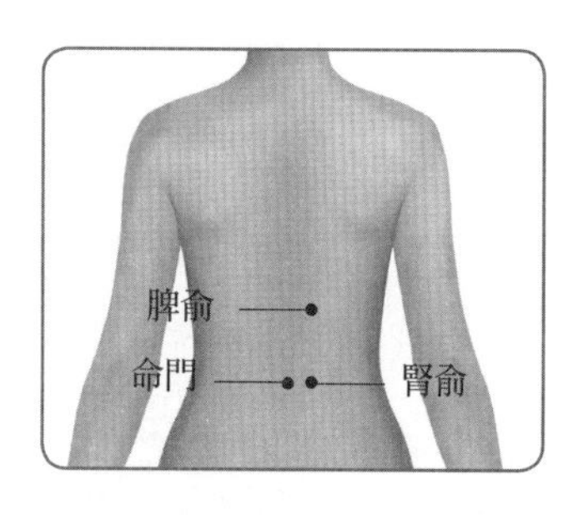

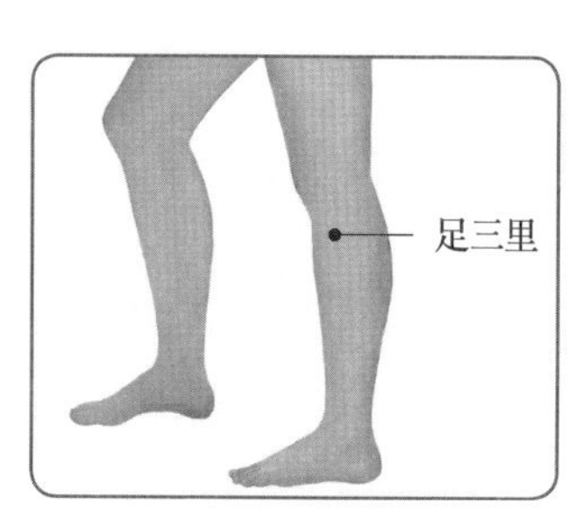

○迴旋灸

【取穴】關元、氣海、足三里、腎俞。

【操作方法】點燃艾條，懸於施灸部位上方約 3 公分高處。艾條在施灸部位上左右往返移動，或反覆旋轉進行灸治，使皮膚有溫熱感而不至於灼痛。

一般每穴灸 10～15 分鐘，移動範圍在 3 公分左右。

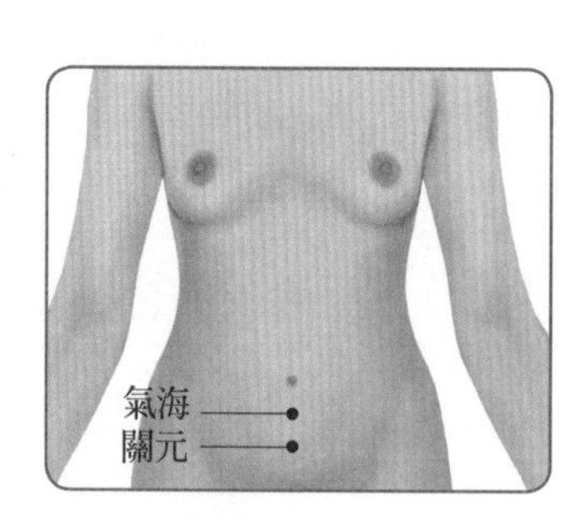

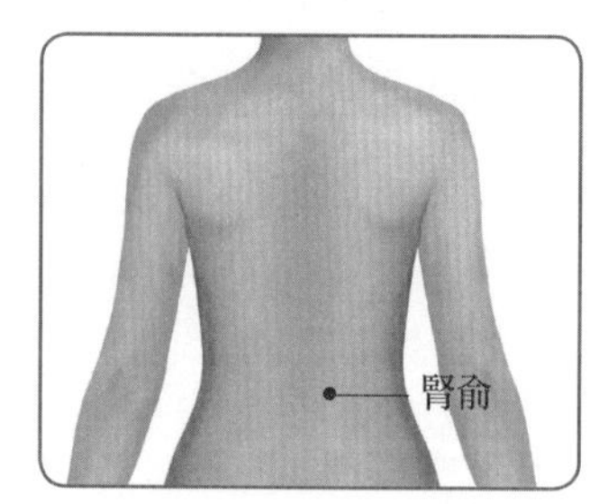

○隔附子灸

【取穴】關元、氣海。

【操作方法】將附子用水浸透後，切成 0.3～0.5 公分的薄片，用針扎數孔，用大、中艾炷點燃放在附子片中心施灸。

若患者有灼痛感可將附子片提起，使之離開皮膚片刻，旋即放下，再行灸治，反覆進行。以局部皮膚潮紅濕潤為度。一般每次施灸 5～10 壯。

○溫盒灸

【取穴】腎俞、命門、腰陽關、關元、氣海。

【操作方法】施灸時，把溫灸盒安放於應灸部位的中央，點燃艾捲後，置鐵紗上，蓋上盒蓋，放置穴位或患處。每次可灸 15～30 分鐘。

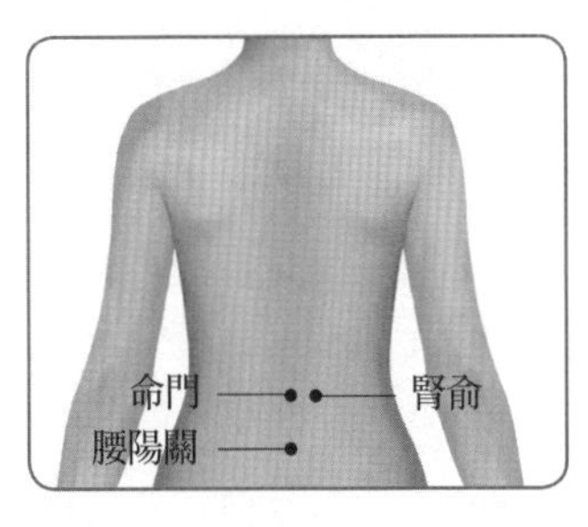

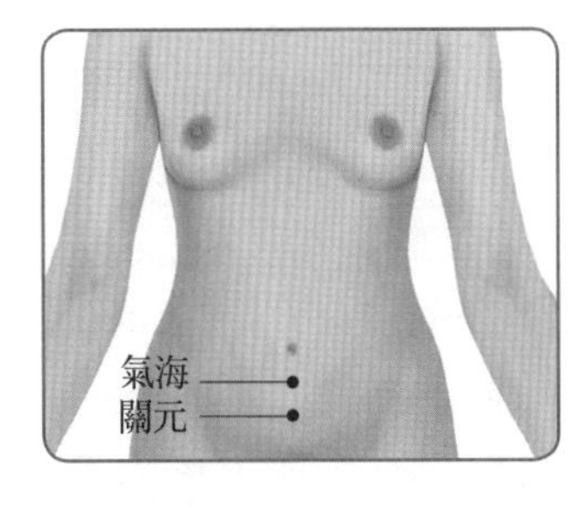

◆關節痠痛◆

關節痠痛不是一種疾病，而是一種症狀。關節痠痛時有發生，而這種疼痛往往被忽視或者被人們武斷地認為是關節炎等病症。

在日常生活中，多數關節痠痛並不是由外傷所引起的。關節長時間受涼和巨大的溫差是導致關節痠痛的主要原因。尤其在秋天，冷暖交替之際，低溫或巨大的溫差會導致肌肉和血管收縮，引起關節痠痛。

刮　痧

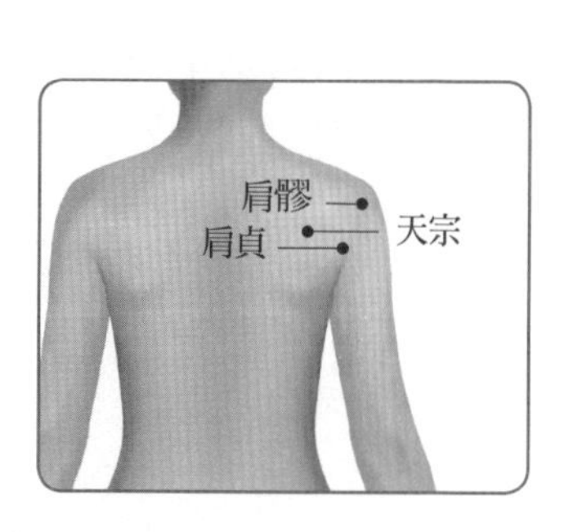

根據關節的部位不同，選取的穴位也不同。

【肩關節取穴】天宗、肩貞、肩髎、肩髃、臂臑。

【肘關節取穴】手五里、肘髎、曲池、手三里、曲澤、少海。

【髖關節取穴】環跳、居髎。

【膝關節取穴】血海、梁丘、鶴頂、內膝眼、外膝眼、委中、委陽。

【操作方法】患者取臥位。施術者找準穴位後，進行常規消毒，然後在所選穴位上均勻地塗抹刮痧油或潤膚乳。用刮板角部進行刮拭，刮 10～20 次，至穴處皮膚發熱或出現痧痕為宜。動作要求連續，遇到關節處要抬起避過，切忌刮破皮膚。

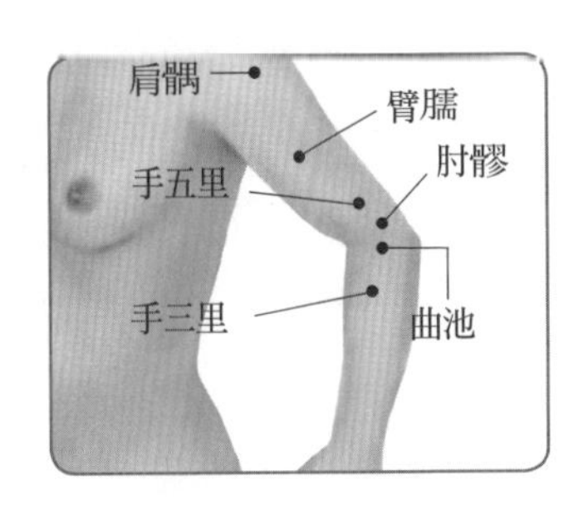

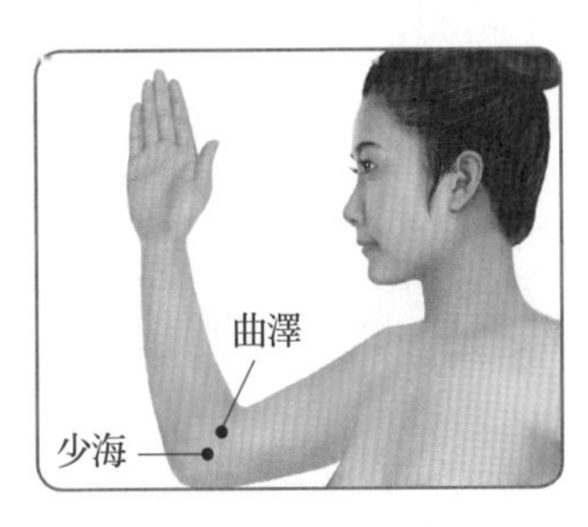

拔　罐

○留罐法

根據關節的不同部位，選取的穴位也不同。

【肩關節取穴】肩井、肩外俞、曲垣、天宗、肩貞、肩髎、肩髃、臂臑。

【肘關節取穴】曲池、手三里。

【髖關節取穴】環跳、居髎。

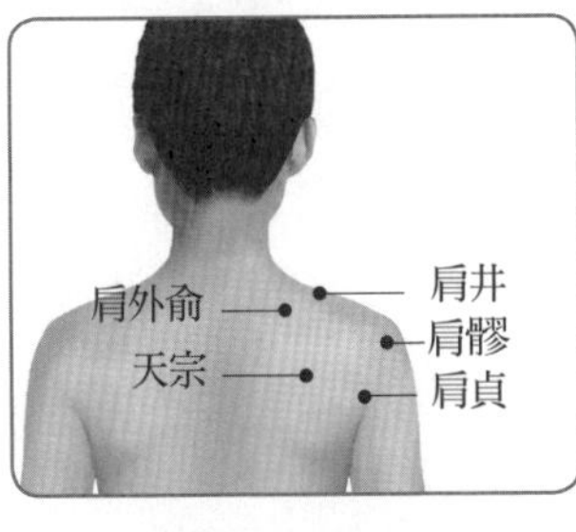

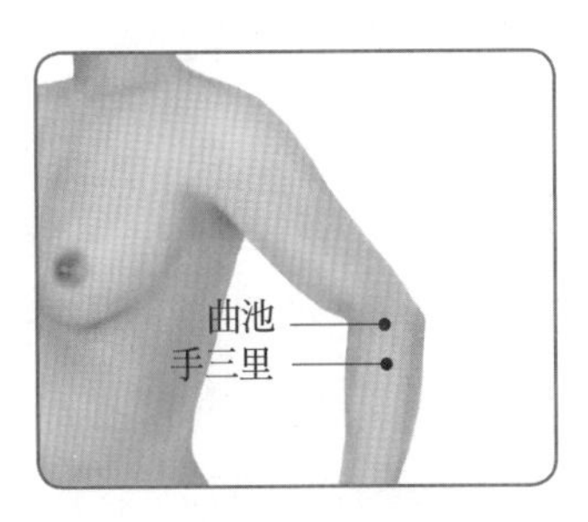

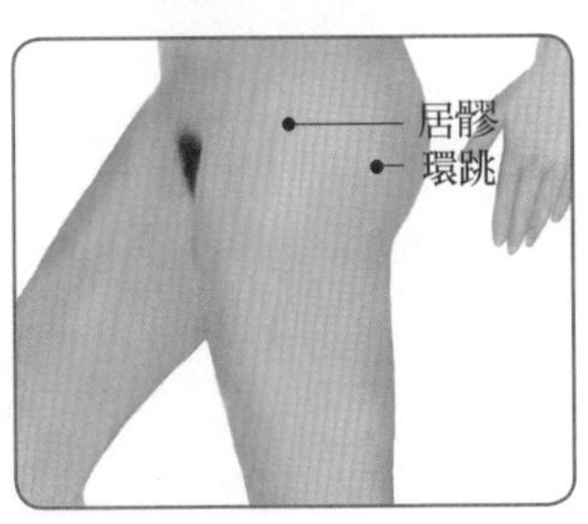

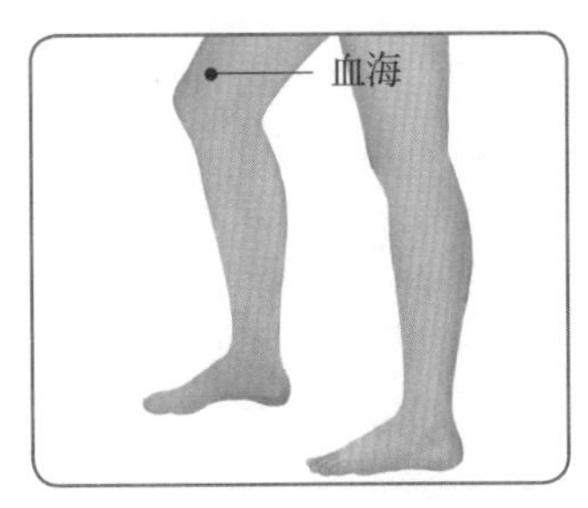

【膝關節取穴】血海、梁丘、鶴頂、內膝眼、外膝眼。

【操作方法】患者取臥位。施術者找準穴位，並進行常規消毒，選擇大小適宜的火罐。一手持夾著酒精棉的鑷子，一手持罐，將酒精棉點燃後伸入罐內旋轉片刻，迅速將棉球抽出，即刻將罐拔於穴位上。

根據所拔罐的負壓大小及患者的皮膚情況留罐 10～15 分鐘。每日或隔日 1 次。

艾　灸

○溫和灸

根據關節的部位不同，選取的穴位也不同。

【肩關節取穴】天宗、肩貞、肩髎、肩髃、臂臑。

【肘關節取穴】肘髎、曲池、手三里、曲澤。

【髖關節取穴】環跳、居髎。

【膝關節取穴】血海、梁丘、鶴頂、內膝眼、外膝眼。

【操作方法】患者取合適的體位。施術者立於患者身側，將艾條的一端點燃，對準應灸的腧穴部位，距離皮膚 2～3 公分，進行薰烤，使患者局部有溫熱感而無灼痛為宜。每穴灸 20～30 分鐘，灸至患者感覺舒適、局部皮膚潮紅為度，每日灸 1～2 次。

○迴旋灸

根據關節的部位不同，選取的穴位也不同。

【肩關節取穴】天宗、肩貞、肩髎、肩髃、臂臑。

【肘關節取穴】肘髎、曲池、手三里、曲澤。

【髖關節取穴】環跳、居髎。

【膝關節取穴】血海、梁丘、鶴頂、內膝眼、外膝眼。

【操作方法】點燃艾條，懸於施灸部位上方約 3 公分高處。艾條在施灸部位上左右往返移動，或反覆旋轉進行灸治。使皮膚有溫熱感而不至於灼痛。一般每穴灸 10～15 分鐘，移動範圍在 3 公分左右。

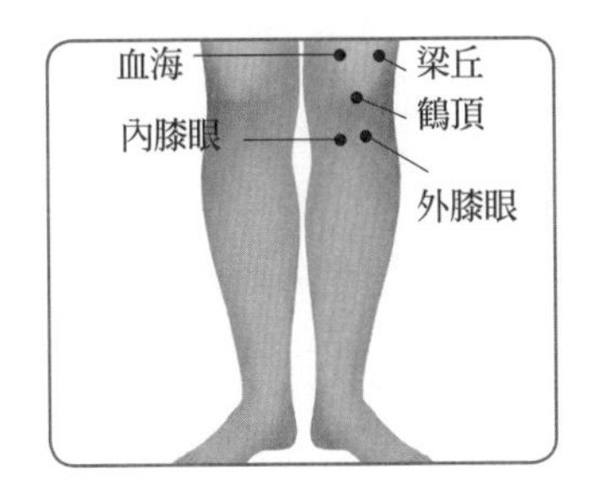

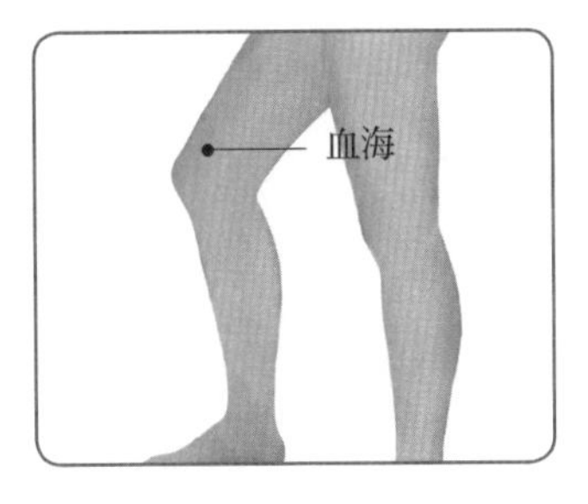

小叮嚀

寒冷的天氣裏一定要穿得暖和，儘量少穿或不穿裙子；騎摩托車時切記帶上護膝；要加強股四頭肌的鍛鍊，增加關節的穩定性，這樣做的好處是無病者可預防患病，輕症患者可以起到康復治療的作用，防止關節損傷。

◆食慾不振◆

食慾不振是指進食的慾望降低。完全的不思進食則稱厭食。

食慾不振一般見於急性、慢性胃炎，胃癌，肺結核，尿毒症，心力衰竭，肝炎，肝硬化，慢性腎上腺功能減退，神經性厭食，化療藥物的副作用等。

刮 痧

【取穴】肝俞、脾俞、胃俞、膻中、中脘、足三里、三陰交。

【操作方法】患者取合適的體位。施術者找準穴位後，進行常規消毒，然後在所選穴位上均勻地塗抹刮痧油或潤膚乳。

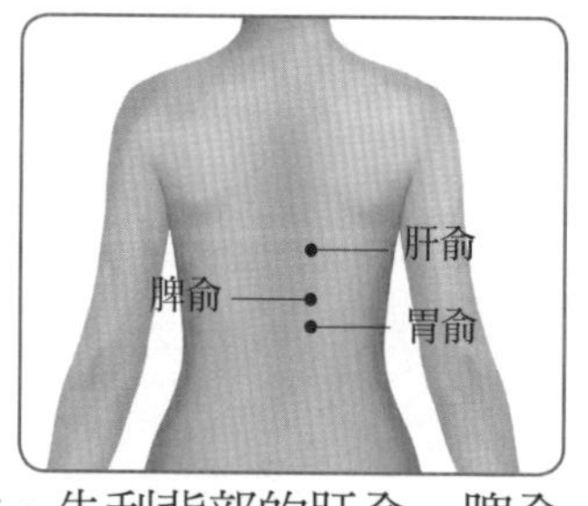

操作時，施術者一手持刮痧板，一手扶患者。用刮板棱角刮拭，先刮背部的肝俞、脾俞和胃俞，再刮胸腹部的膻中和中脘，最後刮下肢部的足三里和三陰交，以出痧為度，還可用刮板棱角點按中脘、足三里等穴，切記刮時用力要輕柔。

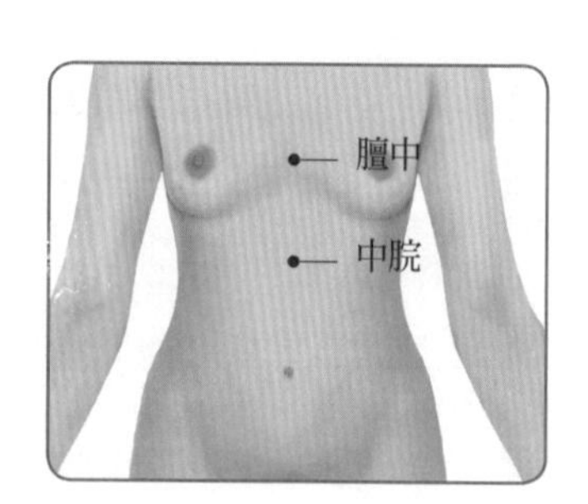

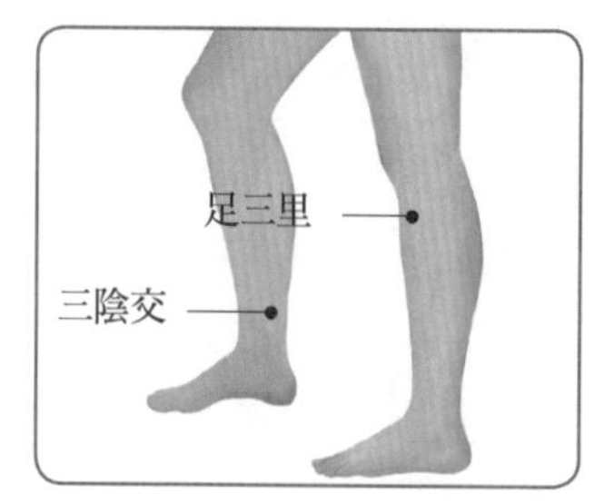

拔　罐

○走罐法、留罐法

【取穴】膻中至神闕。

【操作方法】患者取合適的體位。施術者用適量凡士林均勻塗於皮膚。根據患者的體型選擇大小適宜、罐口光滑的玻璃火罐，以閃火法使之吸附於背部皮膚，注意罐內負壓要適中，負壓過大則火罐移動困難，過小則易於脫落。沿膻中至神闕一線來回走罐至皮膚潮紅為度，再在中脘、神闕留罐 5 分鐘。

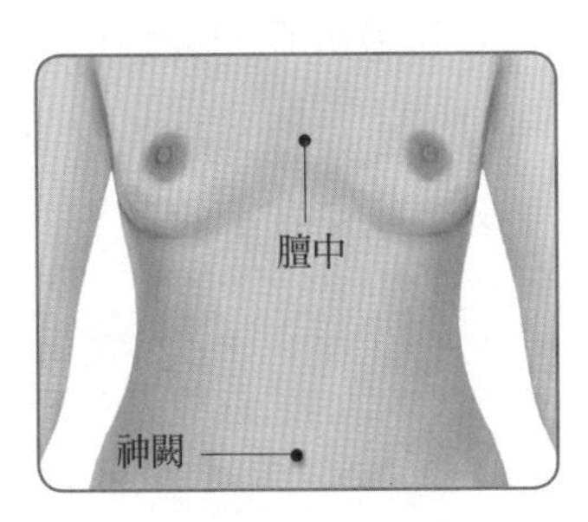

艾　灸

○溫和灸

【取穴】肝俞、脾俞、胃俞、足三里。

【操作方法】患者取合適的體位。施術者立於患者身側，將艾條的一端點燃，對準應灸的腧穴部位，距離皮膚 2～3 公分，進行薰烤，使患者局部有溫熱感而無灼痛為宜。每穴灸 15～20 分鐘，灸至患者感覺舒適、局部皮膚潮紅為度，每日灸 1～2 次。

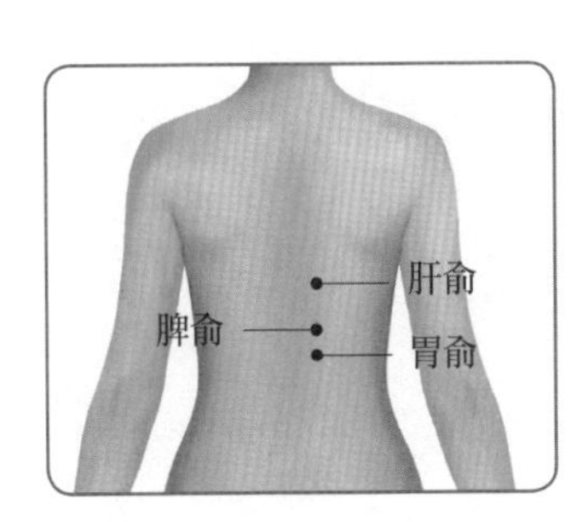

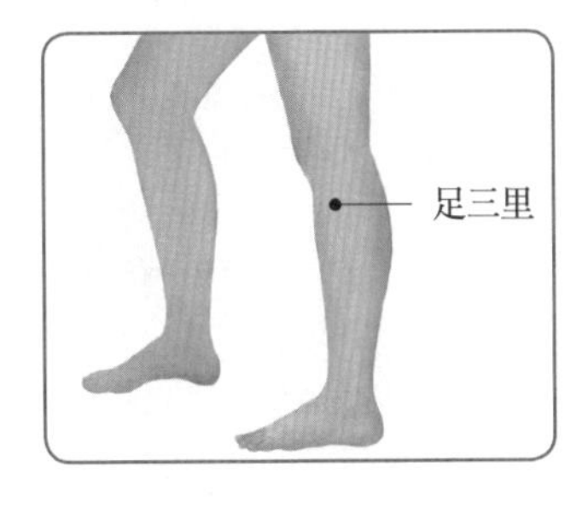

○隔薑灸

【取穴】中脘、天樞、內關。

【操作方法】將鮮生薑切成厚約 0.3 公分的生薑片，用針扎孔數個，置施灸穴位上，用大、中艾炷點燃放在薑片中心施灸。

若患者有灼痛感可將薑片提起，使之離開皮膚片刻，旋即放下，再行灸治，反覆進行，以局部皮膚潮紅濕潤為度。一般各穴每次施灸 5～7 壯，每日灸 1～2 次。

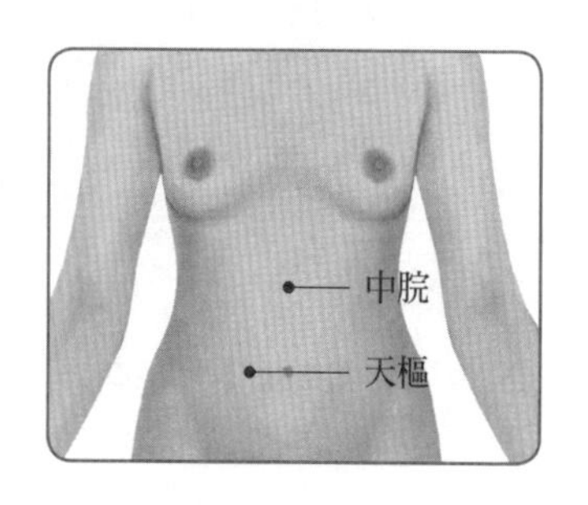

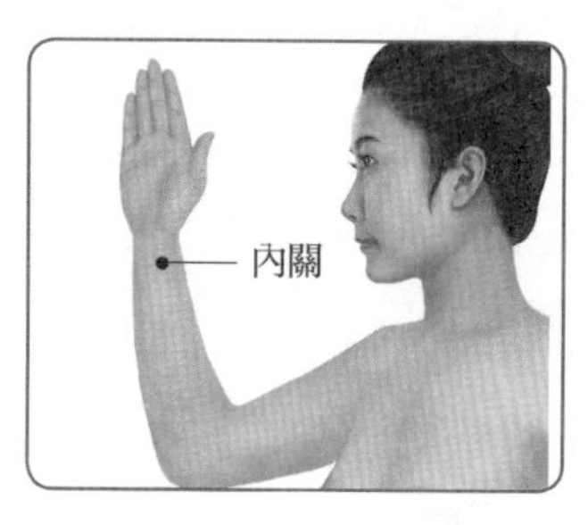

○溫盒灸

【取穴】中脘、關元。

【操作方法】施灸時，把溫灸盒安放於應灸部位的中央，點燃艾捲後，置鐵紗上，蓋上盒蓋，放置穴位或患處。每次可灸 15～30 分鐘。

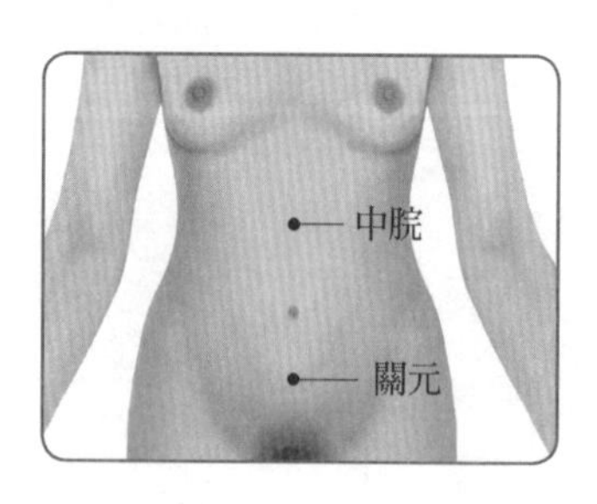

◆失　眠◆

失眠，又稱為入睡和維持睡眠障礙，是以睡眠時間不足或品質不高為臨床表現，且對日常生活造成影響的一種病症。失眠可細分為：入睡困難，入睡時間常超過 30 分鐘；不能熟睡或夜間覺醒次數超過 2 次；睡眠時間少，早醒且醒後無法再入睡；睡眠品質差，多惡夢或淺睡眠；有日間殘留效應，睡後精力得不到恢復。長時間的失眠不僅會導致日間精神不振、反應遲鈍、記憶力下降，還會導致神經衰弱、抑鬱症、自主神經功能紊亂等疾病。

刮　痧

【取穴】四神聰、心俞、脾俞、腎俞、內關、神門、三陰交。

【操作方法】患者選取合適的體位。施術者找準穴位後，進行常規消毒，然後在所選穴位上均勻地塗抹刮痧油或潤膚乳。操作時，施術者一手持刮痧板，一手扶患者。用刮板棱角刮拭，先刮四神聰，再刮心俞、脾俞、腎俞，最後刮內關、神門、三陰交，以出痧為度。

伴口舌生瘡加刮少衝、少澤放痧；胸脘脹悶、痰多、性情急躁加刮中脘、豐隆、行間至太衝。

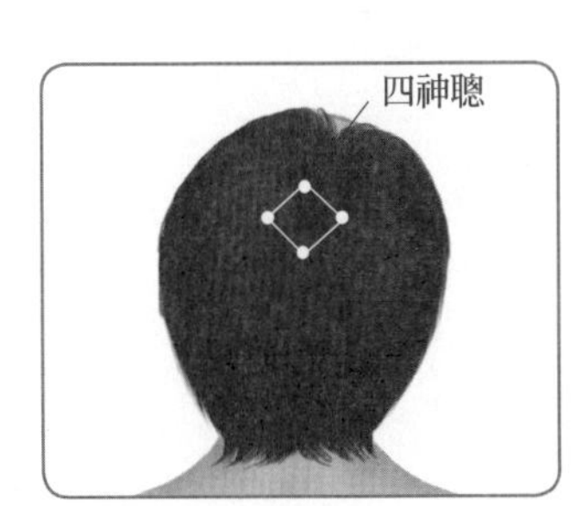

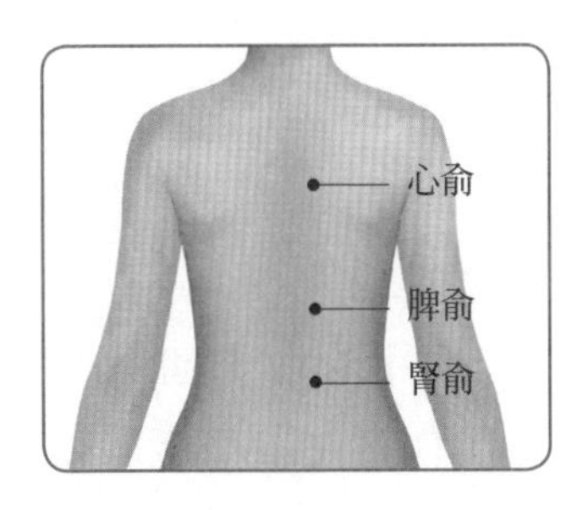

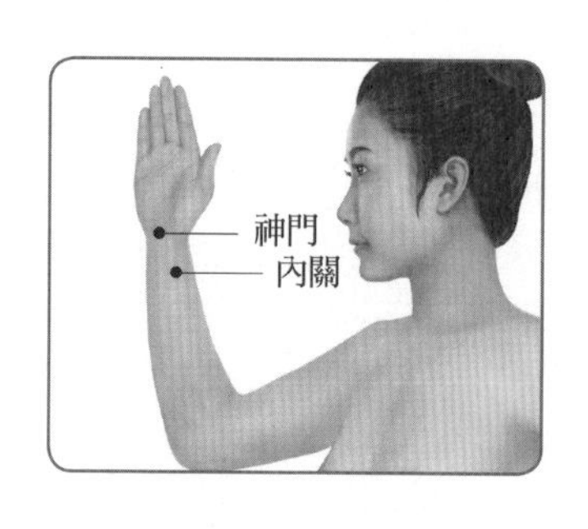

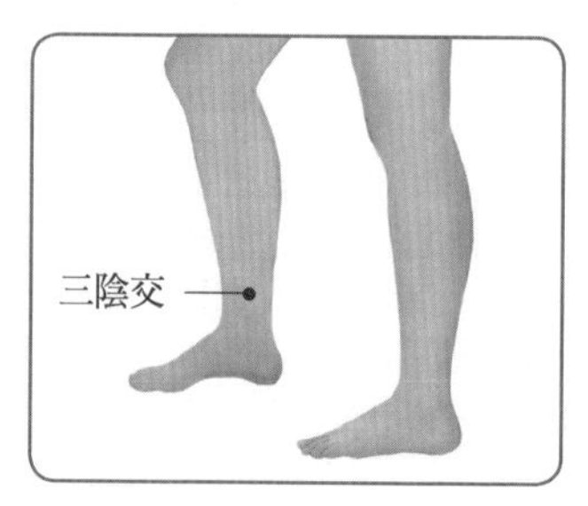

拔　罐

○留罐法

【取穴】大椎、心俞、膈俞、肝俞、脾俞、腎俞。

【操作方法】患者取合適的體位。施術者找準穴位，並進行常規消毒，選擇大小適宜的火罐。一手持夾著酒精棉的鑷子，一手持罐，將酒精棉點燃後伸入罐內旋轉片刻，迅速將棉球抽出，即刻將罐拔於穴位上。

根據所拔罐的負壓大小及患者的皮膚情況留罐 10～15 分鐘。每日或隔日 1 次。

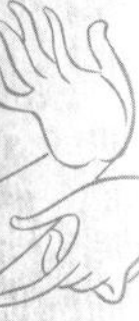

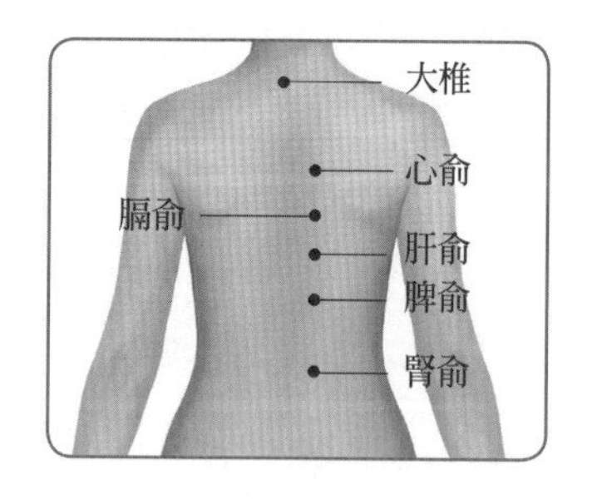

艾　灸

○溫和灸

【取穴】心俞、內關、神門、安眠。

【操作方法】患者取合適的體位。施術者立於患者身側，將艾條的一端點燃，對準應灸的腧穴部位，距離皮膚2～3 公分，進行薰烤，使患者局部有溫熱感而無灼痛為宜。每穴灸 15～20 分鐘，灸至患者感覺舒適、局部皮膚潮紅為度，每日灸 1～2 次。

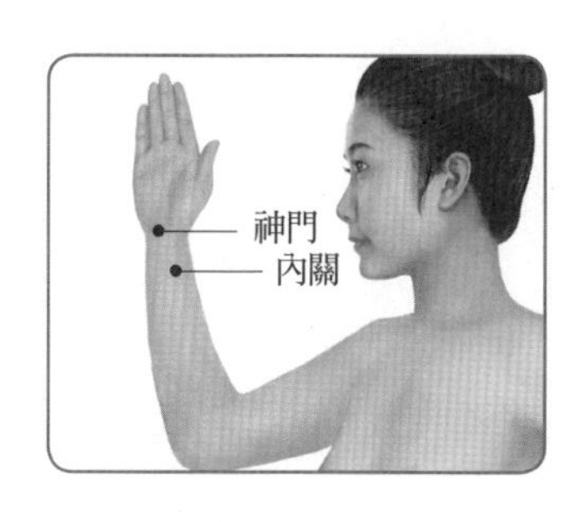

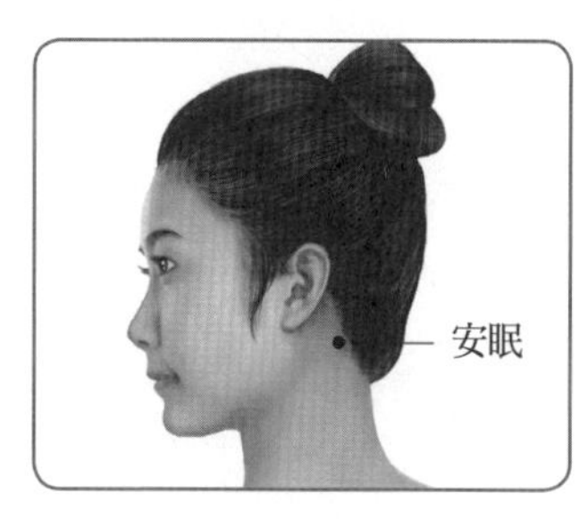

○隔薑灸

【取穴】心俞、脾俞、膈俞、神門、足三里。

【操作方法】將鮮生薑切成厚約 0.3 公分的生薑片，用針扎孔數個，置施灸穴位上，用大、中艾炷點燃放在薑片中心施灸。若患者有灼痛感可將薑片提起，使之離開皮膚片刻，旋即放下，再行灸治。一般各穴每次施灸 5～7 壯，每日灸 1～2 次。

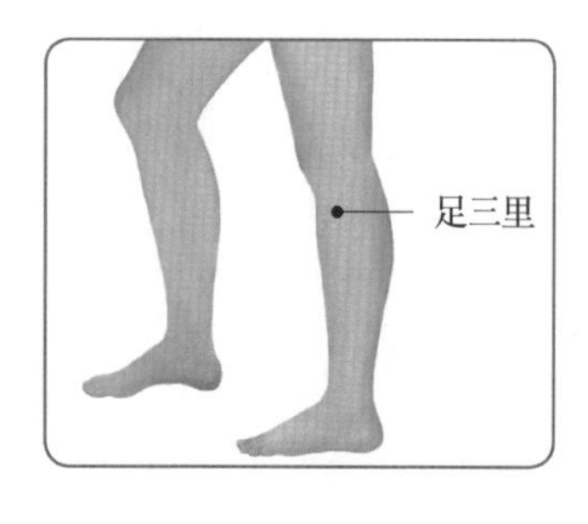

◆多　汗◆

多汗是不受外界天氣、運動、精神等因素影響而汗液外溢的一種症狀，它既可以單獨出現也可以見於其他疾病的過程中，如甲狀腺功能亢進、自主神經功能紊亂等。

刮　痧

【取穴】百會、肺俞、心俞、脾俞、腎俞、足三里、太谿。

【操作方法】患者取合適的體位，找準穴位後，進行常規消毒，然後在所選穴位上均勻地塗抹刮痧油或潤膚乳。

操作時，施術者一手持刮痧板，一手扶患者。用刮板棱角刮拭，先刮頭部的百會穴，因為此處有頭髮覆蓋，所以無須塗抹刮痧油，刮此穴 20～30 次，至皮膚發熱為度。然後刮背部的肺俞、脾俞、心俞和腎俞，最後刮下肢部的足三里和太谿，以出痧為度。

還可用刮板棱角點按肺俞、脾俞、心俞、腎俞等穴，切記刮時用力要輕柔。

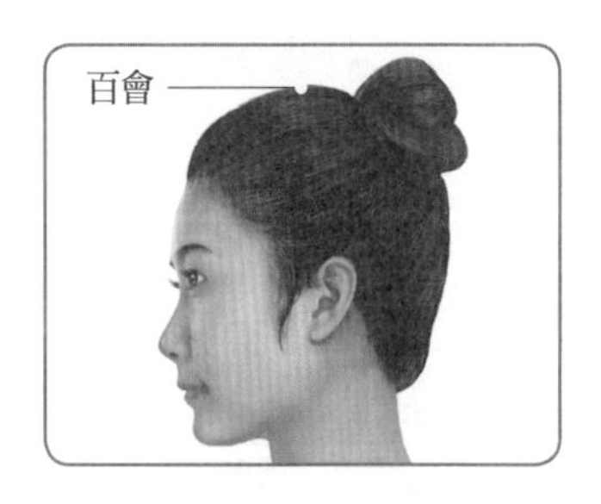

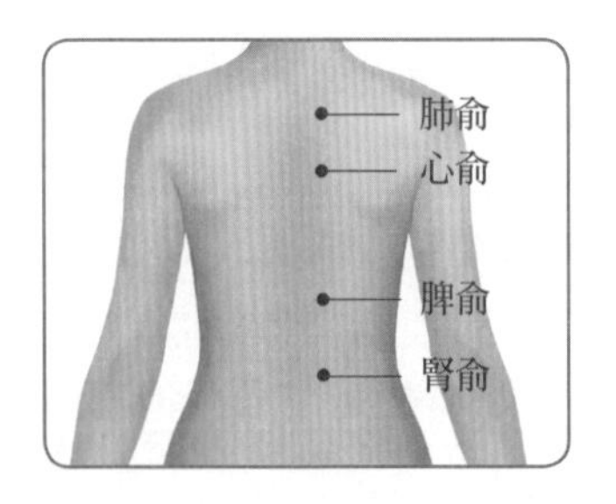

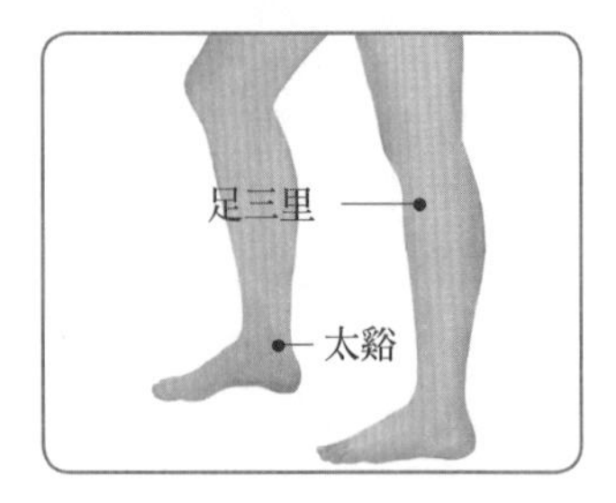

拔　罐

【取穴】肺俞、心俞、脾俞、腎俞。

【操作方法】患者取合適的體位，找準穴位，並進行常規消毒，選擇大小適宜的火罐。一手持夾著酒精棉的鑷子，一手持罐，將酒精棉點燃後伸入罐內旋轉片刻，迅速將棉球抽出，即刻將罐拔於穴位上。根據所拔罐的負壓大小及患者的皮膚情況留罐 10～15 分鐘。每日或隔日 1 次。

艾　灸

○溫和灸

【取穴】肺俞、心俞、脾俞、腎俞、足三里。

【操作方法】患者取合適的體位。施術者立於患者身側，將艾條的一端點燃，對準應灸的腧穴部位，距離皮膚 2～3 公分，進行薰烤，使患者局部有溫熱感而無灼痛為宜。每穴灸 15～20 分鐘，灸至患者感覺舒適、局部皮膚潮紅為度，每日灸 1～2 次。

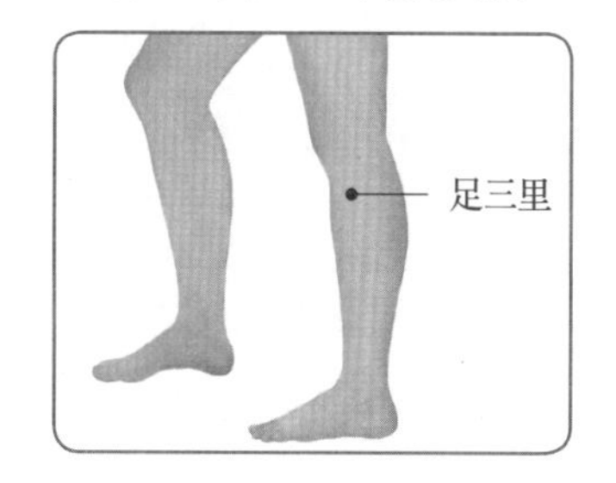

○迴旋灸

【取穴】神闕、關元。

【操作方法】點燃艾條，懸於施灸部位上方約 3 公分高處。艾條在施灸部位上左右往返移動，或反覆旋轉進行灸治。使皮膚有溫熱感而不至於灼痛。一般每穴灸 10～15 分鐘，移動範圍在 3 公分左右。

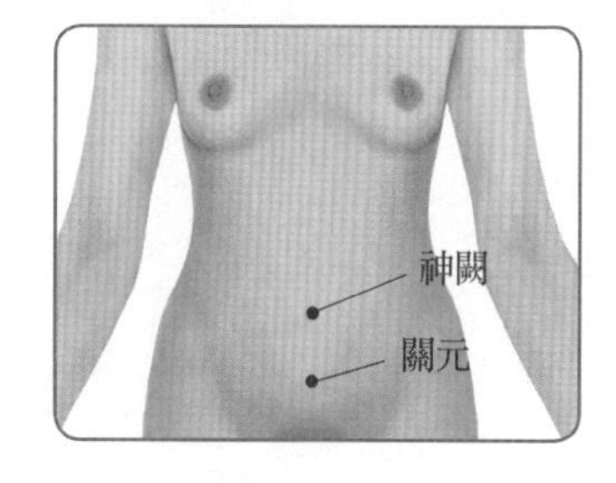

◆心　悸◆

心悸是指患者自覺心中悸動不安，甚至不能自主的症狀，多伴有胸悶，心前區不適感。心悸可見於多種疾病，與失眠、健忘、眩暈、耳鳴等並存，常因緊張、焦慮、情緒激動等誘發，持續時間由幾分鐘至幾小時不等。此外，過度勞累、因缺乏適當鍛鍊導致循環系統不能適應活動量而表現出的心血管反應也可歸為心悸。

西醫學的某些疾病如風濕性心臟病、肺源性心臟病、貧血、低鉀血症、心臟神經官能症等各種能引起心臟搏動頻率、節律發生異常的疾病，均可導致本症發生。

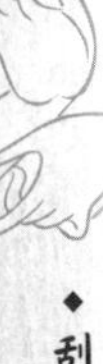

刮　痧

【取穴】心俞至督俞、膻中至巨闕、內關。

【操作方法】患者取合適的體位。施術者找準穴位後，進行常規消毒，然後在所選穴位上均勻地塗抹刮痧油或潤膚乳。

操作時，施術者一手持刮痧板，一手扶患者。用刮板棱角刮拭，先刮背部的心俞至督俞，以心俞和督俞為主；再刮前胸部的膻中至巨闕，以膻中和巨闕為重點，最後刮內關，以出痧為度，切記刮時用力要輕柔。

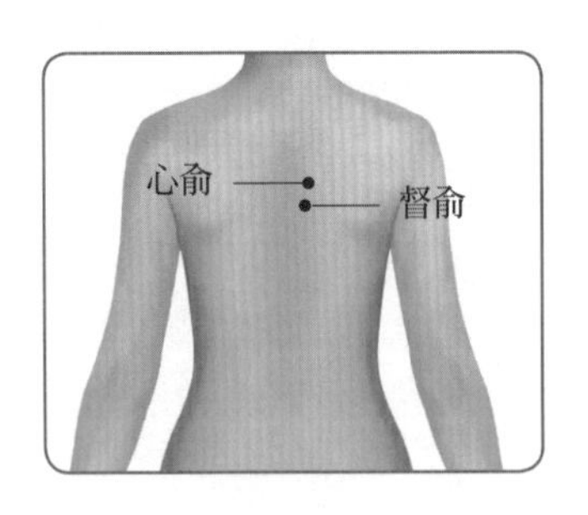

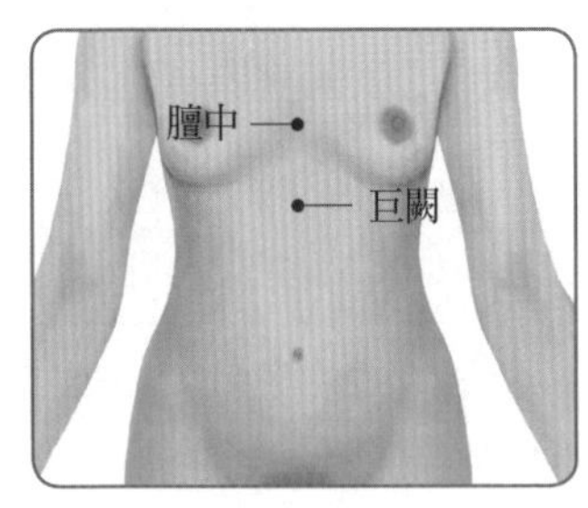

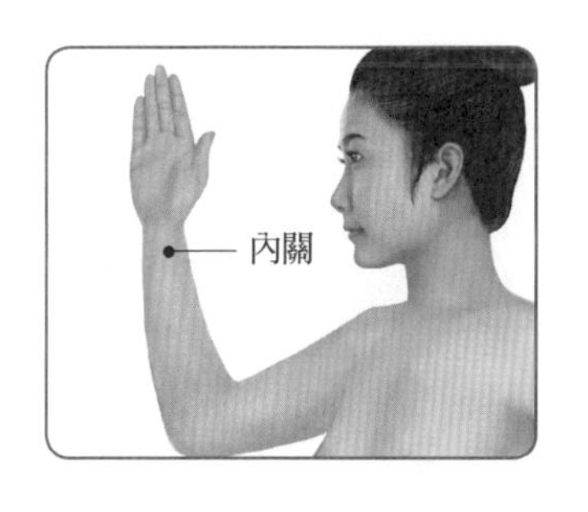

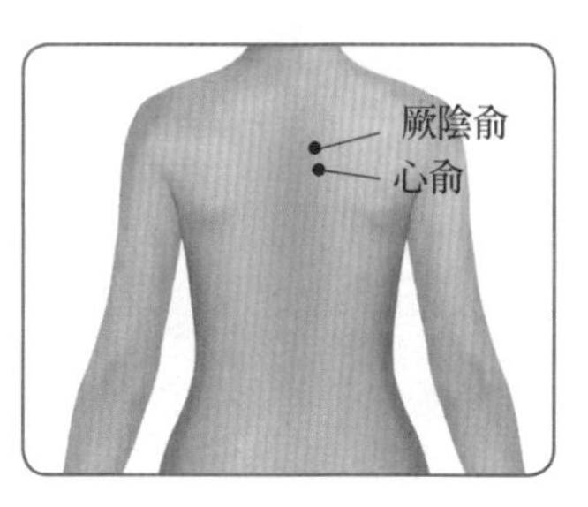

拔罐

○留罐法

【取穴】心俞、厥陰俞、膻中。

【操作方法】患者取合適的體位。施術者找準穴位，並進行常規消毒，選擇大小適宜的火罐。一手持夾著酒精棉的鑷子，一手持罐，將酒精棉點燃後伸入罐內旋轉片刻，迅速將棉球抽出，即刻將罐拔於穴位上。

根據所拔罐的負壓大小及患者的皮膚情況留罐 10～15 分鐘。每日或隔日 1 次。

艾灸

○溫和灸

【取穴】心俞、厥陰俞、膻中、內關、三陰交。

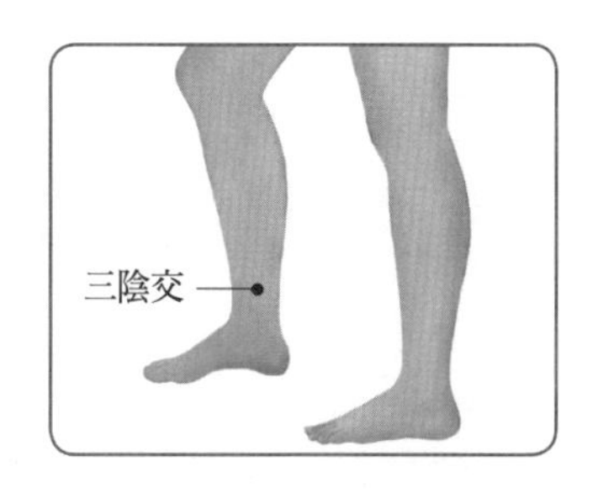

【操作方法】患者取合適的體位。施術者立於患者身側，將艾條的一端點燃，對準應灸的腧穴部位，距離皮膚 2～3 公分，進行薰烤，使患者局部有溫熱感而無灼痛為宜。每穴灸 15～20 分鐘，灸至患者感覺舒適、局部皮膚潮紅為度，每日灸 1～2 次。

○非化膿直接灸

【取穴】心俞、三陰交。

【操作方法】為防止艾炷滾落，可在灸穴抹塗一些凡士林，使之黏附，然後將麥粒大的艾炷放置灸穴上；用線香或火柴點燃，任其自燃，或微微吹氣助燃。至艾炷燒近皮膚，患者有溫熱或輕微灼痛感時，即用鑷子將未燃盡的艾炷移去或壓滅，再施第 2 壯。也可待其燃燒將盡，有清脆之爆炸聲，將艾炷餘燼清除，再施第 2 壯。若需減輕灸穴疼痛，可在該穴周圍輕輕拍打，以減輕痛感。若灸處皮膚呈黃褐色，可塗一點冰片油以防止起泡。

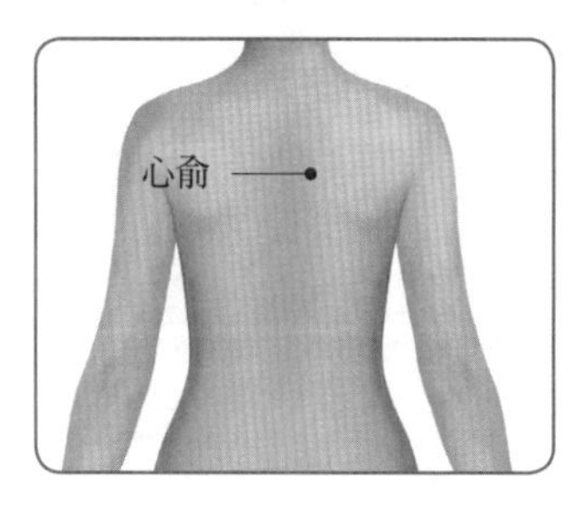

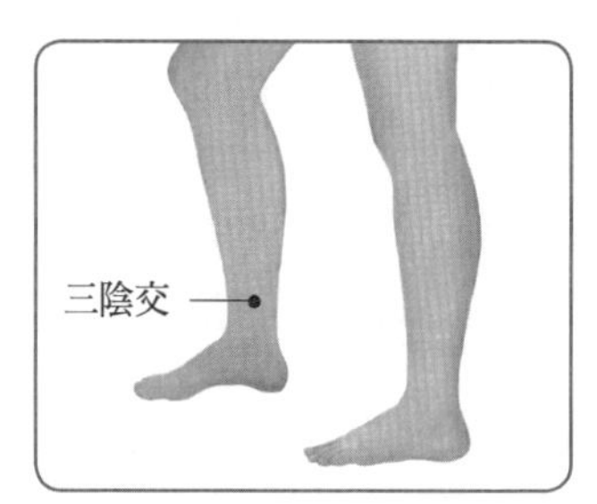

小叮嚀

❶ 心悸患者應注意調節情志，保持情緒穩定，防止七情過極，此外還應避免驚恐刺激及憂思惱怒等。

❷ 飲食上應低鹽低脂，忌菸酒、辛辣刺激性食物。

◆便 秘◆

便秘指糞便在肛管內通過困難，運出時間延長，排出次數明顯減少，糞質乾硬成結，排出困難的病理現象。便秘的主要表現是大便次數減少，間隔時間延長，或次數正常但糞質乾燥，排出困難，或糞質不乾但排出不暢。可伴有腹脹、腹痛、食慾減退、噯氣反胃等症狀。

有些人數天才排便一次，但無不適感，原則上只要排便無痛苦、通暢，就不能稱為便秘。若大便乾燥，排出困難，排便後有不適感，甚至有腹部脹滿、頭昏乏力等症狀時，無論其大便間隔時間多長，都被視為是便秘。

刮 痧

【取穴】天樞、氣海、腎俞、大腸俞、小腸俞、足三里、太衝。

【操作方法】患者取合適的體位。施術者找準穴位後，進行常規消毒，然後在所選穴位上均勻地塗抹刮痧油或潤膚乳。操作時，施術者一手持刮痧板，一手扶患者。用刮板棱角刮拭，先刮腹部天樞、氣海，然後刮背部腎俞至小腸俞，最後刮下肢部的足三里和太衝。以出痧為度，切忌刮破皮膚。隔日1次。

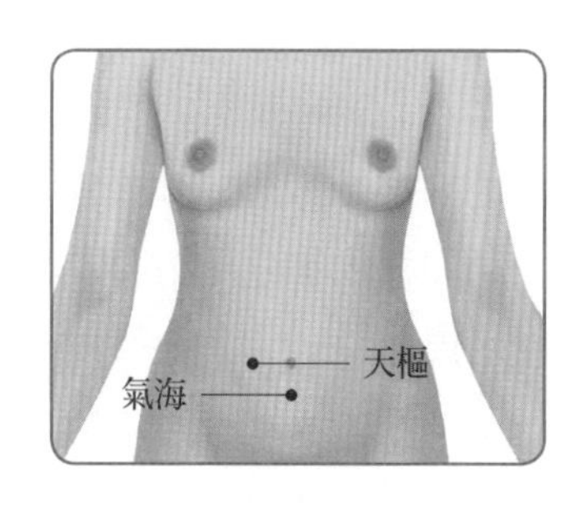

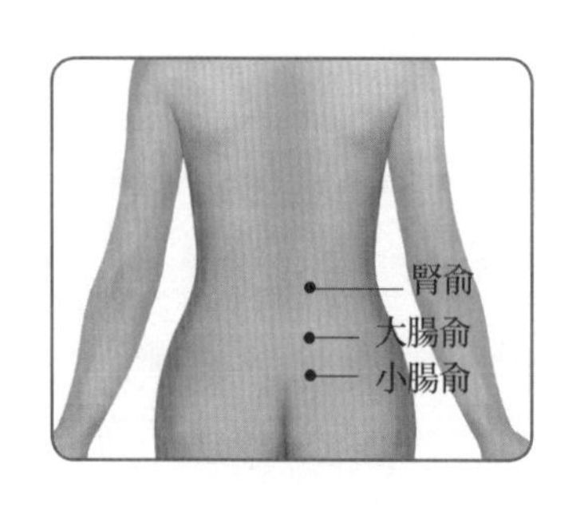

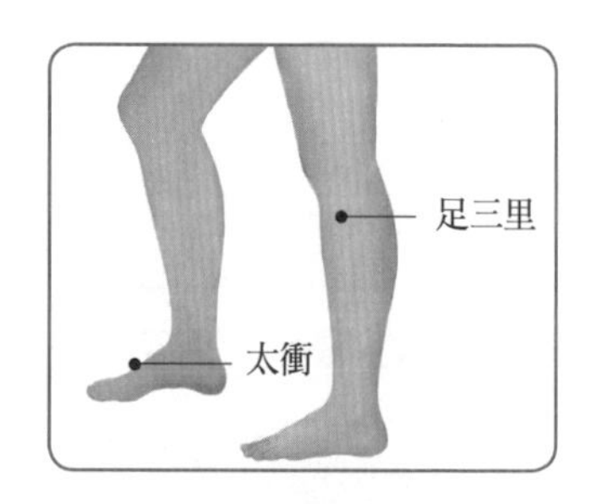

拔　罐

○留罐法

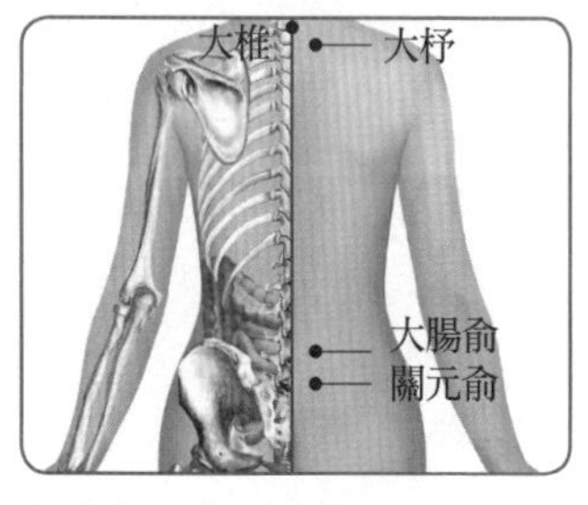

【取穴】第一胸椎至　椎正中線旁開 5～10 公分範圍。

【操作方法】暴露背部，在第一胸椎至骶椎正中線旁開 5～10 公分範圍內塗適量凡士林或按摩乳等潤滑劑。

根據患者體型選兩個大小適中、罐口光滑的玻璃火罐，用閃火法將其中一個罐扣在大椎穴處，緊握罐體由大杼至關元俞沿膀胱經上下移動 5～10 次，以該處皮膚發紅為度，最後將罐固定在大腸俞。然後再用另一罐按上述方法在另一側進行治療。留罐 10 分鐘。隔日治療 1 次，10 次為 1 療程。

○走罐法

【取穴】胃經的足三里至豐隆穴，脾經的陰陵泉至地機，膀胱經的膈俞至大腸俞。

【操作方法】在穴位處塗適量潤滑油，將罐拔於足三里，然後沿著胃經足三里至豐隆穴上下推動火罐，至皮膚出現瘀血現象為止；用同樣的方法，在陰陵泉和地機穴之間走罐，至皮膚出現瘀血現象為止。在背部兩側的膈俞至大腸俞穴之間走罐，至皮膚出現瘀血現象為止。

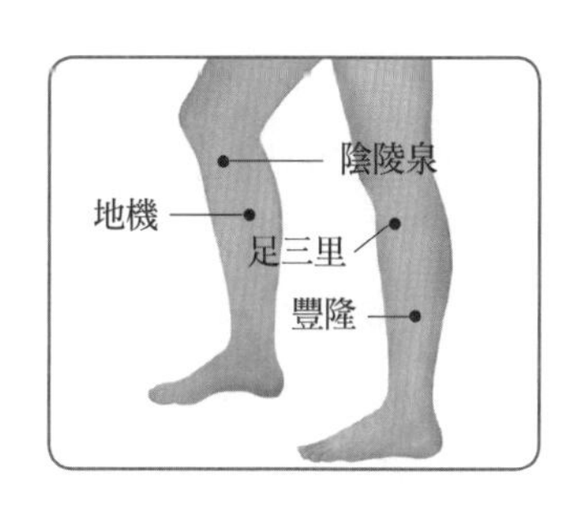

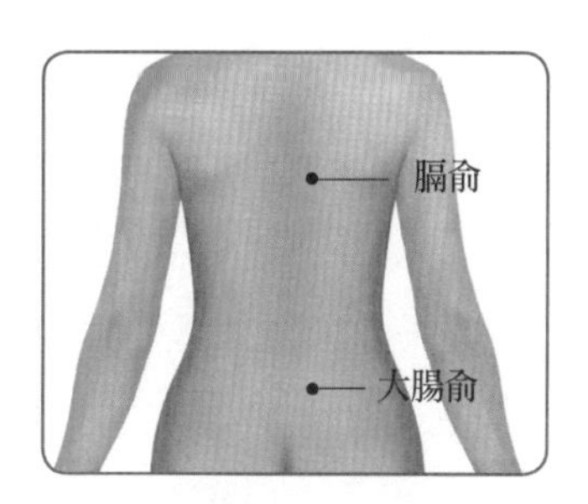

艾 灸

○溫和灸

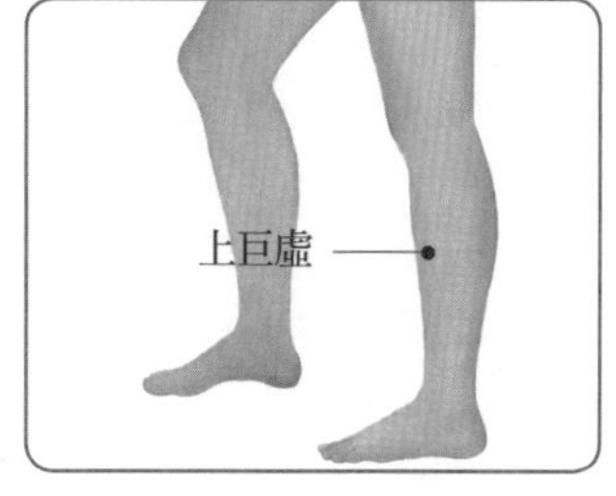

【取穴】天樞、大腸俞、上巨虛。

【操作方法】患者取合適的體位。施術者立於患者身側，將艾條的一端點燃，對準應灸的腧穴部位，距離皮膚 2～3 公分，進行薰烤，使患者局部有溫熱感而無灼痛為宜。

每穴灸 15～20 分鐘，灸至患者感覺舒適、局部皮膚潮紅為度，每日灸 1～2 次。

○迴旋灸

【取穴】大腸俞、天樞、上巨虛。

【操作方法】點燃艾條，懸於施灸部位上方約 3 公分高處。艾條在施灸部位上左右往返移動，或反覆旋轉進行灸治。使皮膚有溫熱感而不至於灼痛。一般每穴灸 10～15 分鐘，移動範圍在 3 公分左右。

○隔薑灸

【取穴】中脘、天樞、足三里。

【操作方法】將鮮生薑切成厚約 0.3 公分的生薑片，用針扎孔數個，置施灸穴位上，用大、中艾炷點燃放在薑片中心施灸。

若患者有灼痛感可將薑片提起，使之離開皮膚片刻，旋即放下，再行灸治，反覆進行，以局部皮膚潮紅濕潤為度。一般各穴每次施灸 5～7 壯，每日灸 1～2 次。

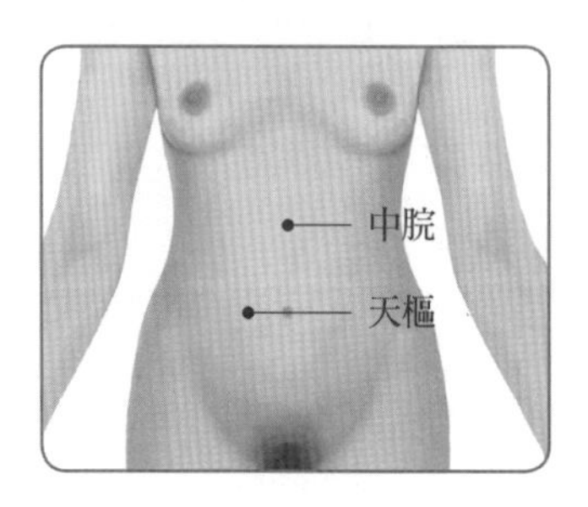

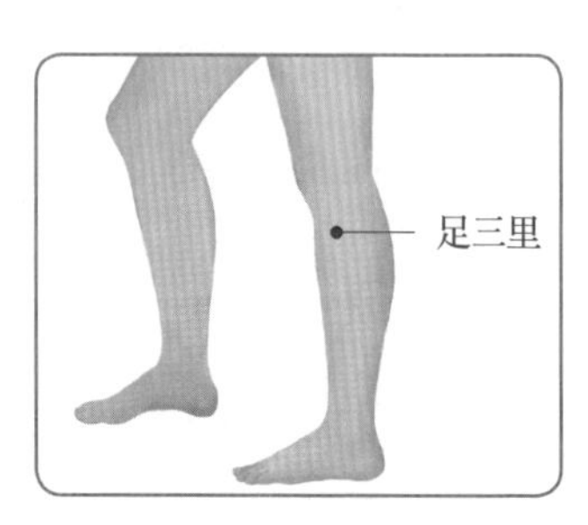

小叮嚀

晨起空腹飲一杯淡鹽水或蜂蜜水，配合腹部按摩或轉腰，讓水在腸胃振動，加強通便作用。全天都應多飲涼開水以助潤腸通便。

第5章

每天10分鐘，自己動手巧治常見病

◆近　視◆

近視分為真性近視和假性近視。真性近視是由於先天或後天的因素而造成眼球前後徑變長，平行光線進入眼內後在視網膜前形成焦點，引起視物模糊。假性近視是由於經常不正確用眼，眼睛得不到應有的休息，睫狀肌持續收縮、痙攣，晶狀體也隨之處於變厚的狀態而導致視遠不清的現象。

如果睫狀肌的痙攣狀態得以解除，晶狀體就可以恢復變平，視力則恢復正常。假性近視如果能夠及時糾正和治療，注意用眼衛生，合理使用眼睛，視力可以恢復。

刮　痧

【取穴】風池、肝俞、腎俞、光明、攢竹、魚腰、瞳子髎、承泣、四白。

【操作方法】患者取合適的體位，找準穴位後，進行常規消毒，然後在所選穴位上均勻地塗抹刮痧油或潤膚乳。

操作時，術者一手持刮痧板，一手扶著患者。用刮板棱角刮拭，先颳風池、肝俞、腎俞，再刮光明，最後用刮板的棱角點揉攢竹、魚腰、瞳子髎、承泣、四白。

風池處有頭髮覆蓋，不用塗抹刮痧油，刮 20～30 次，

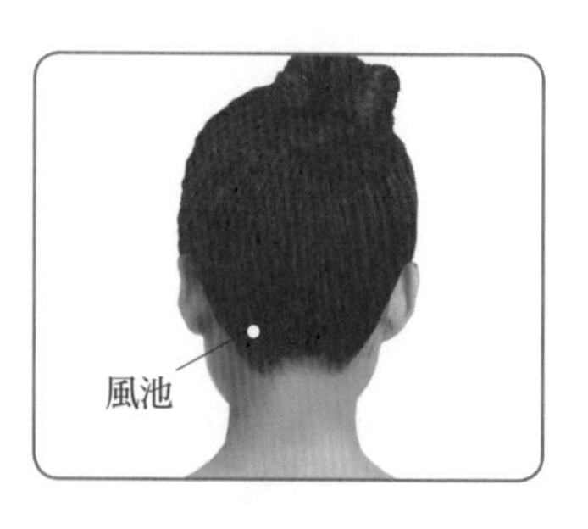

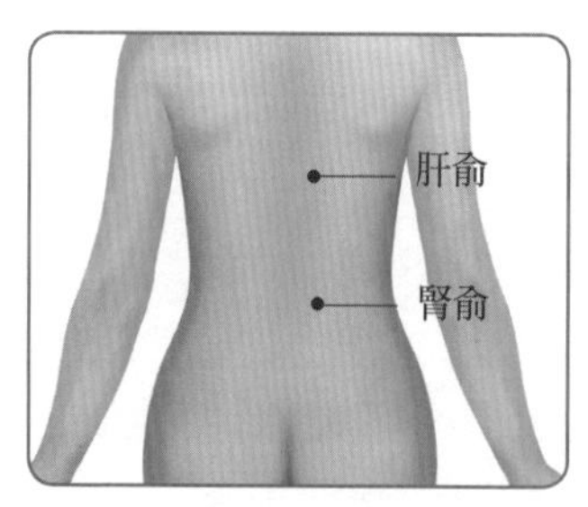

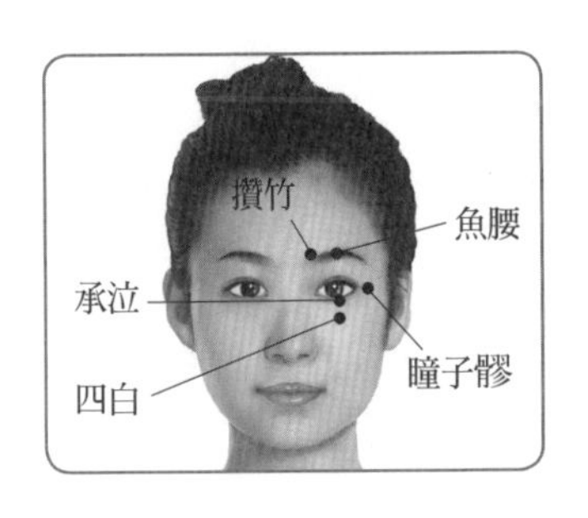

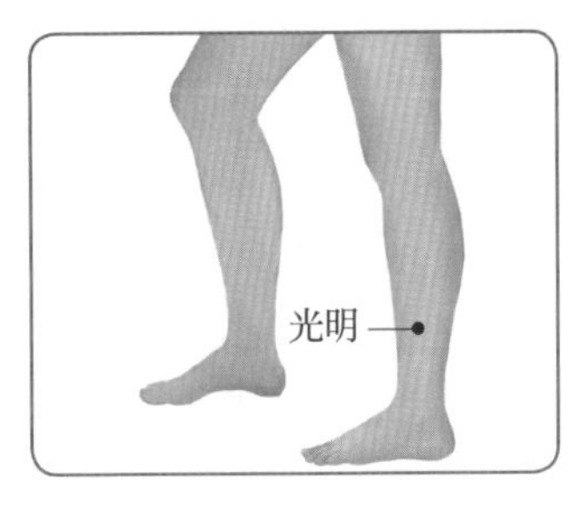

至此處皮膚發熱為度。背部和下肢的刮痧以出痧為度，切記刮拭用力要輕柔，避免刮破皮膚。

艾　灸

○溫和灸

【取穴】肝俞、腎俞、光明。

【操作方法】患者取俯臥位。術者立於患者身側，將艾條的一端點燃，對準應灸的腧穴部位，距離皮膚 2～3 公分，進行薰烤，使患者局部有溫熱感而無灼痛為宜，每穴灸 5～10 分鐘，灸至以患者感覺舒適、局部皮膚潮紅為度，每日灸 1～2 次。

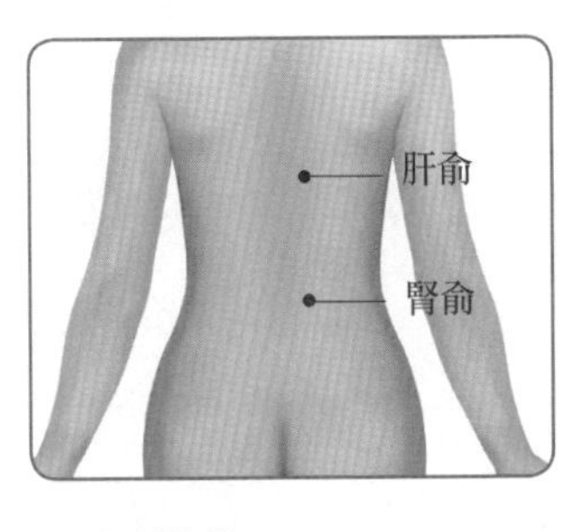

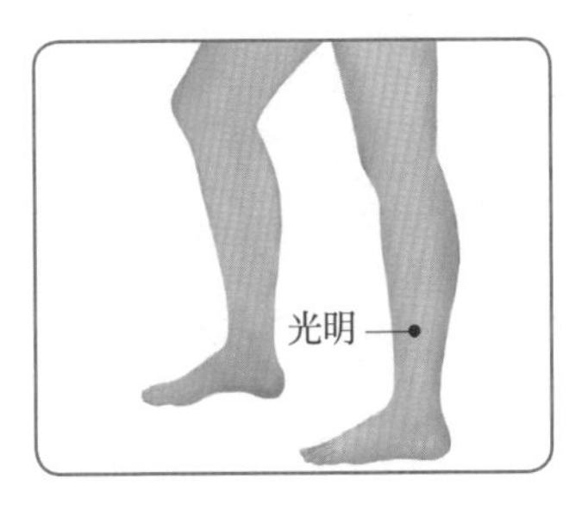

○迴旋灸

【取穴】攢竹、魚腰、瞳子髎、承泣、球後。

【操作方法】點燃艾條，懸於施灸部位上方約 3 公分高

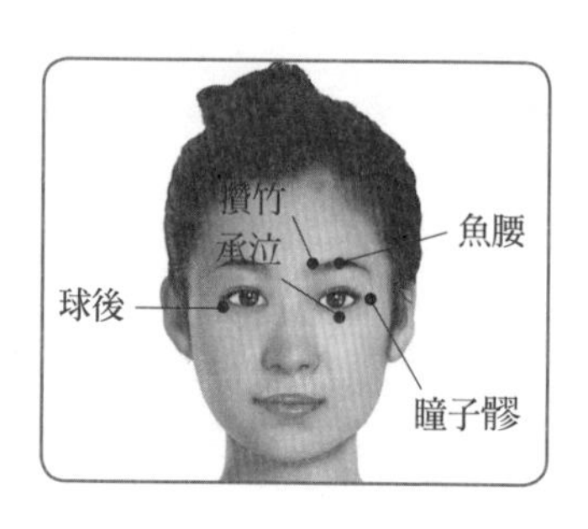

處。艾條在施灸部位上左右往返移動，或反覆旋轉進行灸治。使皮膚有溫熱感而不至於灼痛。一般每穴灸 10 分鐘，移動範圍在 3 公分左右。

○雀啄灸

【取穴】攢竹、魚腰、瞳子髎、承泣、四白、神門。

【操作方法】置點燃的艾條於穴位上約 3 公分高處，艾條一起一落，忽近忽遠上下移動，如鳥雀啄食樣。一般每穴灸 5 分鐘。注意防止燒傷皮膚。

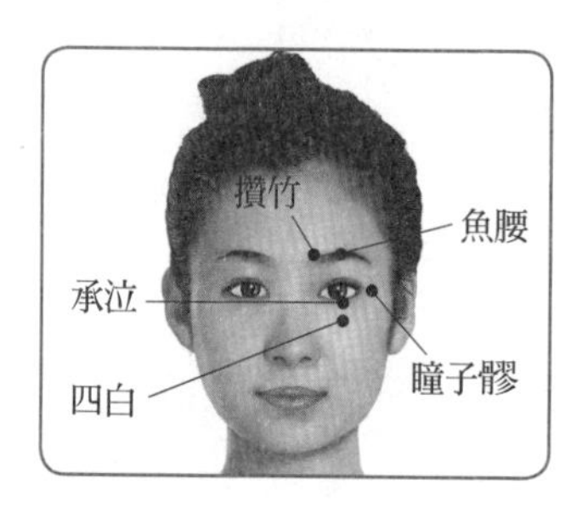

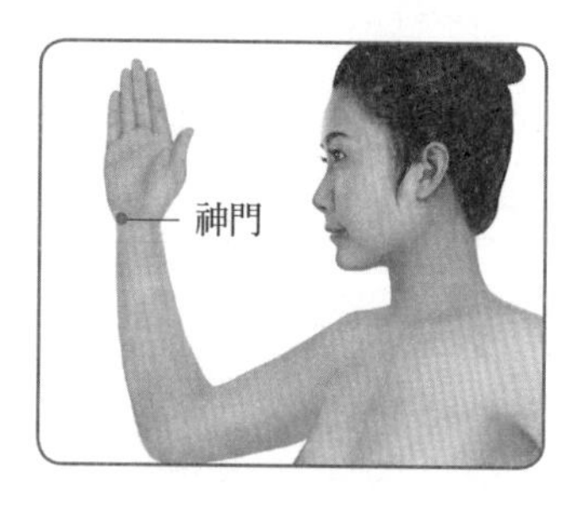

◆白內障◆

白內障是晶狀體或其囊膜失去正常的透明性，發生局部或全部晶狀體渾濁而影響視力的一種常見眼科疾病。多見視物模糊，有怕光，看物體顏色較暗或呈黃色，甚至出現復視（雙影）及看物體變形等症狀。

在世界範圍內白內障是致盲的首要病因。白內障多見於 50 歲以上中老年人。本病屬中醫學「眼內障」、「圓翳內障」等範疇。

刮　痧

【取穴】睛明、攢竹、魚腰、風池、肝俞、腎俞、足三里。

【操作方法】患者取合適的體位，找準穴位後，進行常規消毒，然後在所選穴位上均勻地塗抹刮痧油或潤膚乳。

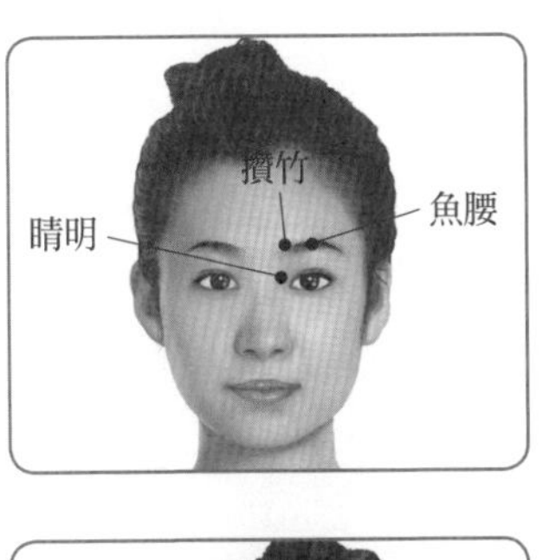

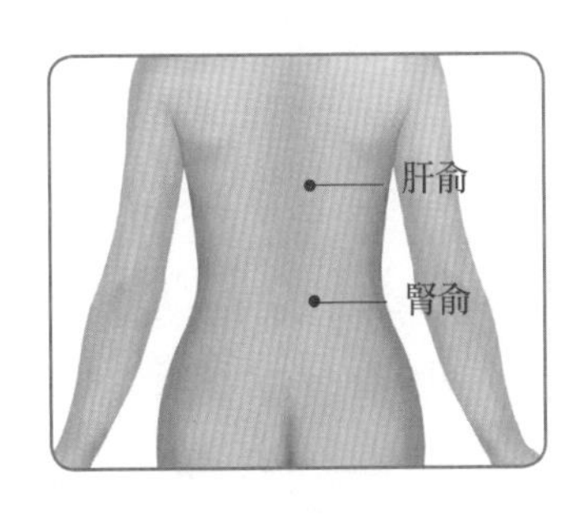

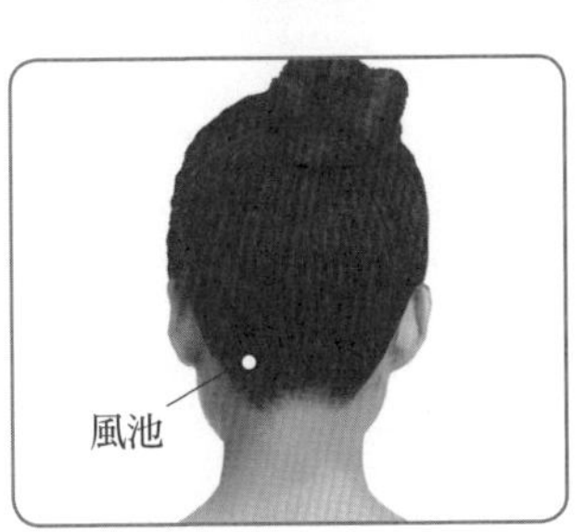

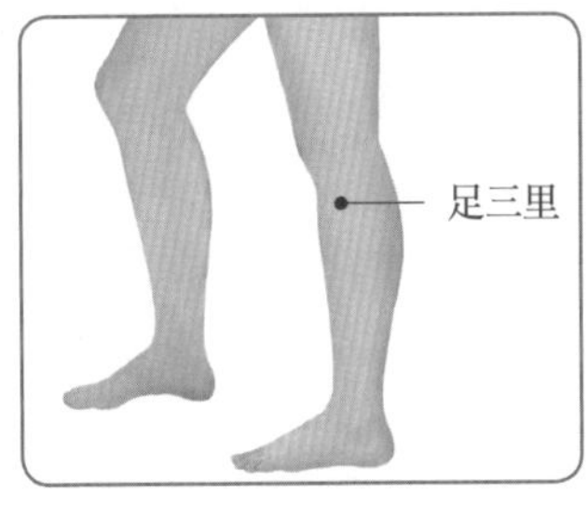

操作時，術者一手持刮痧板，一手扶著患者。用刮板棱角先點揉頭面部睛明、攢竹、魚腰，再用刮板刮風池，然後刮背部的肝俞、腎俞，最後刮下肢部的足三里。

拔　罐

○留罐法

【取穴】肝俞到腎俞。

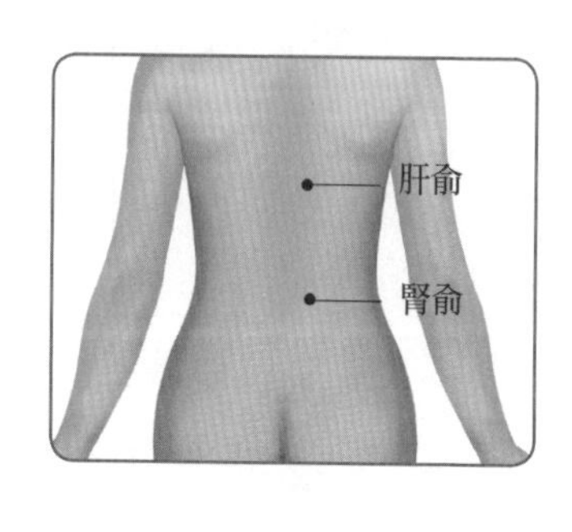

【操作方法】患者取俯臥位，充分暴露背部，用適量凡士林均勻塗於背部皮膚。

根據患者的體型選擇大小適宜、罐口光滑的玻璃火罐，以閃火法使之吸附於背部皮膚，注意罐內負壓要適中，負壓過大則火罐移動困難，過小則易於脫落。

艾　灸

【取穴】攢竹、魚腰、球後、承泣。

【操作方法】置點燃的艾條於穴位上約 3 公分高處，艾條一起一落，忽近忽遠上下移動，如鳥雀啄食樣。一般每穴灸 5 分鐘。此法熱感較強，注意防止燒傷皮膚。

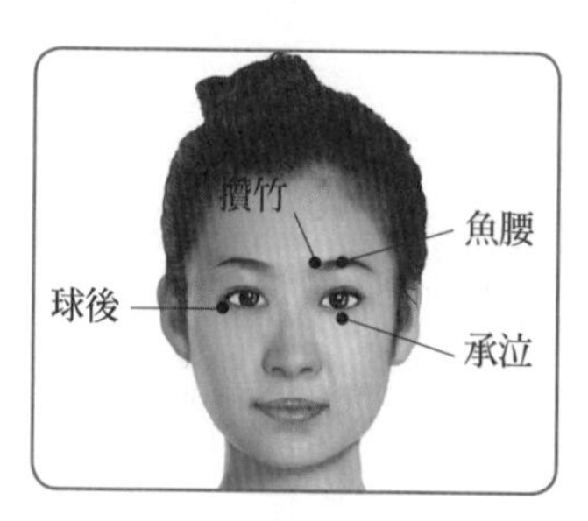

◆耳　鳴◆

耳鳴是患者耳內或頭內有聲音的主觀感覺，但外界並無相應的聲源存在。患者可感覺耳內有蟬鳴聲、嗡嗡聲、嘶嘶聲等單調或混雜的響聲，可伴見頭痛、頭脹、煩躁、心悸易怒、腰痠等症。

耳鳴的病因比較複雜，一般可分為兩大類：一類是耳源性疾病（即與耳部疾病相關），往往伴有聽力下降，如由耳毒性藥物中毒、病毒感染、內耳供血不足等引起；另一類是非耳源性疾病，這類患者除了有耳鳴外，常伴有相應疾病的其他症狀，如心血管疾病、高血壓、糖尿病、腦外傷等病症。

刮　痧

【取穴】百會、頭臨泣、肝俞至腎俞、命門、關元、太衝、太谿、足臨泣、血海、中渚。

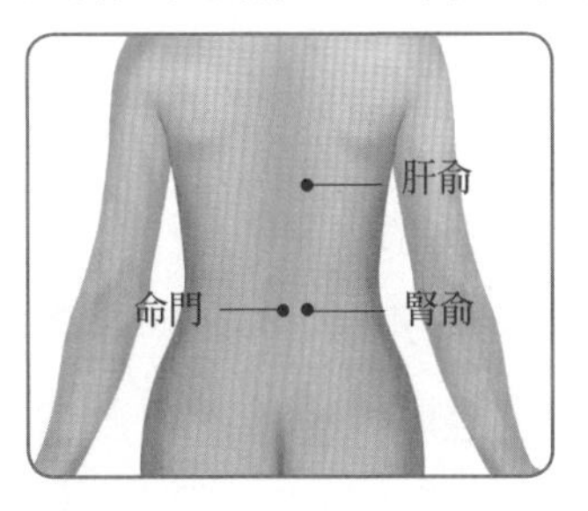

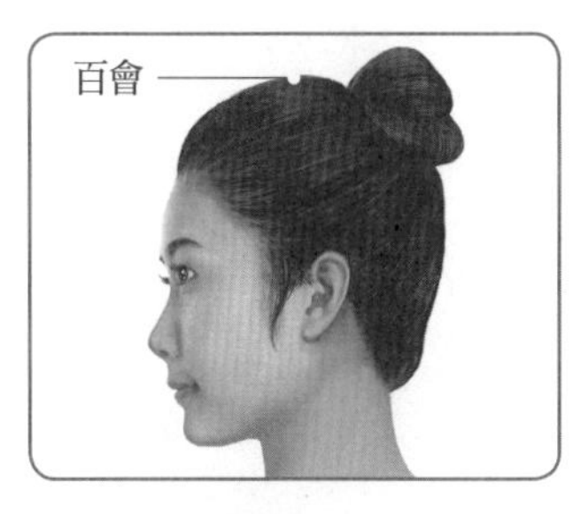

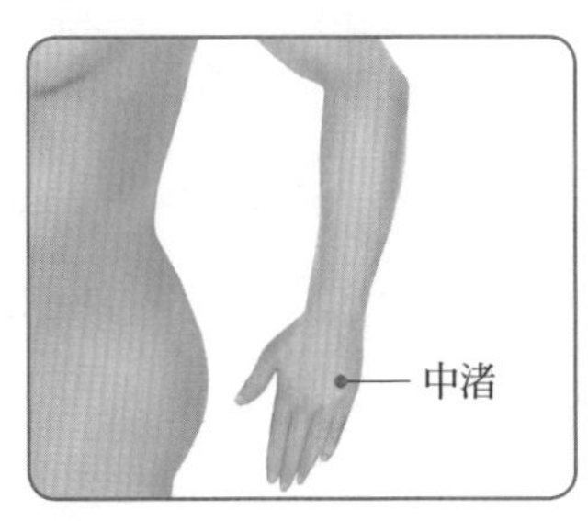

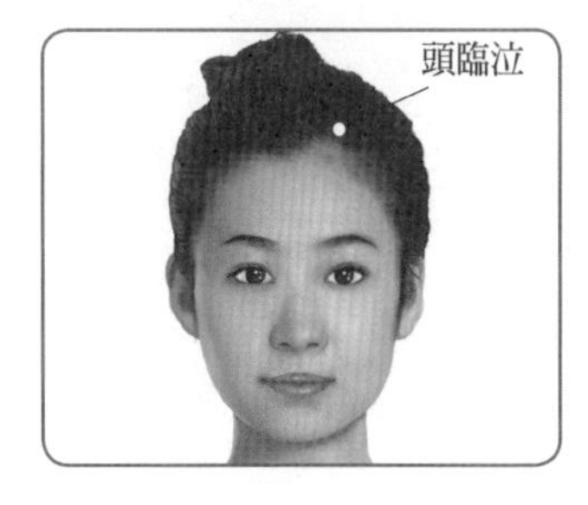

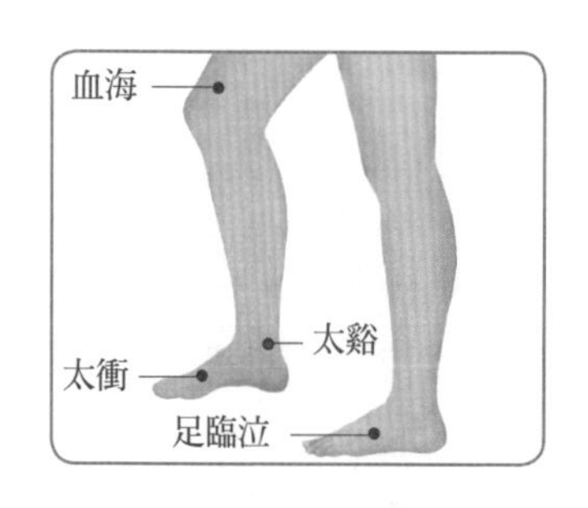

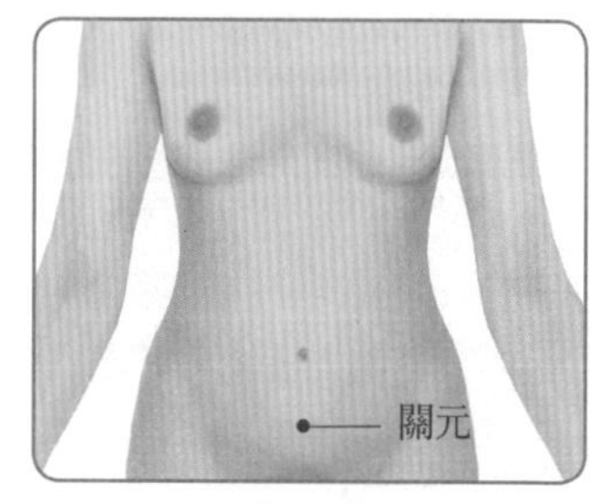

【操作方法】患者取合適的體位，找準穴位後，進行常規消毒，然後在所選穴位上均勻地塗抹刮痧油或潤膚乳。

操作時，術者一手持刮痧板，一手扶著患者。用刮板棱角刮拭，先刮頭部百會、頭臨泣，刮拭 20～30 次，至此處皮膚發熱為宜。

再刮背部的肝俞至腎俞、命門，然後刮腹部的關元，最後刮下肢部的太衝、太谿、足臨泣、血海和上肢部的神門、中渚。

拔　罐

○走罐法

【取穴】大杼至膀胱俞、大椎至腰俞。

【操作方法】患者取俯臥位，充分暴露背部，用適量凡士林均勻塗於背部皮膚，沿兩條經脈來回推罐，至皮膚發紅。

根據患者的體型選擇大小適宜、罐口光滑的玻璃火罐，以閃火法使之吸附於背部皮膚，注意罐內負壓要適中，負壓過大則火罐移動困難，負壓過小則火罐易於脫落。

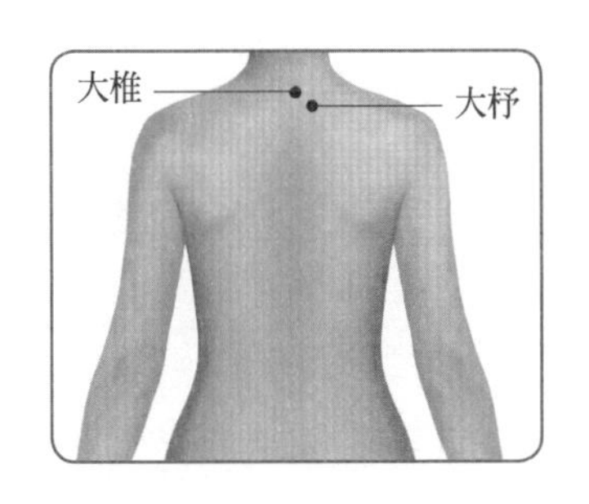

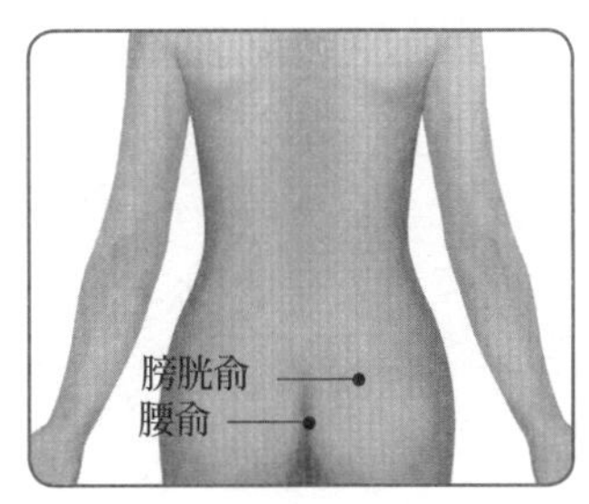

艾　灸

○溫和灸

【取穴】耳門、聽宮、聽會、翳風、足三里。

【操作方法】患者取坐位。術者立於患者身側，將艾條的一端點燃，對準應灸的腧穴部位，距離皮膚 2～3 公分進行薰烤，使患者局部有溫熱感而無灼痛為宜。每穴灸 15～20 分鐘，灸至以患者感覺舒適、局部皮膚潮紅為度，每日灸 1～2 次。

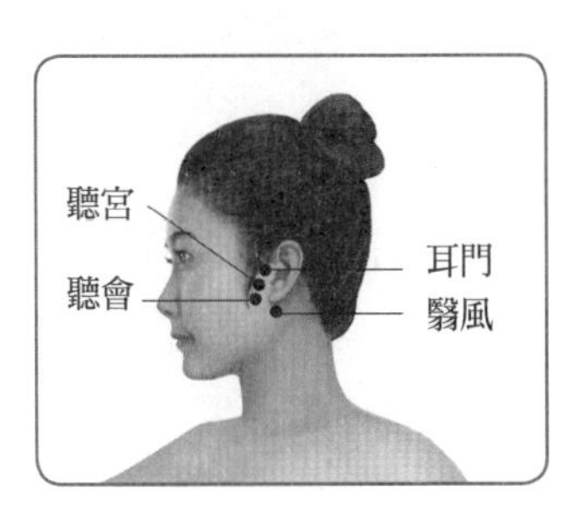

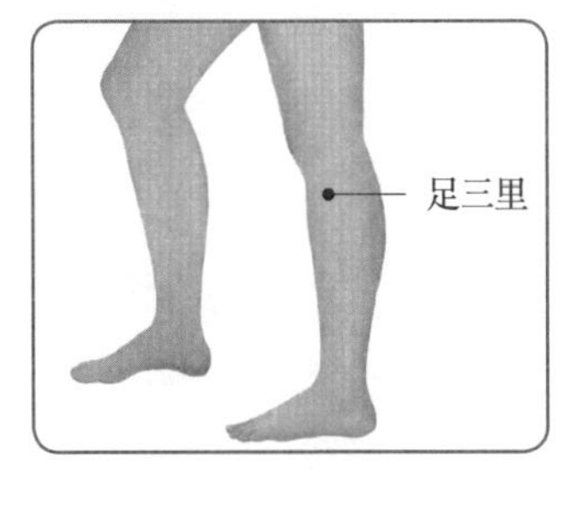

◆牙　痛◆

牙痛是指牙齒因各種原因引起的疼痛症狀，為口腔疾患中常見的症狀之一，可見於齲齒、牙髓炎、根尖周圍炎和牙本質過敏等疾病。症狀多見劇烈牙痛、牙齦紅腫、口臭難聞，伴有局部發熱、喜漱冷水等病症，或表現為牙痛隱隱，時輕時重，牙齦萎縮，口臭不顯，無局部發熱、喜漱熱水等症狀。

刮　痧

【取穴】胃俞至腎俞、下關、頰車、內庭、太谿。

【操作方法】患者取合適的體位。施術者找準穴位後，進行常規消毒，然後在所選穴位上均勻地塗抹刮痧油或潤膚乳。

操作時，施術者一手持刮痧板，一手扶患者。用刮板棱角刮拭，先刮背部胃俞至腎俞，以出痧為度。

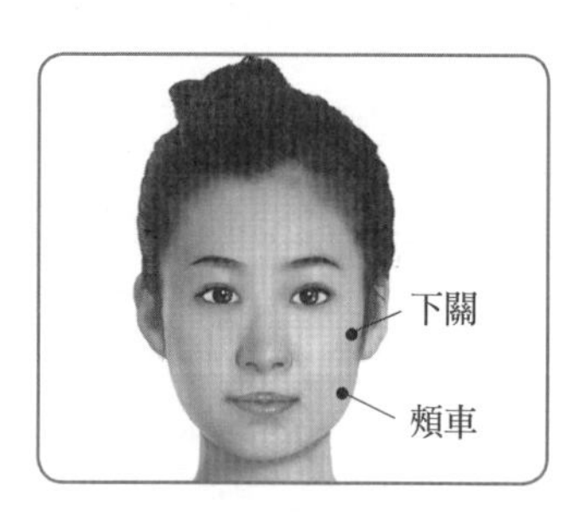

再用刮板的棱角點揉下關、頰車、內庭和太谿。切記用力要輕柔，避免刮破皮膚。

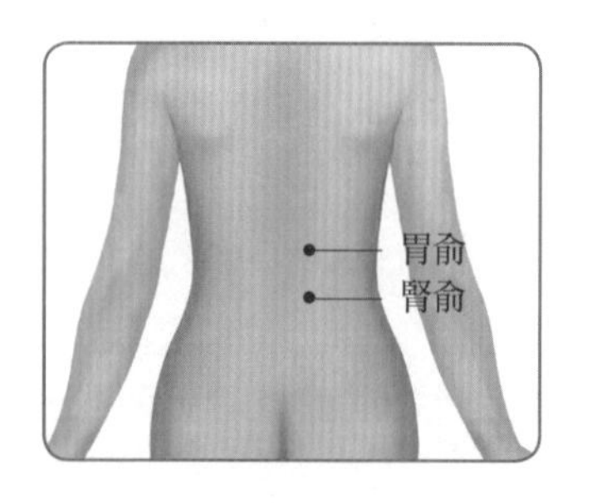

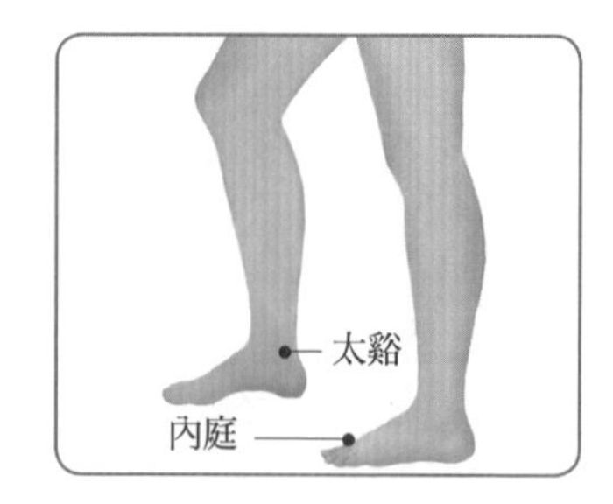

拔　罐

○留罐法

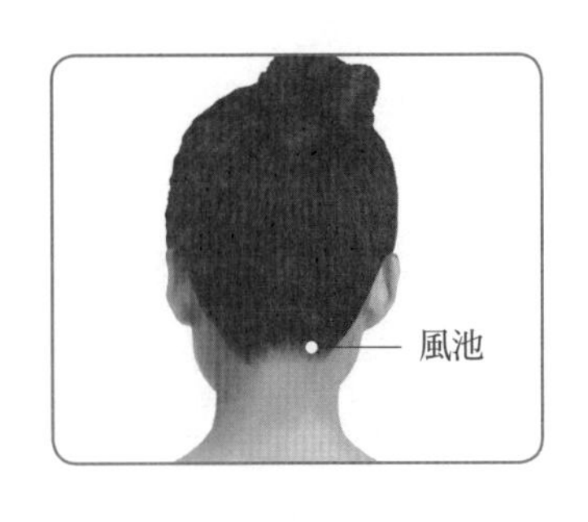

【取穴】風池、大椎、胃俞、頰車、下關。

【操作方法】患者取合適的體位。施術者找準穴位，並進行常規消毒，選擇大小適宜的火罐。一手持夾著酒精棉的鑷子，一手持罐，將酒精棉點燃後伸入罐內旋轉片刻，迅速將棉球抽出，即刻將罐拔於穴位上。

根據所拔罐的負壓大小及患者的皮膚情況留罐 10～15 分鐘。每日或隔日 1 次。

○刺絡拔罐法

【取穴】頰車、內庭、胃俞、大杼。

【操作方法】患者取合適的體位。施術者將所選穴位進行常規消毒，頰車、內庭用三棱針點刺，頰車吸拔 15 分鐘，以出血為度。大杼、胃俞拔罐 20 分鐘。每日 1 次，5 次為 1 療程。

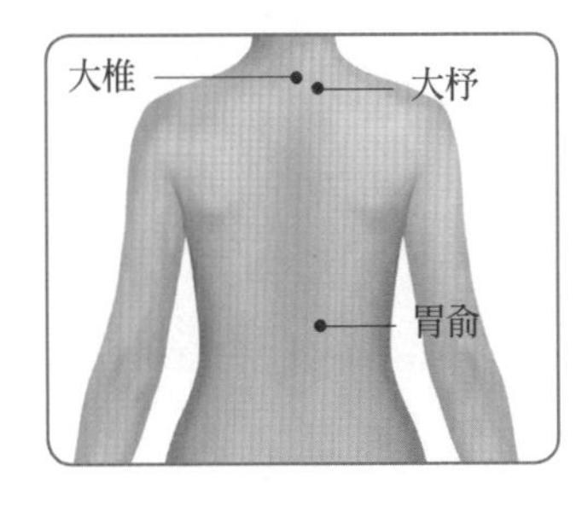

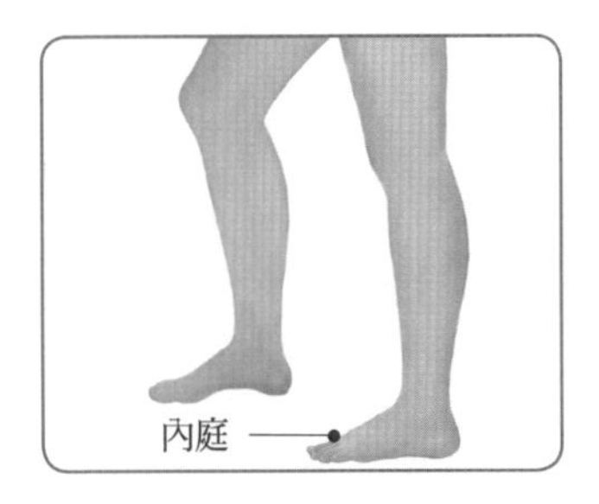

艾　灸

○雀啄灸

【取穴】湧泉、內庭、太衝。

【操作方法】置點燃的艾條於穴位上方約 3 公分高處，艾條一起一落、忽近忽遠上下移動，如鳥雀啄食樣。一般每穴灸 5 分鐘。此法熱感較強，注意防止燒傷皮膚。

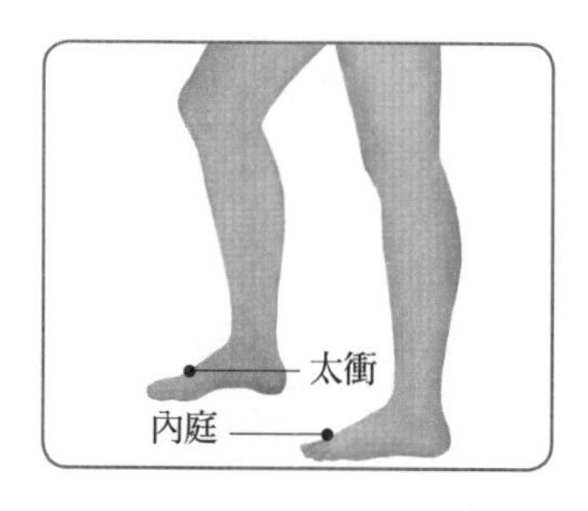

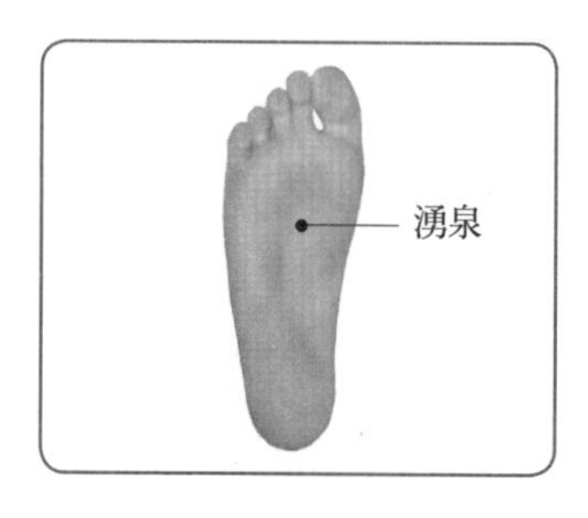

○隔蒜灸

【取穴】湧泉。

【操作方法】將獨頭大蒜橫切成約 0.3 公分的薄片，用針扎孔數個，放在患處或施灸穴位上，用大、中艾炷點燃放在蒜片中心施灸，每施灸 4～5 壯，須更換新蒜片，繼續灸治。每穴每次宜灸足 7 壯，以灸處泛紅為度。

◆口腔潰瘍◆

口腔潰瘍是指發生在口腔黏膜上的淺表性潰瘍，是臨床常見病、多發病。潰瘍面如米粒至黃豆大小，呈圓形或卵圓形，潰瘍面中央凹陷、周圍潮紅，可因刺激性食物引發疼痛，一般 1～2 週可以自癒。

民間一般稱之為上火，但是西醫認為絕大多數口腔潰瘍是由於感染病毒所致。平常應注意保持口腔清潔，常用淡鹽水漱口，戒除菸酒，生活起居有規律，保證充足的睡眠。另外堅持體育鍛鍊，飲食清淡，多吃蔬菜水果，少食辛辣、厚味的刺激性食品也很重要。

刮痧

【取穴】心俞、脾俞、地倉、頰車、合谷、三陰交、太谿。

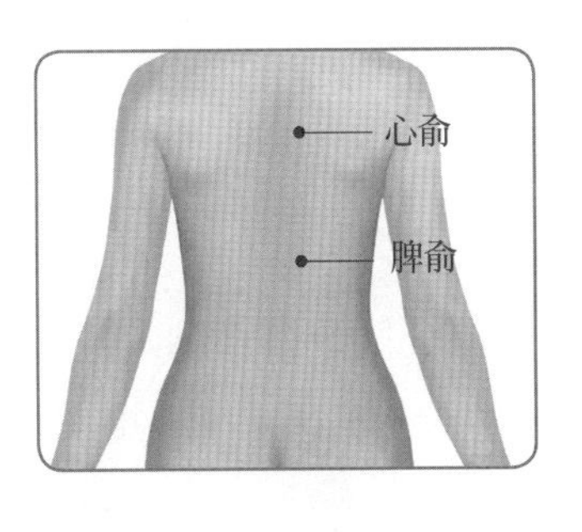

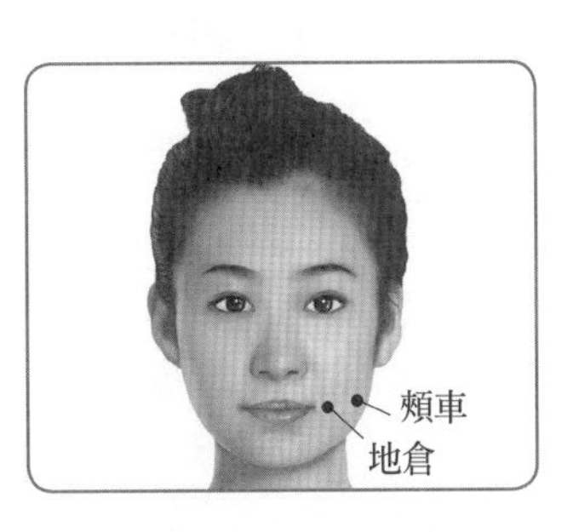

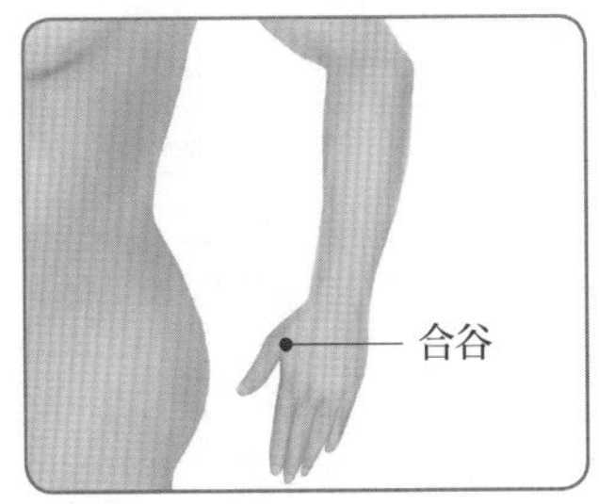

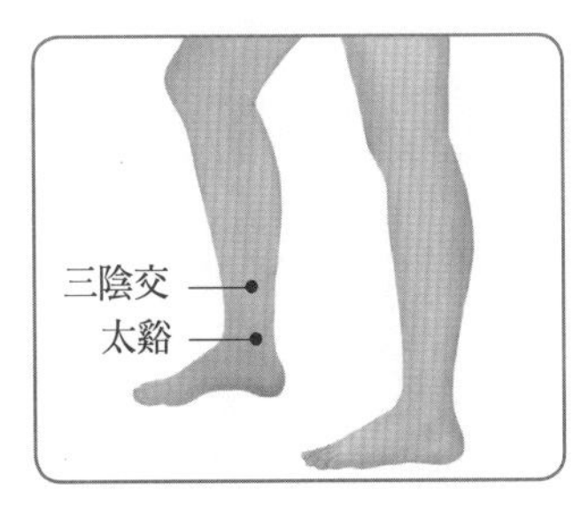

【操作方法】患者取合適的體位。施術者找準穴位後，進行常規消毒，然後在所選穴位上均勻地塗抹刮痧油或潤膚乳。

操作時，施術者一手持刮痧板，一手扶患者。用刮板棱角刮拭，先刮背部的心俞、脾俞，再刮面部的地倉、頰車，然後刮手上的合谷，最後刮下肢部的三陰交和太谿。

拔　罐

○刺絡拔罐

【取穴】大椎、太陽、足三里、少海。

【操作方法】患者取合適的體位。施術者將所選穴位進行常規消毒，用三棱針點刺每穴 3～5 下，至皮膚出血，吸拔留罐 5～10 分鐘。在負壓的作用下，拔出少許血液，一般每穴出血 1～5 毫升為宜。起罐後擦淨皮膚上的血跡，1 週 2 次，6 次為 1 個療程。

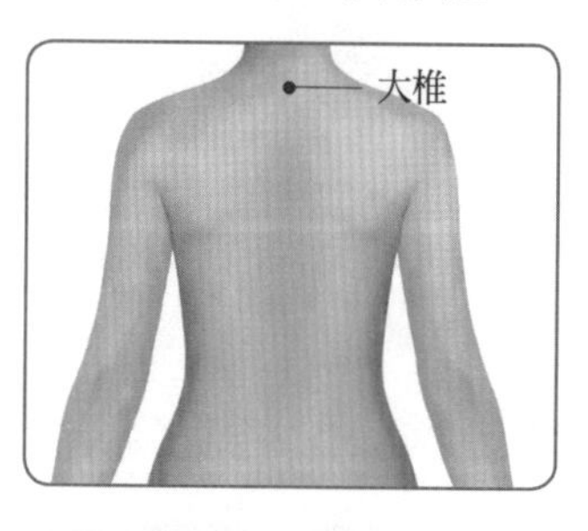

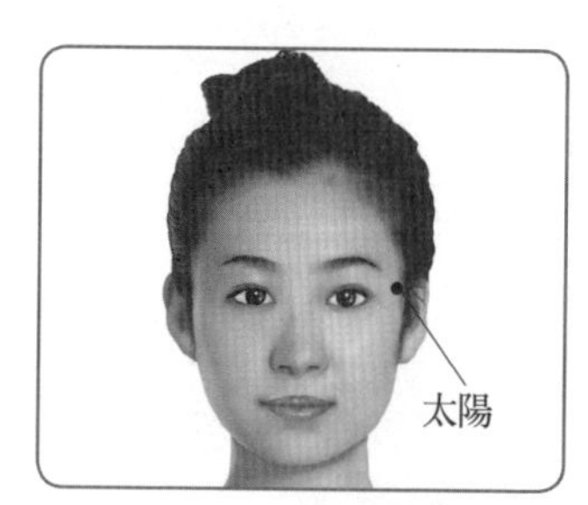

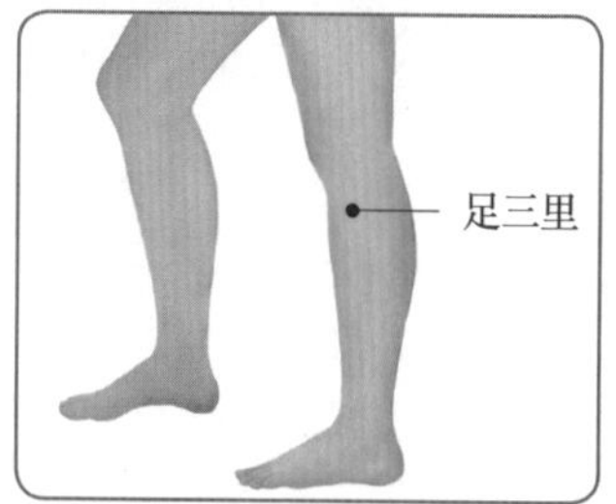

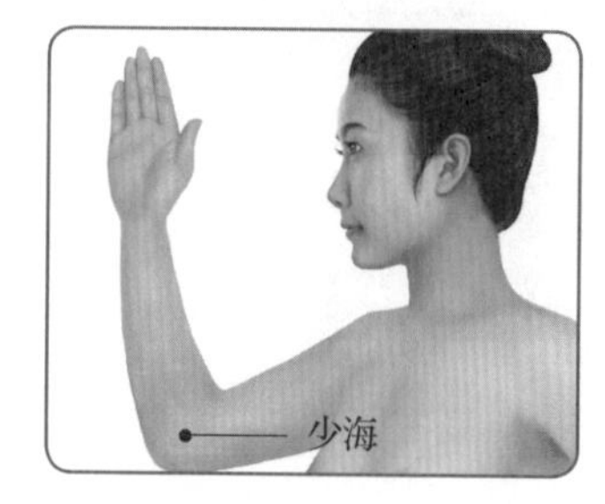

艾 灸

○迴旋灸

【取穴】神闕、湧泉、合谷。

【操作方法】點燃艾條，懸於施灸部位上方約 3 公分高處。艾條在施灸部位上左右往返移動，或反覆旋轉進行灸治，使皮膚有溫熱感而不至於灼痛。一般每穴灸 10～15 分鐘，移動範圍在 3 公分左右。

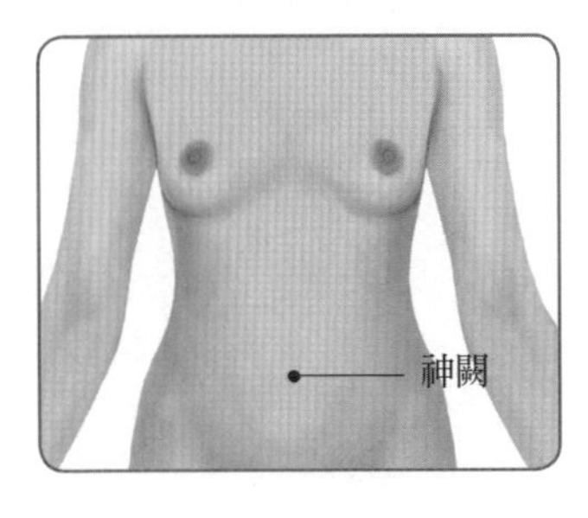

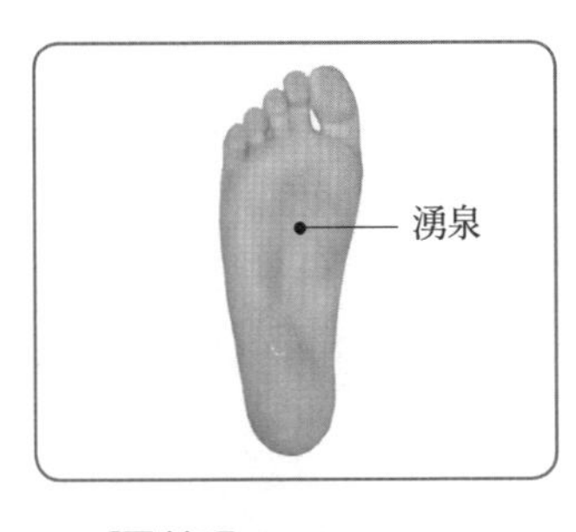

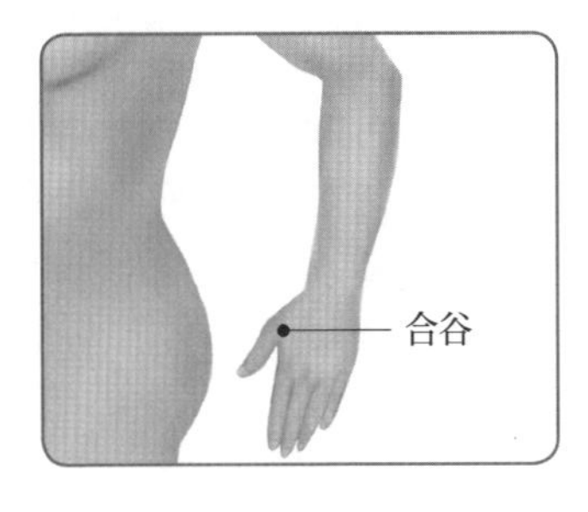

○隔蒜灸

【取穴】湧泉。

【操作方法】將獨頭大蒜橫切成約 0.3 公分的薄片，用針扎孔數個，放在患處或施灸穴位上，用大、中艾炷點燃放在蒜片中心施灸，每施灸 4～5 壯，須更換新蒜片，繼續灸治。

◆鼻出血◆

鼻出血是一種常見症狀，可出現於各種年齡、時間和季節，多由局部病變（如炎症、外傷、鼻中隔偏曲、腫瘤等）和全身性疾病（如引起動靜脈壓增高的疾病，出凝血功能障礙，血管張力改變等）引起。

前者引起的多發生於單側鼻腔，出血量不多，後者引起的多為雙側交替性或同時出血，出血量多，時間長，難以遏止。臨床表現輕者涕中帶血，重者可引起失血性休克，反覆出血則導致貧血。

刮　痧

【取穴】風池、大椎、上星、通天、迎香、合谷。

【操作方法】患者取合適的體位，找準穴位後，進行常規消毒，然後在所選穴位上均勻地塗抹刮痧油或潤膚乳。

操作時，術者一手持刮痧板，一手扶著患者。用刮板棱

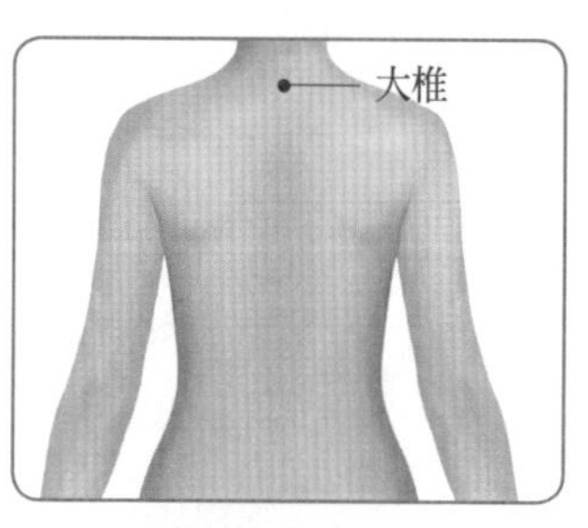

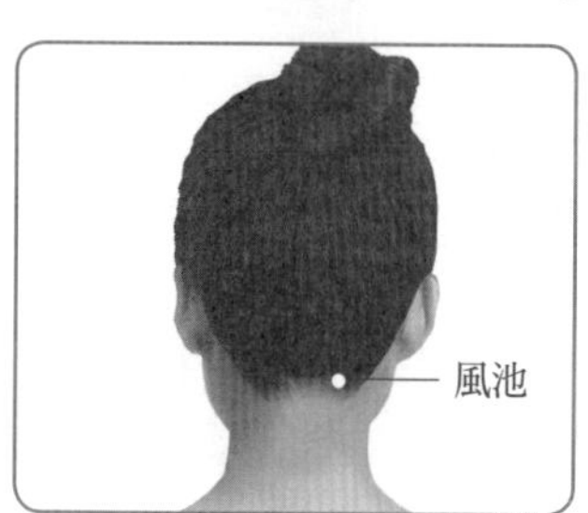

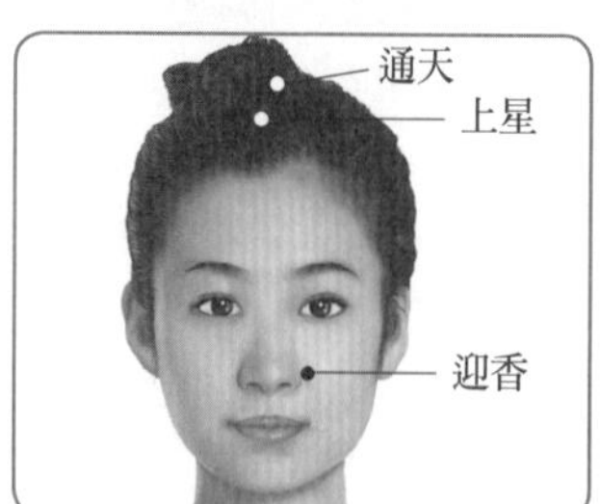

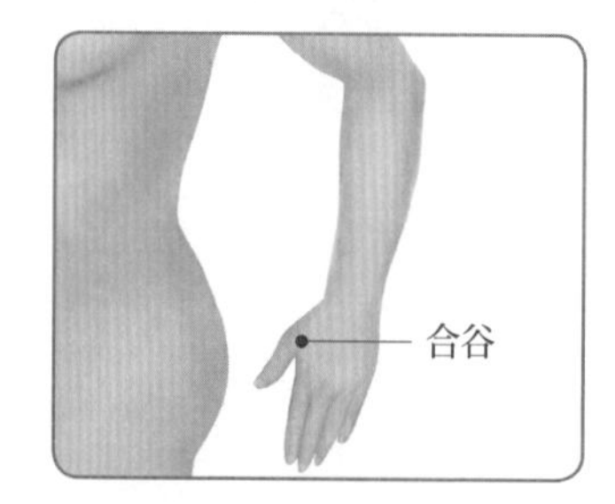

角刮拭，先颳風池、大椎，再刮上星、通天，然後刮迎香，最後刮合谷。

拔　罐

○刺絡拔罐

【取穴】大椎、關元。

【操作方法】患者取合適的體位，將所選穴位進行常規消毒，以皮膚針重叩出血，吸拔留罐 10～15 分鐘。在負壓的作用下，拔出少許血液，一般每穴出血 8～10 毫升為宜。起罐後擦淨皮膚上的血跡，每日 1 次。

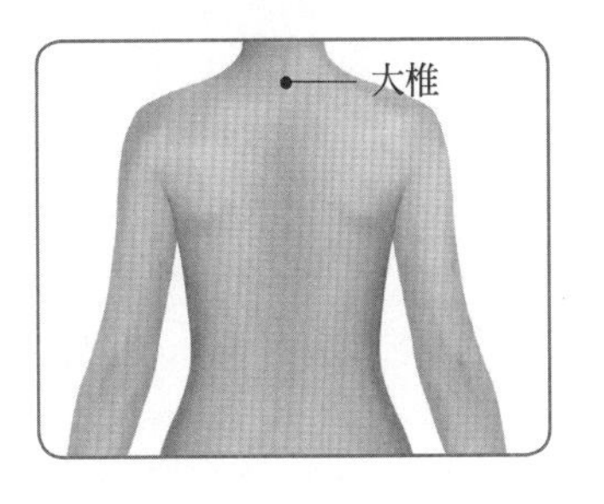

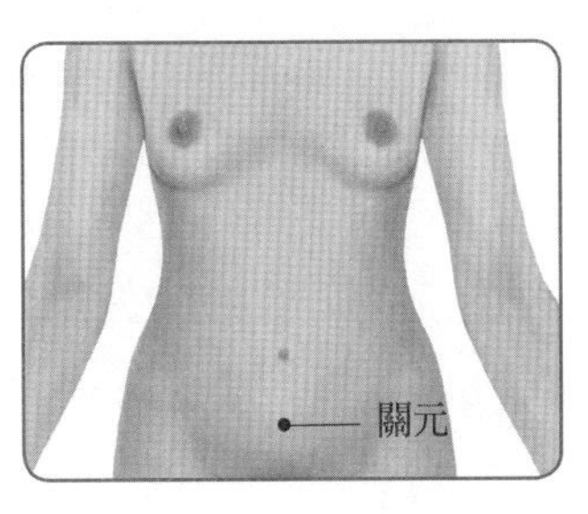

○針罐法

【取穴】太衝、內庭、湧泉、合谷、大椎。

【操作方法】術者將毫針快速刺入皮下，輕捻緩進，待患者感到局部酸、沉、脹，施術者感到針下沉緊，如魚吞釣餌，然後留針拔罐。10 分鐘起罐，再行留針 15 分鐘。

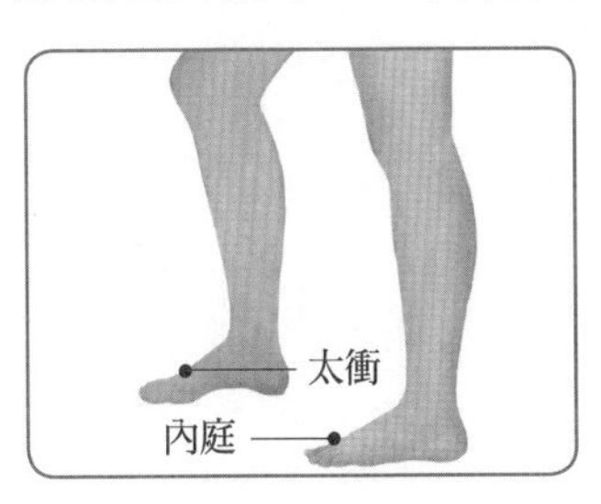

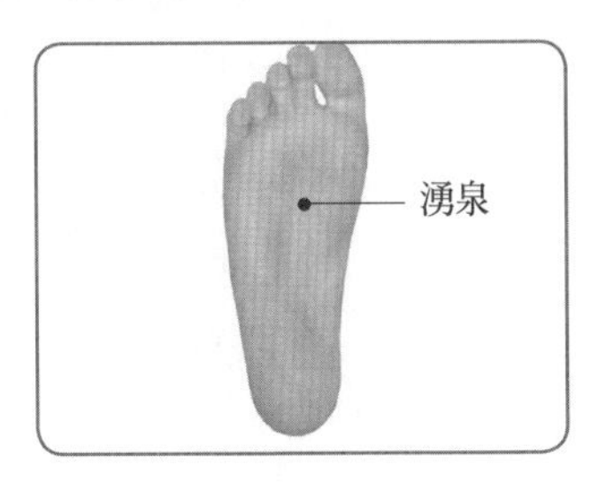

艾　灸

○溫和灸

【取穴】大椎、肺俞、脾俞、湧泉。

【操作方法】患者取合適的體位。術者立於患者身側，將艾條的一端點燃，對準應灸的腧穴部位，距離皮膚 2～3 公分，進行薰烤，使患者局部有溫熱感而無灼痛為宜，每穴灸 15～20 分鐘，灸至以患者感覺舒適為宜，每日灸 1～2 次。

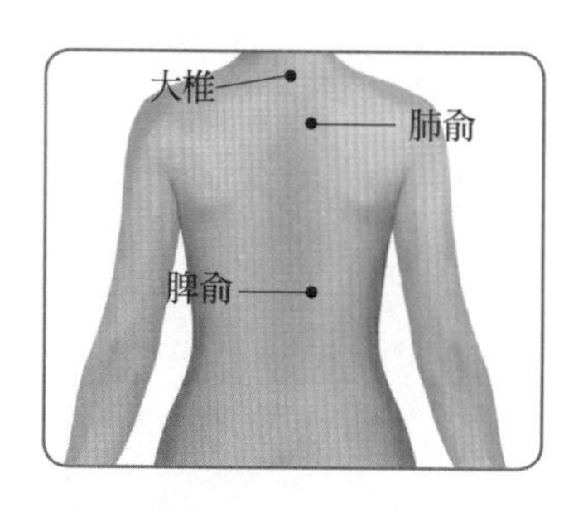

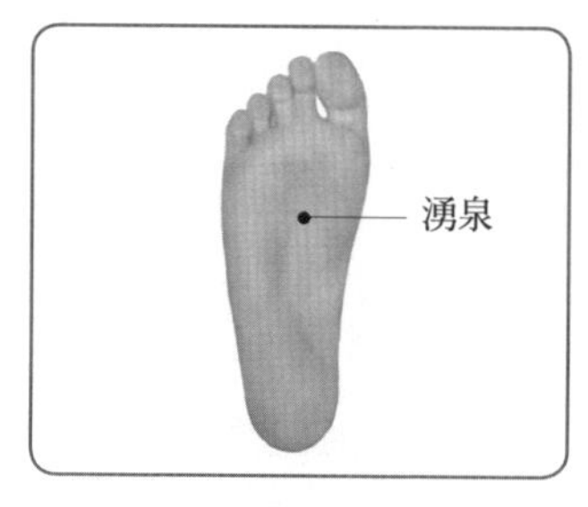

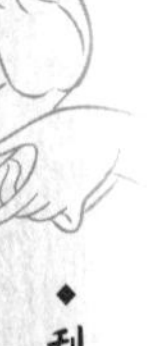

○雀啄灸

【取穴】孔最。

【操作方法】置點燃的艾條於穴位上約 3 公分高處，艾條一起一落，忽近忽遠上下移動，如鳥雀啄食樣。一般每穴灸 5 分鐘。

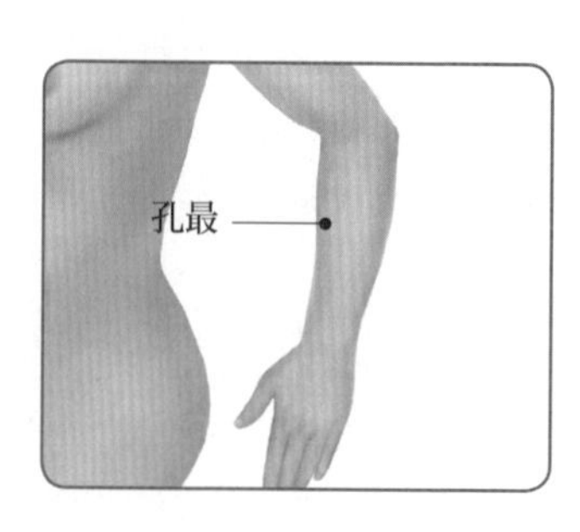

◆感　冒◆

感冒又稱傷風，是由病毒或細菌引起的急性上呼吸道炎症。一年四季均可發病，但以春、冬季及氣候驟變時多發。主要臨床表現為惡寒（惡風）、發熱（體溫一般不超過39℃）、鼻塞、流涕、噴嚏、聲重、頭痛、咽痛、咳嗽、全身痠痛、乏力、食慾減退等。如在一個時期內廣泛流行，症狀多類似，稱為流行性感冒。

本病在中醫學中屬於「傷風」、「感冒」範疇。

刮　痧

【取穴】風池、大椎、肺俞、曲池、外關、合谷。

【操作方法】患者取合適的體位，施術者找準穴位後，進行常規消毒，然後在所選穴位上均勻地塗抹刮痧油或潤膚乳。

操作時，施術者一手持刮痧板，一手扶患者頭部。

1.因風池處有頭髮覆蓋，所以無須塗抹刮痧油，可用刮板角部進行刮拭，刮20～30次，至此穴處皮膚發熱為宜。

2.然後用刮板棱角刮拭大椎和肺俞，以出痧為度；還可用刮板棱角點按肺俞，切記刮時用力要輕柔。

3.最後從上到下順序刮曲池、外關、合谷，動作要求連續，遇到關節處要抬起避過。其中曲池可重刮，還可以用刮板棱角點按這三個穴位。按從上到下的順序刮10～20次，以皮膚出現痧痕為度，切忌刮破皮膚。

頭痛加刮太陽、印堂；咳嗽加刮尺澤；鼻塞、流涕加刮上星、迎香；咽喉腫痛加刮少商、商陽，並放痧。

放痧點刺前，施術者雙手推按患者的拇指和食指，使局部血液積聚，經常規消毒後，施術者以左手拇、食、中三指夾緊被刺部位，右手持針迅速刺入皮下 1～3 毫米深，隨即出針，擠壓針孔周圍，使少量出血，然後再用消毒棉球按壓針孔數分鐘。

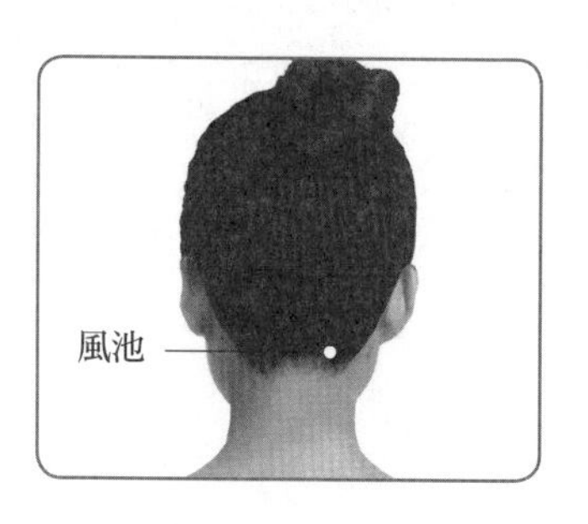

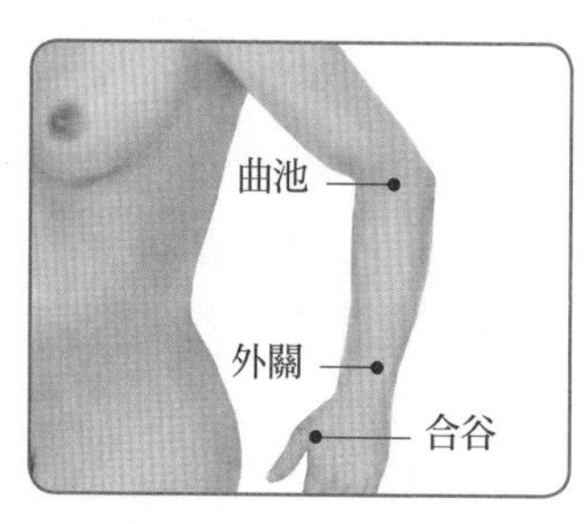

拔　罐

○留罐法

【取穴】大椎、風門、肺俞。

【操作方法】患者取坐位或臥位。施術者找準穴位，並進行常規消毒，選擇大小適宜的火罐。一手持夾著酒精棉的鑷子，一手持罐，將酒精棉點燃後伸入罐內旋轉片刻，迅速將棉球抽出，即刻將罐拔於穴位上。

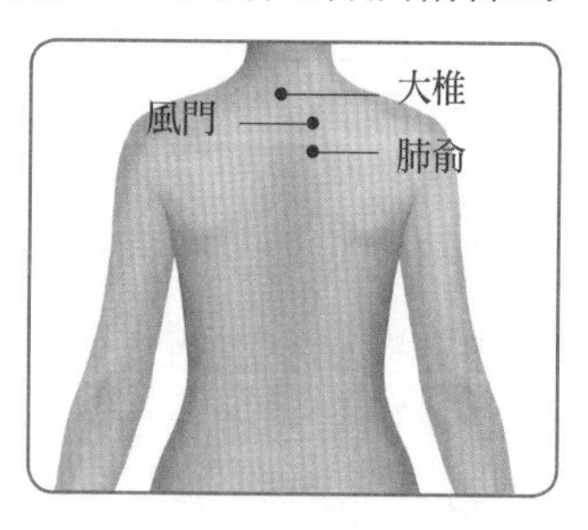

根據所拔罐的負壓大小及患者的皮膚情況留罐 10～15 分鐘。每日或隔日 1 次。

○走罐法

【取穴】大椎、大杼、肺俞。

【操作方法】患者取俯臥位，充分暴露背部。施術者用適量凡士林均勻塗於背部皮膚。

根據患者的體型選擇大小適宜、罐口光滑的玻璃火罐，以閃火法使之吸附於背部皮膚，注意罐內負壓要適中，負壓過大則火罐移動困難，過小則易於脫落。一罐從左大杼穴處拔罐，沿左側膀胱經循行，自上而下至大腸俞，再自下而上地反覆推移 3～5 遍，動作要慢，用力要均勻，使皮膚充血呈紫紅色，後在肺俞穴處留罐。

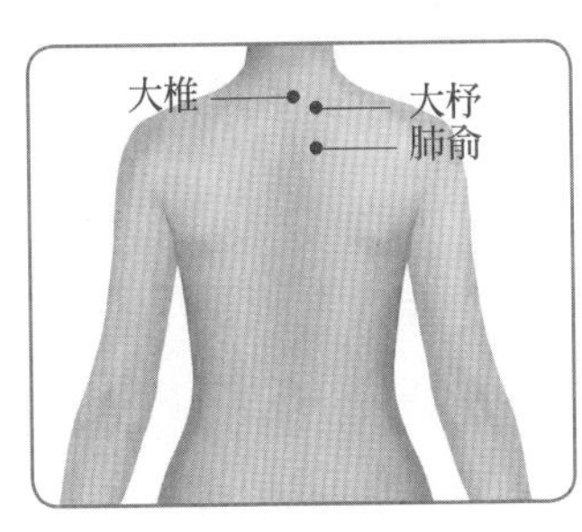

二罐從右大杼穴處，同上法操作，留罐 10～20 分鐘後起罐。再在大椎穴拔罐，後再留罐，或向下走罐，後再留罐。每日 1 次。

艾灸

○溫和灸

【取穴】風池、風門、肺俞、列缺、合谷、大椎、曲池、外關、委中。

【操作方法】患者俯臥位或坐位。施術者立於患者身側，將艾條的一端點燃，對準應灸的腧穴部位，距離皮膚 2～3 公分，進行薰烤，使患者局部有溫熱感而無灼痛為宜。每穴灸 20～30 分鐘，灸至患者感覺舒適、局部皮膚潮

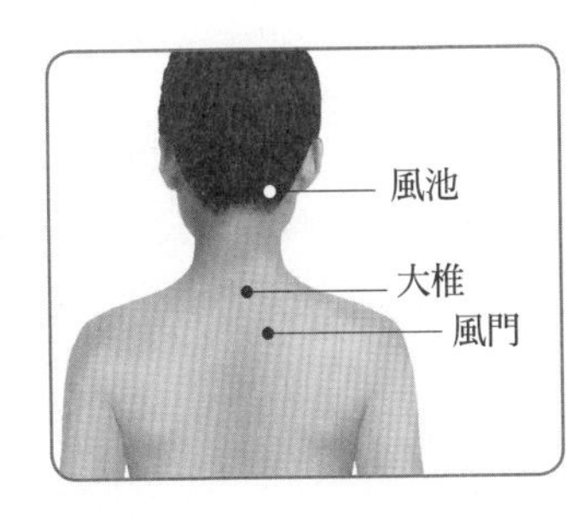

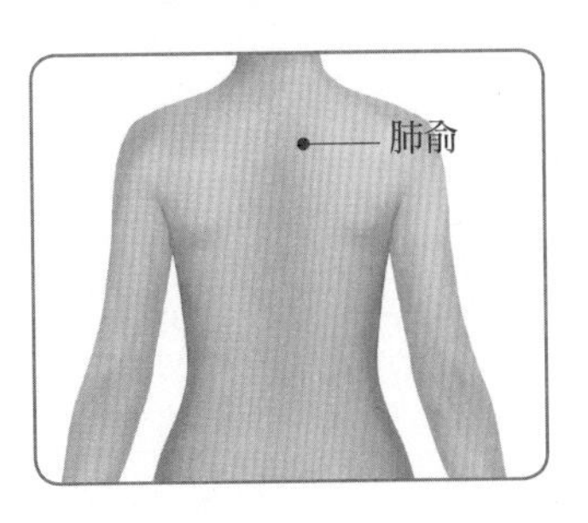

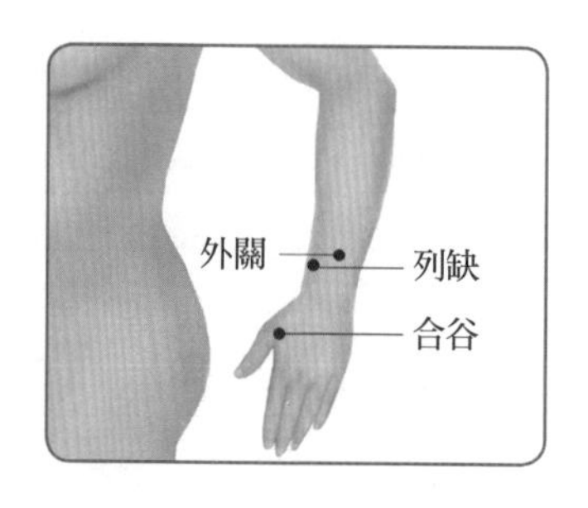

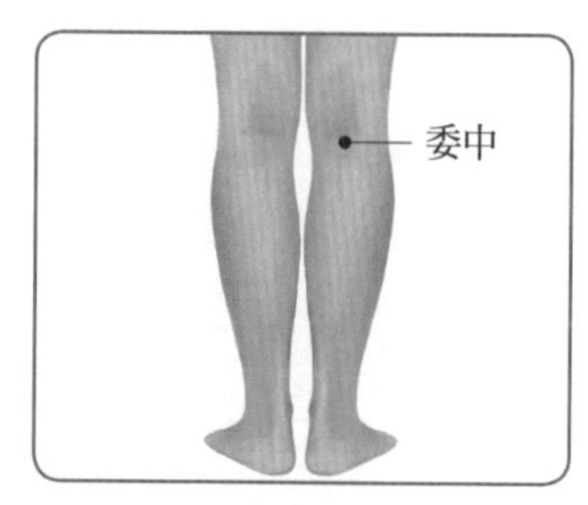

紅為度，每日灸 1～2 次。

○隔薑灸

【取穴】大椎、肺俞、風門、列缺、曲池、外關。

【操作方法】患者每次選 2～4 穴。將鮮生薑切成厚約 0.3 公分的生薑片，用針扎孔數個，置施灸穴位上，用大、中艾炷點燃放在薑片中心施灸。若患者有灼痛感可將薑片提起，使之離開皮膚片刻，旋即放下，再行灸治，反覆進行，以局部皮膚潮紅濕潤為度。

一般各穴每次施灸 5～7 壯，每日灸 1～2 次。

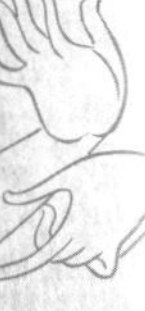

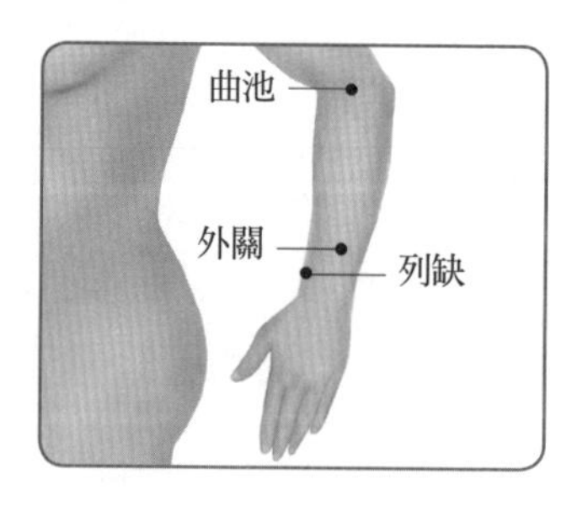

◆支氣管炎◆

支氣管炎有急、慢性之分。急性支氣管炎是指病毒和細菌感染，物理和化學因子刺激或過敏反應等對氣管、支氣管黏膜所造成的急性炎症。慢性支氣管炎是由於感染或非感染因素引起的氣管、支氣管黏膜及其周圍組織的慢性、非特異性、炎性的變化，黏液分泌增多。

本病屬於中醫學的「咳嗽」、「痰飲」、「咳喘」範疇。

刮　痧

【取穴】大杼至肺俞、列缺、尺澤、中府。

【操作方法】施術者找準穴位後，進行常規消毒，然後在所選穴位上均勻地塗抹刮痧油或潤膚乳。先刮大杼至肺俞，再刮尺澤至列缺，最後刮中府。痰多加刮足三里、豐隆、魚際、陰陵泉；胸痛加刮天突至膻中；脇痛加刮支溝；咽喉乾癢加刮照海；痰中帶血加刮孔最。

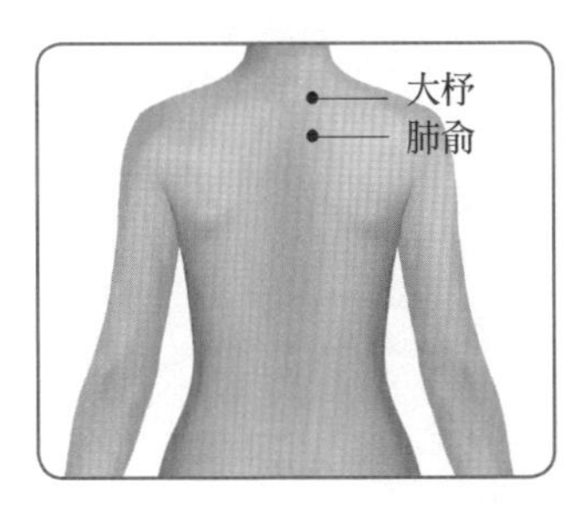

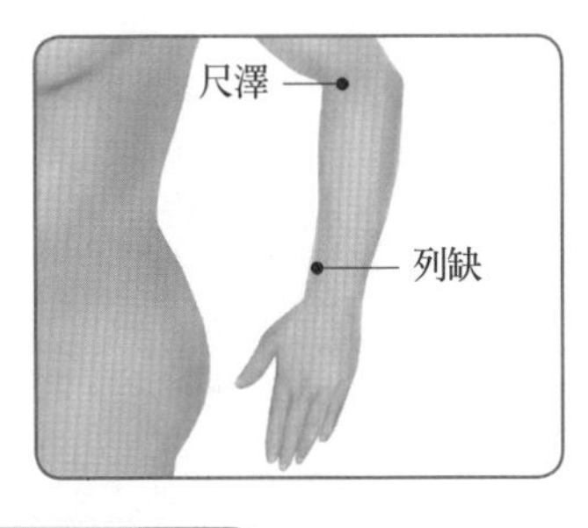

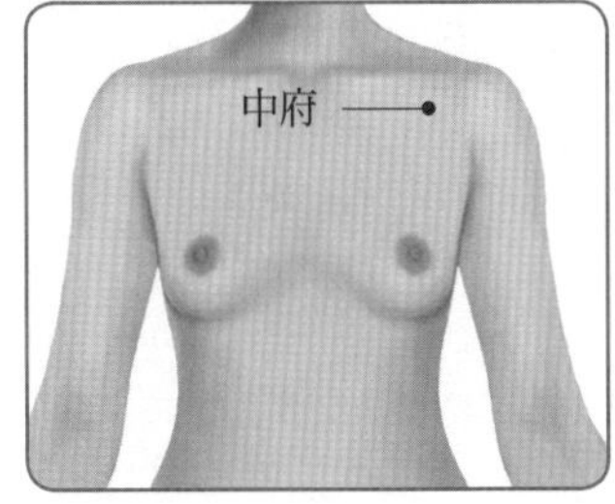

拔　罐

○走罐法

【取穴】胸骨兩側中心上下 2.5～3 公分各旁開兩橫線；背部膀胱經第 1、第 2 側線。

【操作方法】先在胸骨部由外向內橫向（每條線）走罐各 4 遍；再在背部脊椎旁每條線由上至下各走罐 4 遍。均以皮膚發紅為度。

每日 1 次，5 次為 1 療程。

○刺絡拔罐法

【取穴】大杼、曲池、風門、肺俞、尺澤、魚際、足三里。

【操作方法】先用三棱針點刺，以微出血為度，後進行拔罐，留罐 15～20 分鐘。

每日或隔日 1 次。

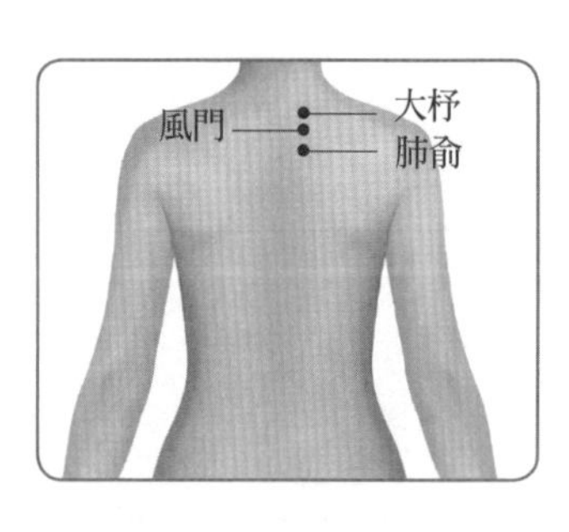

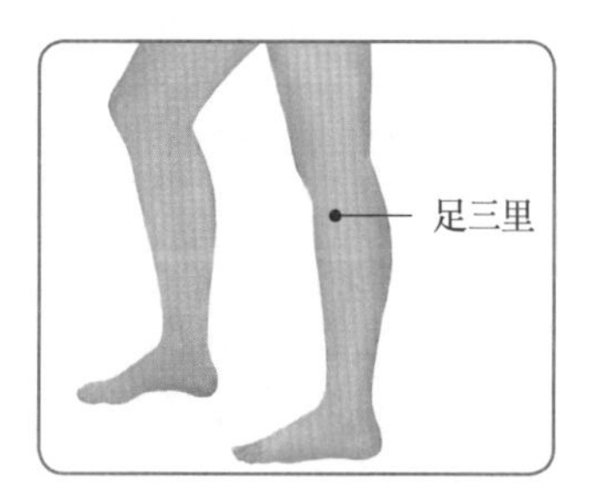

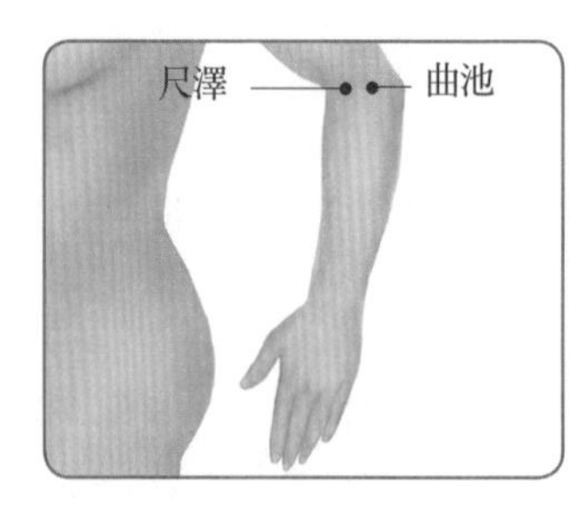

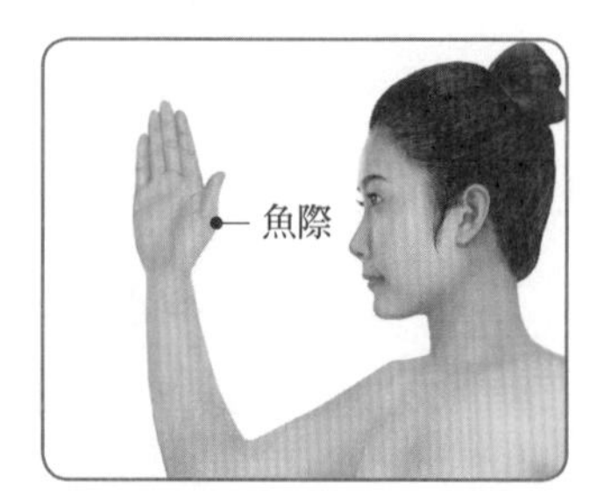

艾　灸

○溫和灸

【取穴】風門、大椎、大杼、肺俞。

【操作方法】患者取俯臥位。施術者立於患者身側，將艾條的一端點燃，對準應灸的腧穴部位，距離皮膚 2～3 公分，進行薰烤，使患者局部有溫熱感而無灼痛為宜。

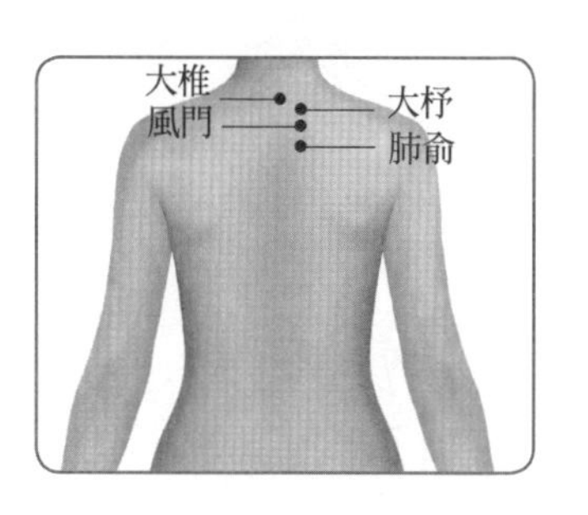

每穴灸 15～20 分鐘，灸至患者感覺舒適、局部皮膚潮紅為度，每日灸 1～2 次。

○隔薑灸

【取穴】肺俞。

【操作方法】將鮮生薑切成厚約 0.3 公分的生薑片，用針扎孔數個，置施灸穴位上，用大、中艾炷點燃放在薑片中心施灸。

若患者有灼痛感可將薑片提起，使之離開皮膚片刻，旋即放下，再行灸治，反覆進行，以局部皮膚潮紅濕潤為度。一般各穴每次施灸 5～7 壯，每日灸 1～2 次。

小叮嚀

在氣候變冷的季節，患者要注意保暖，避免受涼，因為寒冷一方面可降低支氣管的防禦功能，另一方面可反射地引起支氣管平滑肌收縮、黏膜血液循環障礙和分泌物排出受阻，可發生繼發性感染。

◆心律失常◆

心律失常指心律起源部位、心搏頻率與節律以及衝動傳導等的異常，患者自覺心悸、心慌，甚則不能自主的一種疾病。心律失常可見於多種器質性心臟病或單純性功能障礙。常見的心律失常有竇性心動過速、竇性心動過緩、心律不整、病態竇房結綜合徵、房室傳導阻滯等。

本病屬中醫學「心悸」、「驚悸」等範疇。

刮 痧

【取穴】大椎至至陽、心俞至膽俞、內關、神門、膻中。

【操作方法】患者取合適的體位，找準穴位後，進行常規消毒，然後在所選穴位上均勻地塗抹刮痧油或潤膚乳。操作時，術者一手持刮痧板，一手扶著患者。

1. 先用刮板棱角刮拭大椎至至陽、心俞至膽俞，以出痧為度，還可用刮板棱角點按心俞、至陽。

2. 再用刮板棱角刮拭內關、神門，刮 10～20 次左右，至此穴處皮膚發熱為宜。

3. 最後用刮板棱角刮拭膻中，由上到下刮 15～25 次左右，至此穴處皮膚發熱或出痧為度，切記用力要輕柔，不可刮破皮膚。

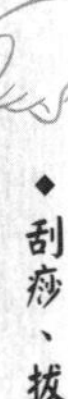

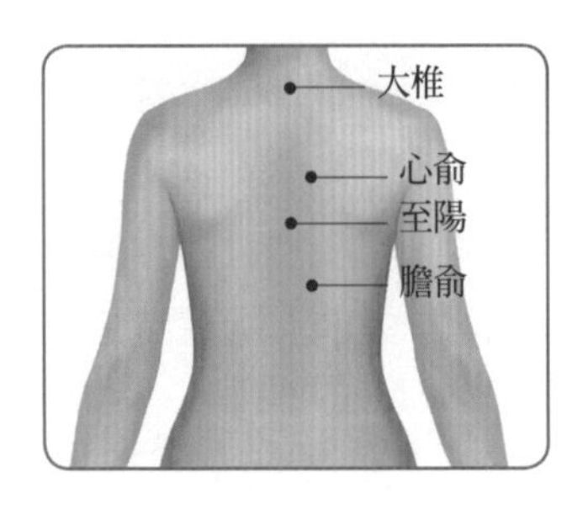

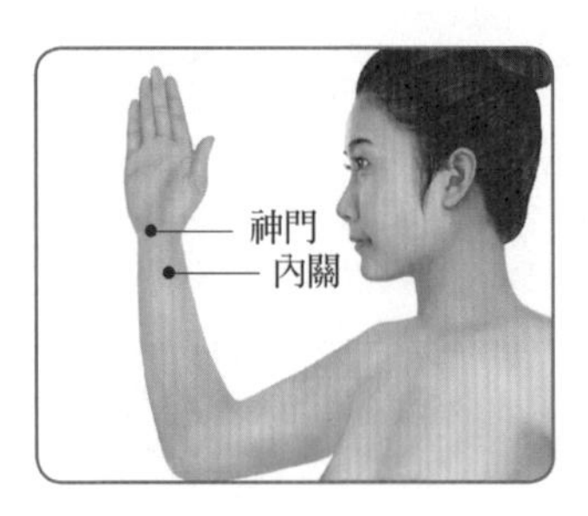

心驚膽怯加刮間使、膽俞；氣短乏力加刮膈俞、脾俞、足三里；面赤腰膝痠軟加刮腎俞、太谿、湧泉、勞宮。

拔　罐

○留罐法

【取穴】心俞、膽俞、膻中。

【操作方法】患者取合適的體位，找準穴位，並進行常規消毒，選擇大小適宜的火罐。一手持夾著酒精棉的鑷子，一手持罐，將酒精棉點燃後伸入罐內旋轉片刻，迅速將棉球抽出，即刻將罐拔於穴位上。

根據所拔罐的負壓大小及患者的皮膚情況留罐 5～10 分鐘。每日或隔日 1 次。

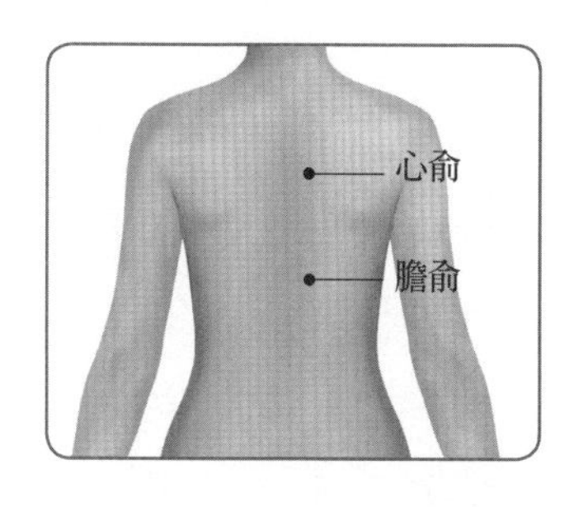

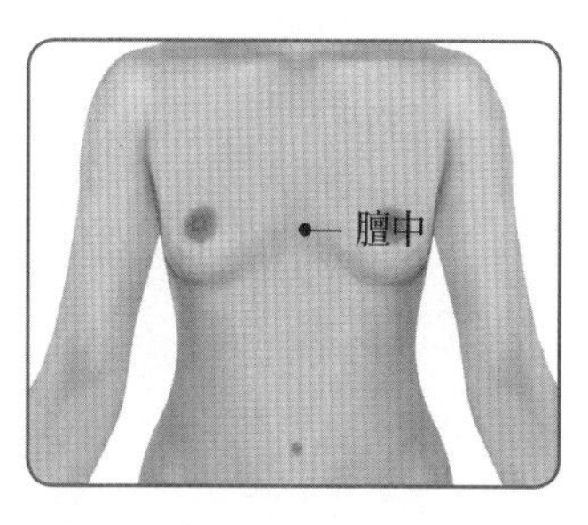

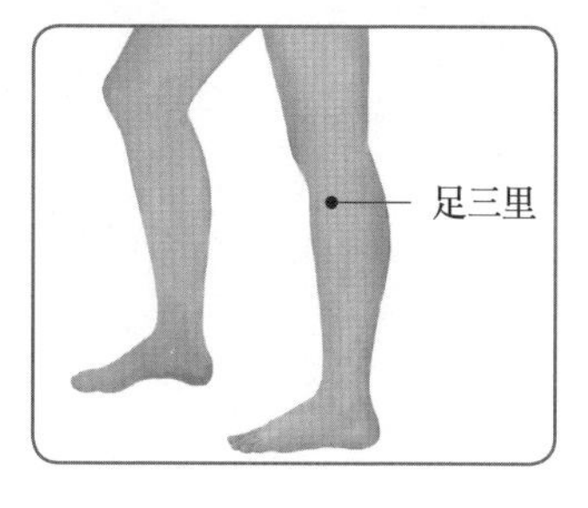

艾　灸

○溫和灸

【取穴】神門、內關、足三里、心俞。

【操作方法】患者取合適的體位。術者立於患者身側，將艾條的一端點燃，對準應灸的腧穴部位，距離皮膚 2～3 公分，進行薰烤，使患者局部有溫熱感而無灼痛為宜，每穴灸 15～20 分鐘，灸至以患者感覺舒適、局部皮膚潮紅為度，每日灸 1～2 次。

○隔薑灸

【取穴】心俞、厥陰俞、巨闕、膻中。

【操作方法】將鮮生薑切成厚約 0.3 公分的生薑片，用針扎孔數個，置施灸穴位上，用大、中艾炷點燃放在薑片中心施灸。

若患者有灼痛感可將薑片提起，使之離開皮膚片刻，旋即放下，再行灸治，反覆進行，以局部皮膚潮紅濕潤為度。一般各穴每次施灸 5～7 壯，每日灸 1～2 次。

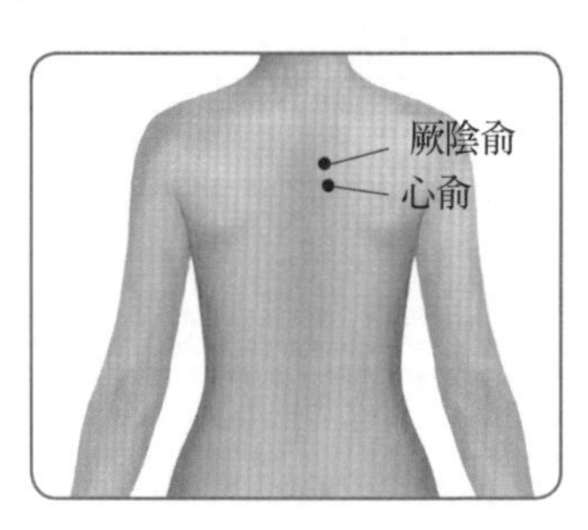

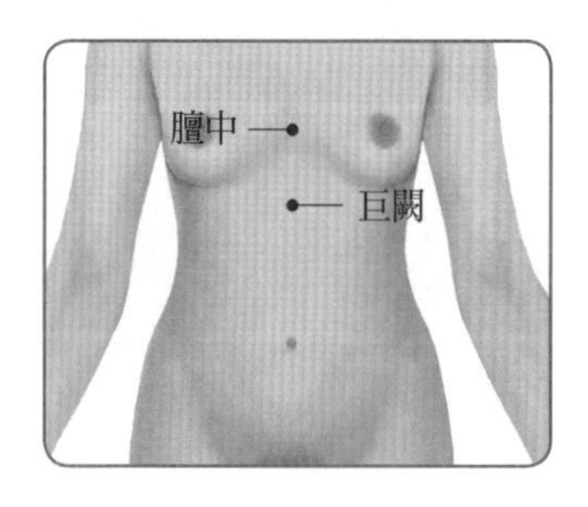

◆冠心病◆

冠狀動脈粥樣硬化性心臟病簡稱冠心病，指冠狀動脈粥樣硬化導致的心肌缺血、缺氧而引起的心臟病。本病多發生在 40 歲以上的人群中，男性多於女性，以腦力勞動者為多。

冠心病由於病變的部位、範圍及程度不同，分為隱匿型冠心病、心絞痛、心肌梗塞、心肌纖維化、猝死。常見的有隱匿型冠心病、心絞痛、心肌梗塞。

冠心病在中醫屬「胸痺」、「心痛」、「真心痛」等範疇。

刮　痧

【取穴】大椎、膏肓、神堂、心俞、厥陰俞、內關、郄門。

【操作方法】患者取合適的體位。施術者找準穴位後，進行常規消毒，然後在所選穴位上均勻地塗抹刮痧油或潤膚乳。操作時，施術者一手持刮痧板，一手扶患者。

1. 先用刮板棱角刮拭背部大椎、膏肓、神堂、心俞及厥陰俞，以出痧為度。還可用刮板棱角點按心俞和厥陰俞。

2. 再刮內關、郄門，刮 20～30 次，至此穴處皮膚發熱為宜。切記刮時用力要輕柔。

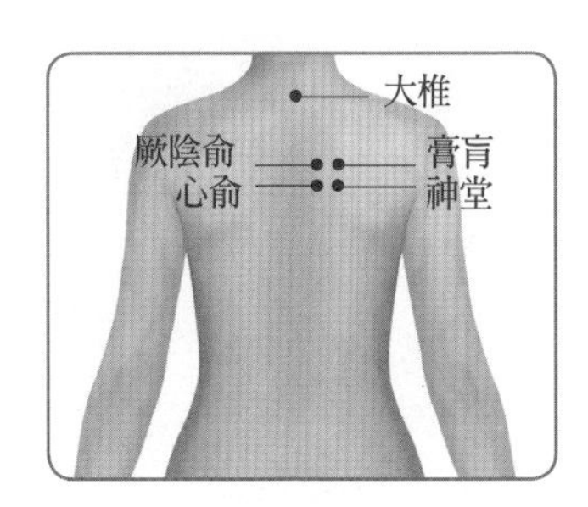

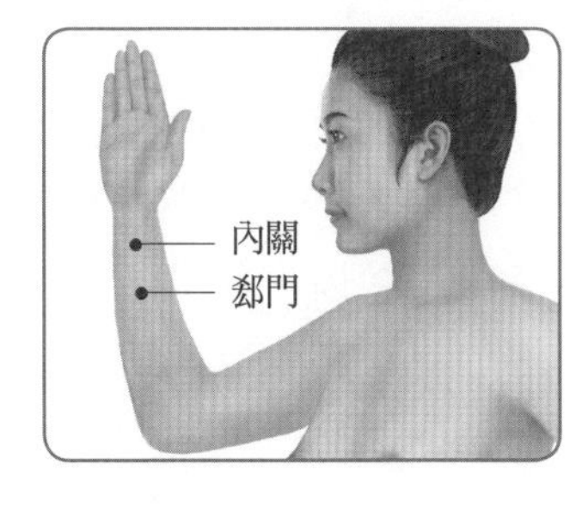

拔　罐

○刺絡拔罐法

【取穴】至陽、心俞、巨闕、膻中、膈俞。

【操作方法】當心絞痛發作時取至陽，用三棱針速刺出血，後拔罐至至陽上，留罐 5 分鐘。亦可取上穴用單純拔罐法，留罐 10 分鐘。

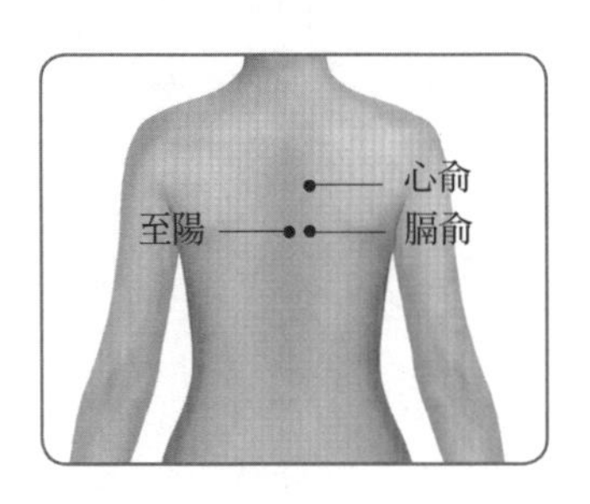

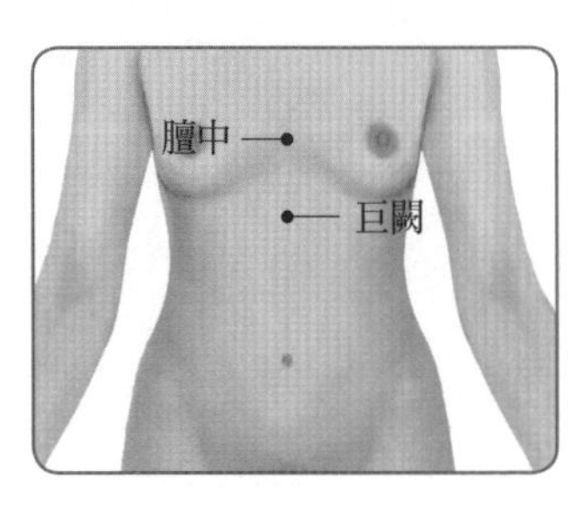

艾　灸

○溫和灸

【取穴】心俞、厥陰俞、巨闕、膻中、內關。

【操作方法】患者選取坐位。施術者立於患者身側，將艾條的一端點燃，對準應灸的腧穴部位，距離皮膚 2～3 公分，進行薰烤，使患者局部有溫熱感而無灼痛為宜，每穴灸 15～20 分鐘，灸至患者感覺舒適、局部皮膚潮紅為度，每日灸 1～2 次。

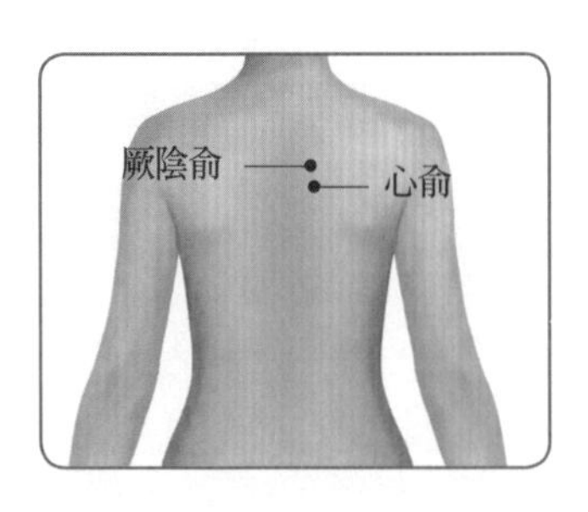

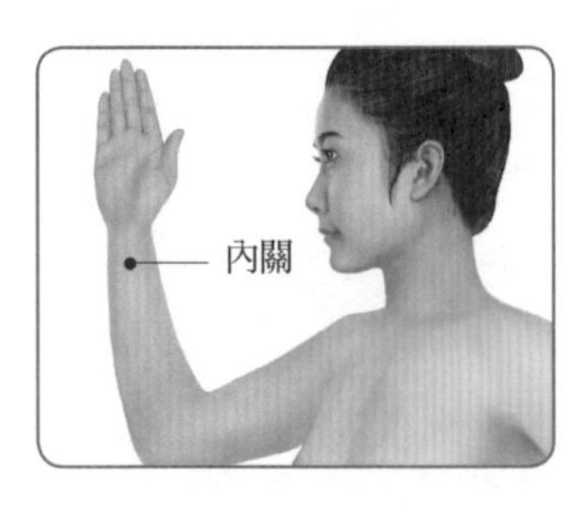

○迴旋灸

【取穴】神闕、中脘、關元、足三里。

【操作方法】點燃艾條，懸於施灸部位上方約 3 公分高處。艾條在施灸部位上左右往返移動，或反覆旋轉進行灸治，使皮膚有溫熱感而不至於灼痛。一般每穴灸 10～15 分鐘，移動範圍在 3 公分左右。

小叮嚀

注意睡前保健：冠心病患者的晚餐宜清淡一些，也不宜吃太多，宜吃容易消化的食物，並配合一些湯類。若飲水量不足，會讓血液黏稠，因此要多喝水。按時就寢，睡前可用溫水燙腳，然後按摩足底，解除疲勞。

◆肺　炎◆

肺炎是指終末氣道，肺泡和肺間質的炎症。肺炎鏈球菌是細菌性肺炎的最常見原因。肺炎鏈球菌性肺炎一般四季可見，但以冬春寒冷季節及氣候驟變時發病居多。

本病最常見於兒童和老人，以及患有免疫力缺乏症或機體免疫功能低下的人群。

刮　痧

【取穴】大椎、大杼、肺俞、身柱、膻中、曲池、尺澤。

【操作方法】患者取合適的體位，找準穴位後，進行常規消毒，然後在所選穴位上均勻地塗抹刮痧油或潤膚乳。操作時，術者一手持刮痧板，一手扶著患者。

1. 先用刮板棱角刮拭大椎、大杼、肺俞、身柱，以出痧為度，還可用刮板棱角點按大杼和肺俞。

2. 再用刮板棱角刮拭膻中，至此穴處皮膚發熱或出痧為度，切記刮時用力要輕柔。

3. 最後用刮板棱角刮拭曲池、尺澤，還可用刮板棱角點按著兩個穴位。至此穴處皮膚發熱或出痧為度。

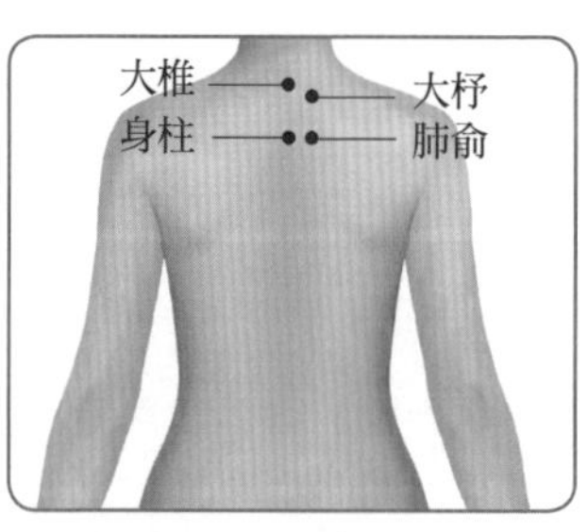

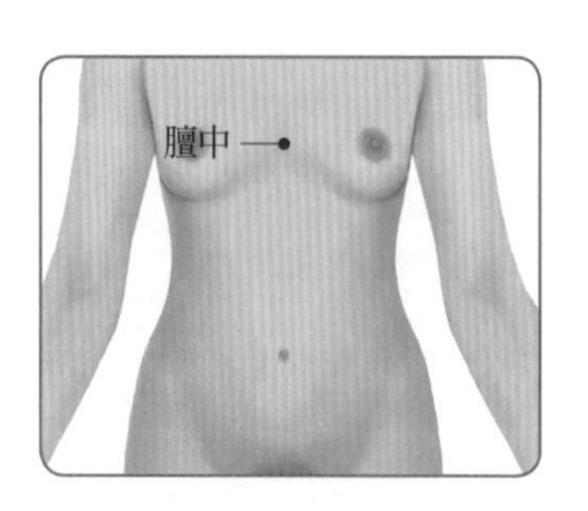

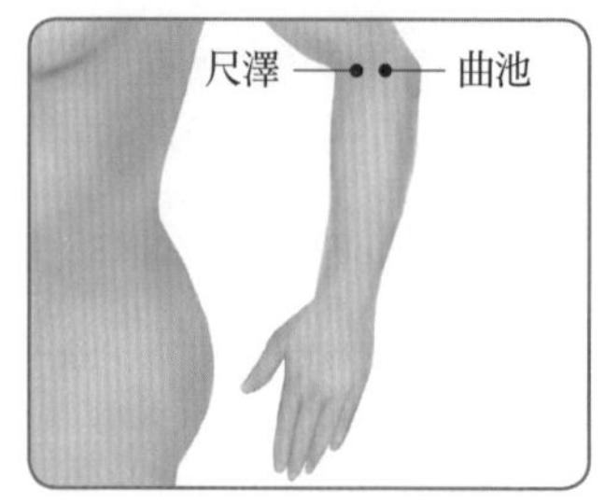

拔　罐

○留罐法

【取穴】大椎、身柱、肺俞、肺部聽診音較明顯的相應區。

【操作方法】患者取臥位，找準穴位，並進行常規消毒，選擇大小適宜的火罐。一手持夾著酒精棉的鑷子，一手持罐，將酒精棉點燃後伸入罐內旋轉片刻，迅速將棉球抽出，即刻將罐拔於穴位上。

拔罐時，最好能在背部及胸部聽診音較明顯的相應區域上拔罐，每次拔 4～5 個穴位，留罐 15～25 分鐘，隔日 1 次。

○刺絡拔罐法

【取穴】風池、大杼、合谷、身柱、膈俞、內庭、肺俞、曲池、足三里。

【操作方法】將所選穴位進行常規消毒，用三棱針點刺每穴 3～5 下，風池、內庭擠出少量血，餘穴留罐 5～10 分鐘，在負壓的作用下，拔出少許血液，起罐後擦淨皮膚上的血跡。每次選 1 組穴，交替施罐。

每日 1 次，10 次為 1 療程。

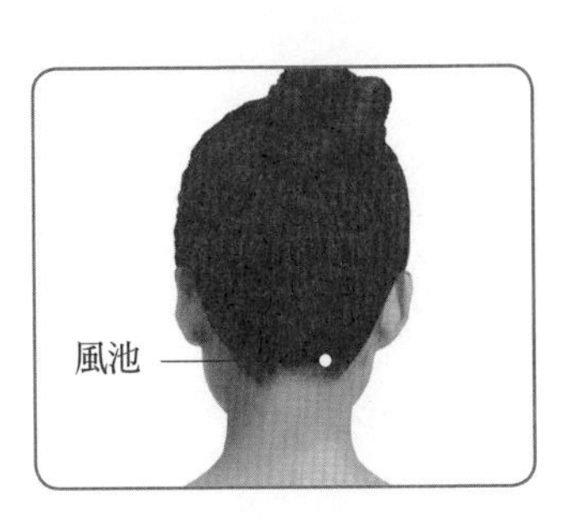

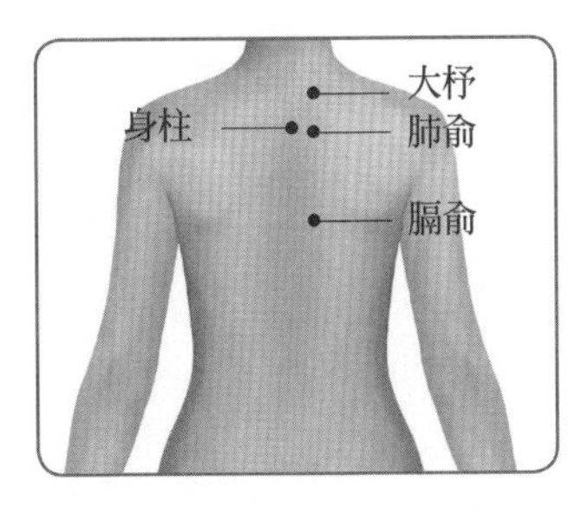

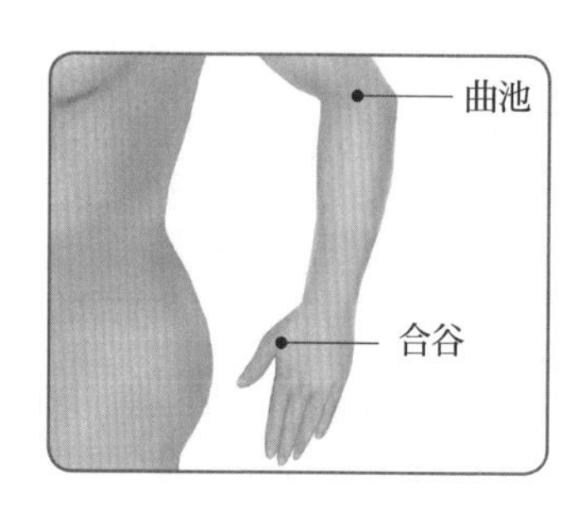

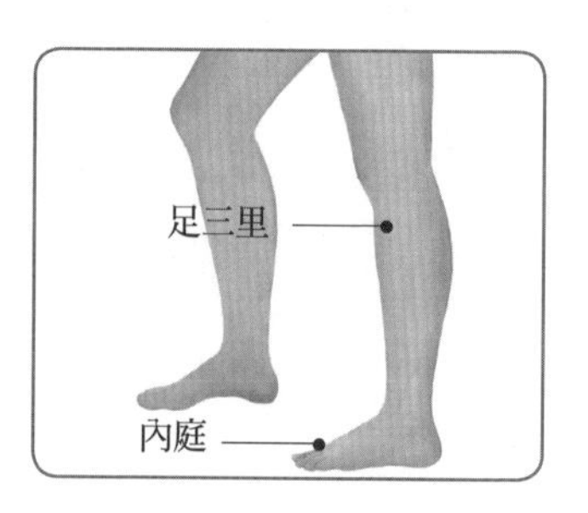

艾　灸

○溫和灸

【取穴】大椎、大杼、肺俞。

【操作方法】患者取俯臥位。施術者立於患者身側，將艾條的一端點燃，對準應灸的腧穴部位，距離皮膚 2～3 公分，進行薰烤，使患者局部有溫熱感而無灼痛為宜，每穴灸 5～10 分鐘，灸至以患者感覺舒適、局部皮膚潮紅為度，每日灸 1～2 次。

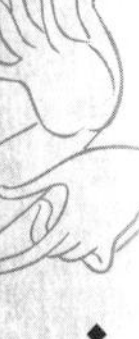

○雀啄灸

【取穴】風門、肺俞、膻中。

【操作方法】置點燃的艾條於穴位上約 3 公分高處，艾條一起一落，忽近忽遠上下移動，如鳥雀啄食樣。一般每穴灸 5 分鐘。此法熱感較強，注意防止燒傷皮膚。

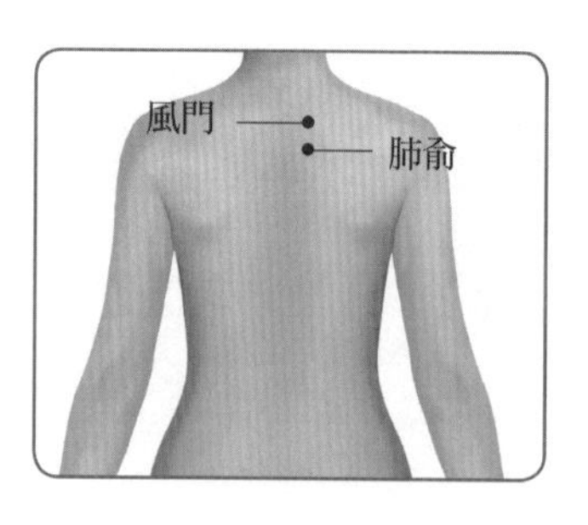

◆急性胃腸炎◆

急性胃腸炎是夏、秋季的常見病、多發病，多由細菌及病毒等微生物感染所致。其主要表現為腹痛、腹瀉、噁心、嘔吐、發熱等，嚴重者可致脫水、電解質紊亂、休克等症狀。以腹痛、腹瀉為表現者常稱為急性腸炎；以噁心、嘔吐、腹痛、腹瀉同時並見者，稱急性胃腸炎。

本病在中醫屬「嘔吐」、「腹痛」、「泄瀉」等範疇。

刮　痧

【取穴】脾俞至大腸俞、天樞、足三里至下巨虛、陰陵泉。

【操作方法】患者取合適的體位。施術者找準穴位後，進行常規消毒，然後在所選穴位上均勻地塗抹刮痧油或潤膚乳。操作時，施術者一手持刮痧板，一手扶患者。先刮背部的脾俞至大腸俞，再刮腹部的天樞，最後刮下肢的足三里至下巨虛、陰陵泉。

對急性腹瀉可在肘窩、腋窩處放痧，身熱加刮曲池至合谷。

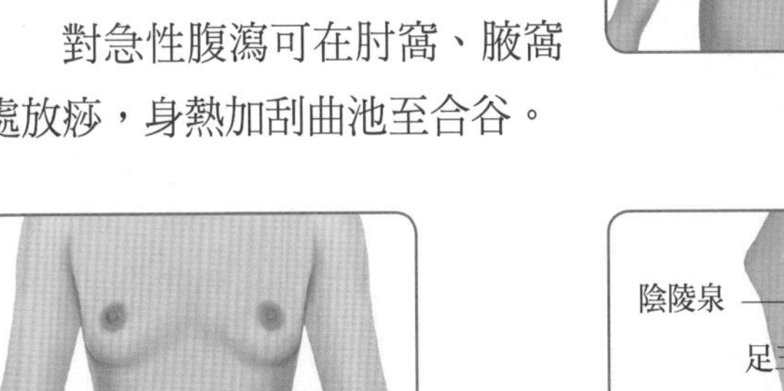

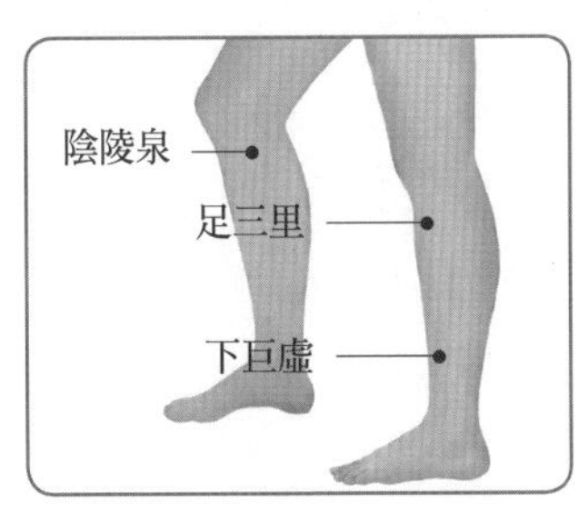

拔 罐

○留罐法

【取穴】神闕、足三里。

【操作方法】選擇適當的罐，拔於神闕和足三里上，留罐 10～15 分鐘，至皮膚出現紅色瘀血為度，每日 1 次，6 次為 1 療程。

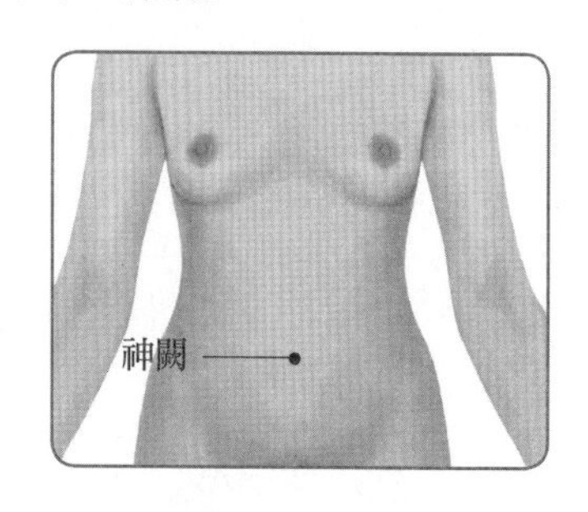

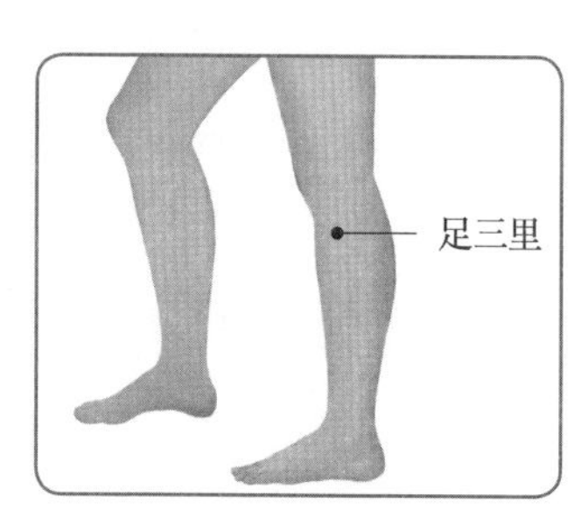

○走罐法

【取穴】①足陽明胃經，中脘，天樞（雙），足三里（雙），下巨虛（雙）。

②足太陽膀胱經，大腸俞，小腸俞。

【操作方法】在經穴部位和火罐口的邊緣塗上一層潤滑油，將醮有酒精的棉球點燃後用鑷子送入罐內 1～2 秒鐘即取出，迅速將火罐扣在中脘穴上，然後移向左側天樞穴，再以同法返回中脘，移向右側天樞，如此往返移動 5～6 遍，直至患者有一種暖和舒適感後固定於中脘穴上，再於雙側天樞穴各拔 1 罐，15～20 分鐘。於足三里各拔 1 罐，從上至下向下巨虛移動，反覆 7～8 遍，然後固定在足三里穴。大腸俞與小腸俞之間走罐。

輕度患者 24 小時 1 次，只用 1 組穴；中、重度患者 12 小時 1 次，兩組穴位交替進行。

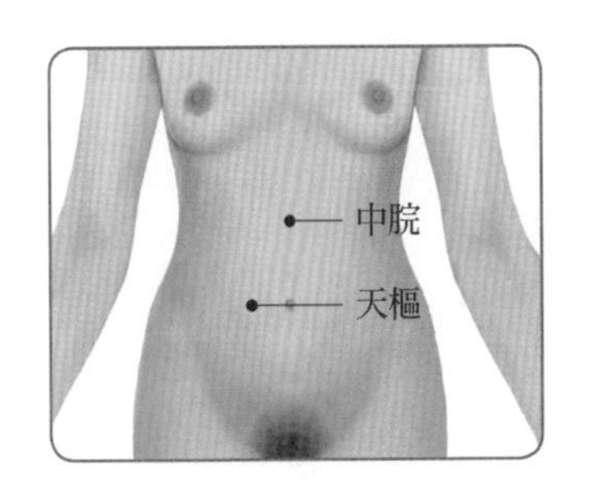

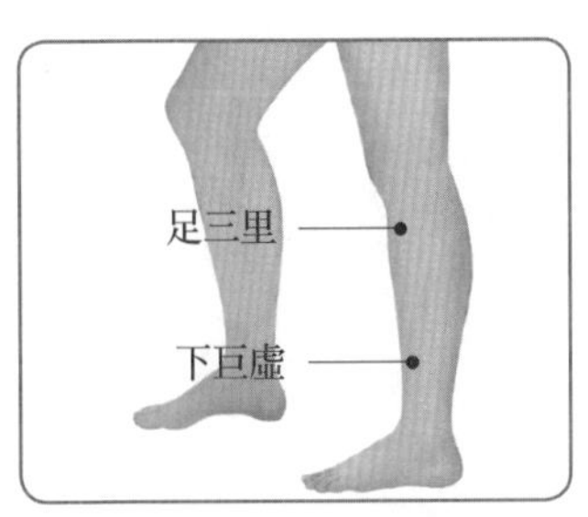

艾 灸

○溫和灸

【取穴】足三里、三陰交。

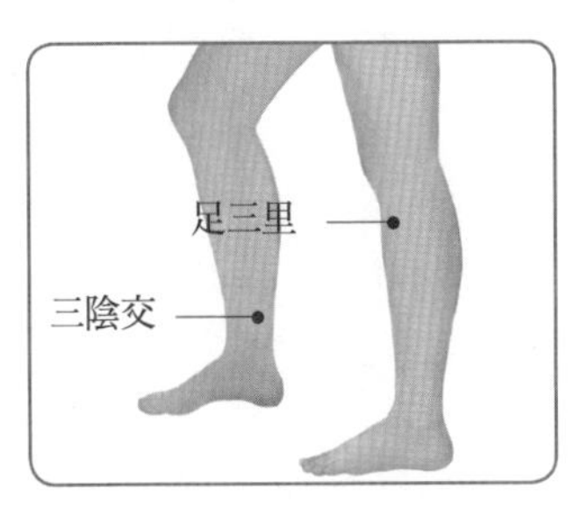

【操作方法】患者取仰臥位。施術者立於患者身側，將艾條的一端點燃，對準應灸的腧穴部位，距離皮膚 2～3 公分，進行薰烤，使患者局部有溫熱感而無灼痛為宜。每穴灸 15～20 分鐘，灸至患者感覺舒適，每日灸 1～2 次。

○迴旋灸

【取穴】膻中、中脘。

【操作方法】點燃艾條，懸於施灸部位上方約 3 公分高處。艾條在施灸部位上左右往返移動，或反覆旋轉進行灸治。一般每穴灸 10～15 分鐘，移動範圍在 3 公分左右。

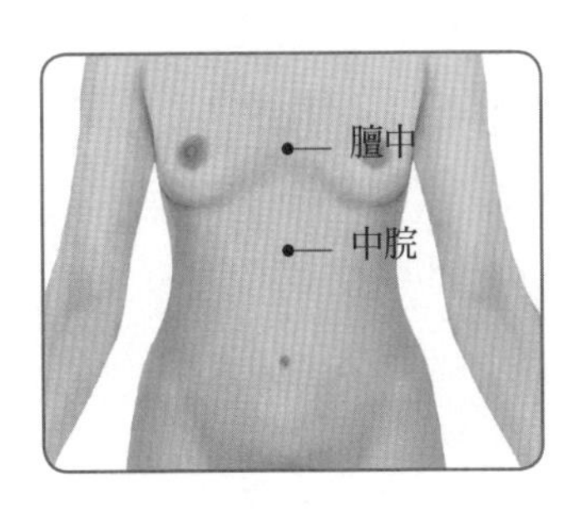

◆胃下垂◆

胃下垂是在直立位時胃下緣位於髂嵴連線以下 5 公分，或胃小彎弧線最低點降到髂嵴連線以下的位置，同時伴有胃的排空功能障礙的疾病。

本病多見於瘦長無力體型者，同時有腎、肝等內臟下垂。嚴重者可因腸繫膜牽拉壓迫十二指腸橫部而引起十二指腸窒積症，並加重消化不良症狀。所有症狀如不適、飽脹、沉墜感、隱痛等在直立時加重，平臥時減輕。X 光鋇餐檢查無潰瘍的徵象，而顯示胃小彎最低點在髂嵴連線以下，胃呈無張力型是診斷本病的依據。

主要臨床表現以食慾減退、頑固性腹脹，食後症狀更為突出，平臥時減輕、立位有下墜感為特點。本病在中醫學中屬於「胃緩」、「中氣下陷」範疇。

刮　痧

【取穴】百會、脾俞、胃俞、下脘至上脘。

【操作方法】患者取合適的體位。施術者找準穴位後，進行常規消毒，然後在所選穴位上均勻地塗抹刮痧油或潤膚乳。

操作時，施術者一手持刮痧板，一手扶患者。用刮板棱角刮拭百會穴 20～30 次，至此處皮膚發熱為主；然後用刮板棱角刮拭脾俞和胃俞，以出痧為度，還可用刮板棱角點按這兩個穴位；最後從下至上刮下脘至上脘，切記刮時用力要輕柔。

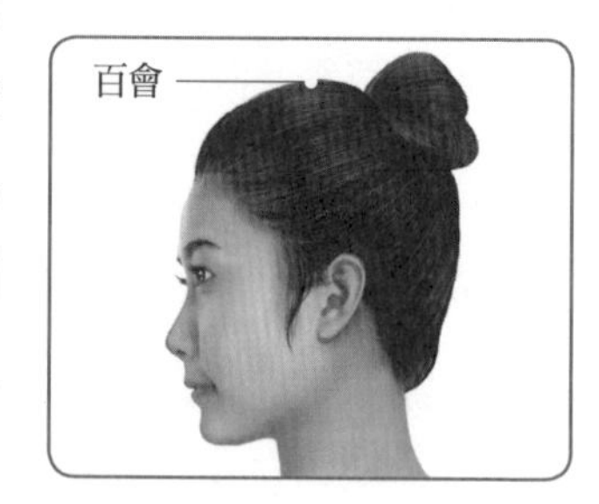

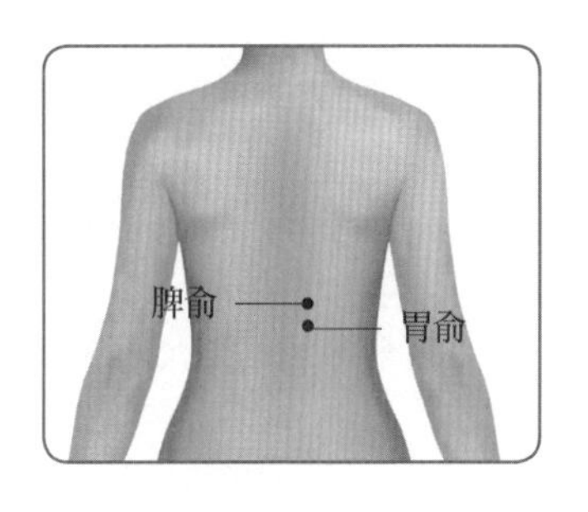

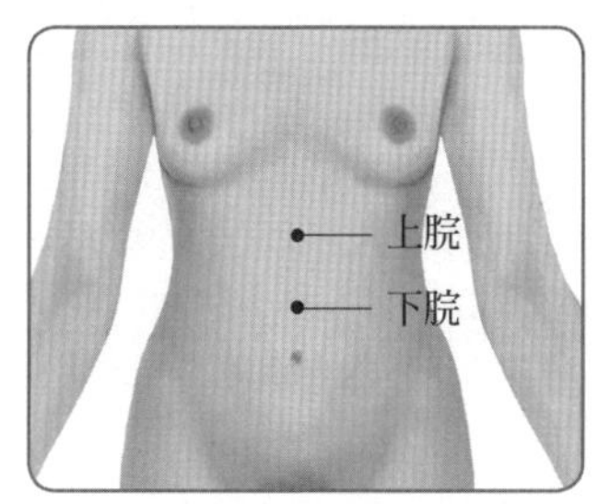

拔　罐

○刺絡拔罐法

【取穴】百會、大椎、脾俞、胃俞、中脘、氣海。

【操作方法】患者取合適的體位。施術者對選好的穴位進行常規消毒後，先用三棱針點刺以上諸穴，百會擠出少量血，餘穴拔罐，留罐 5～10 分鐘，隔日 1 次。

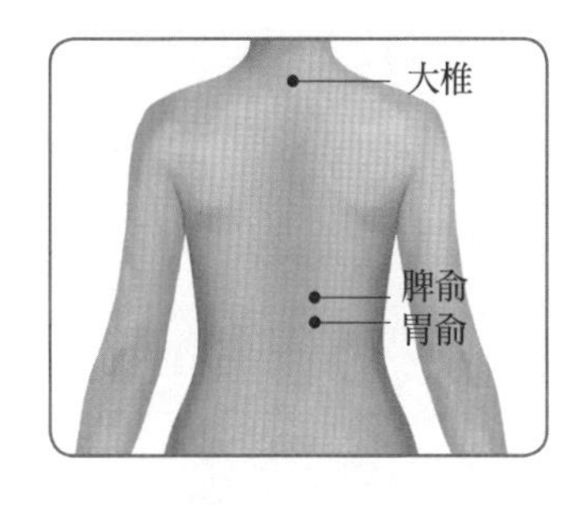

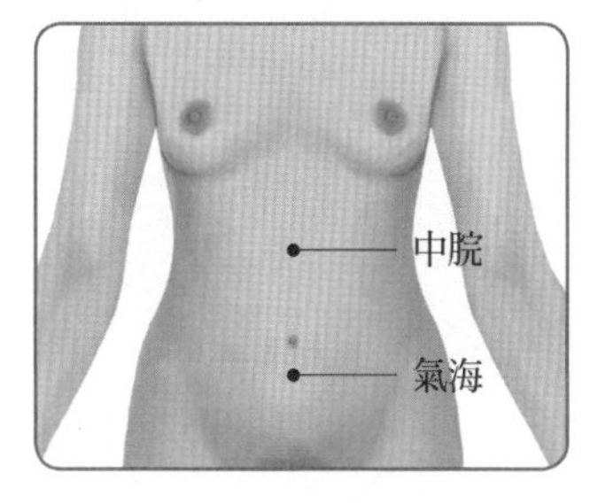

艾　灸

○溫和灸

【取穴】足三里、三陰交、中脘、胃上。

【操作方法】患者取合適的體位。施術者立於患者身側，將艾條的一端點燃，對準應灸的腧穴部位，距離皮膚 2～3 公分，進行薰烤，使患者局部有溫熱感而無灼痛為宜。每穴灸 15～20 分鐘，灸至患者感覺舒適、局部皮膚潮紅為度，每日灸 1～2 次。

○溫盒灸

【取穴】胃上。

【操作方法】把溫灸盒安放於應灸部位的中央，點燃艾捲後，置鐵紗上，蓋上盒蓋，放置穴位處。每次可灸15～30分鐘。

○隔薑灸

【取穴】百會、脾俞、胃俞、中脘、梁門、氣海、關元、足三里。

【操作方法】將鮮生薑切成厚約0.3公分的生薑片，用針扎孔數個，置施灸穴位上，用大、中艾炷點燃放在薑片中心施灸。

若患者有灼痛感可將薑片提起，使之離開皮膚片刻，旋即放下，再行灸治，反覆進行，以局部皮膚潮紅濕潤為度。一般各穴每次施灸5～7壯，每日灸1～2次，30次為1個療程。

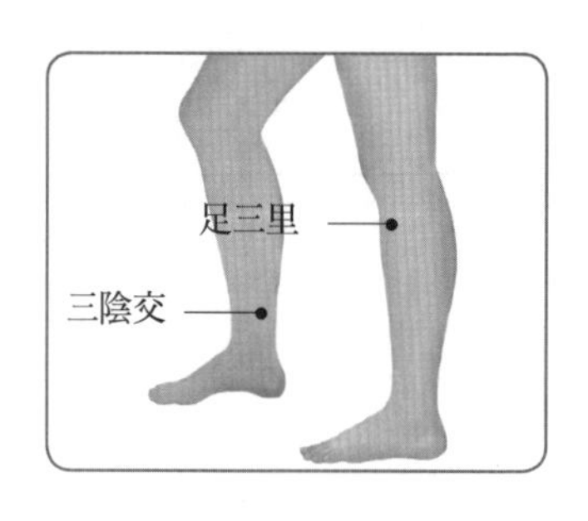

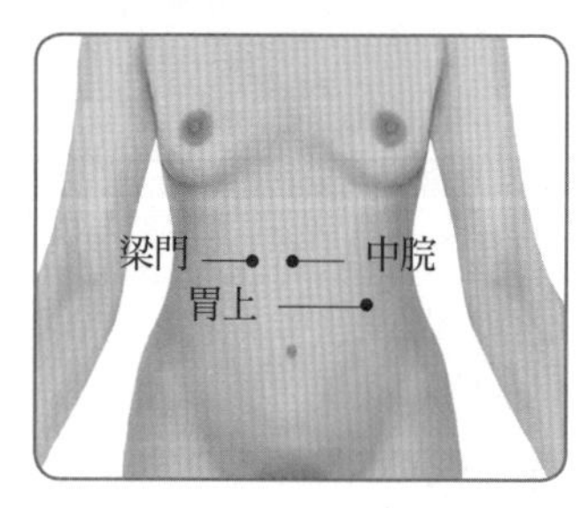

◆消化性潰瘍◆

胃與十二指腸潰瘍又稱消化性潰瘍。由於潰瘍的形成和發展與酸性胃液、胃蛋白酶的消化作用有密切關係，所以稱為消化性潰瘍。

上腹痛為主要症狀，也會出現鈍痛、灼痛、脹痛或劇痛，也可僅為飢餓樣不適感。胃潰瘍患者疼痛多為進食後加重，十二指腸潰瘍患者疼痛多為進食後緩解。可見其他胃腸道症狀及全身症狀如噯氣、泛酸、胸骨後燒灼感、流涎、噁心、嘔吐、便秘等。本病屬於中醫學的「胃痛」、「胃脘痛」、「心下痛」等範疇。

刮　痧

【取穴】大椎、大杼、膏肓、脾俞、胃俞、上脘至中脘、足三里。

【操作方法】患者取合適的體位，找準穴位後，進行常規消毒，然後在所選穴位上均勻地塗抹刮痧油或潤膚乳。

操作時，施術者一手持刮痧板，一手扶著患者。用刮板棱角刮拭，先刮大椎、大杼、膏肓、脾俞、胃俞，再刮上脘至中脘，最後刮足三里。

以出痧為度，切記刮時用力要輕柔。

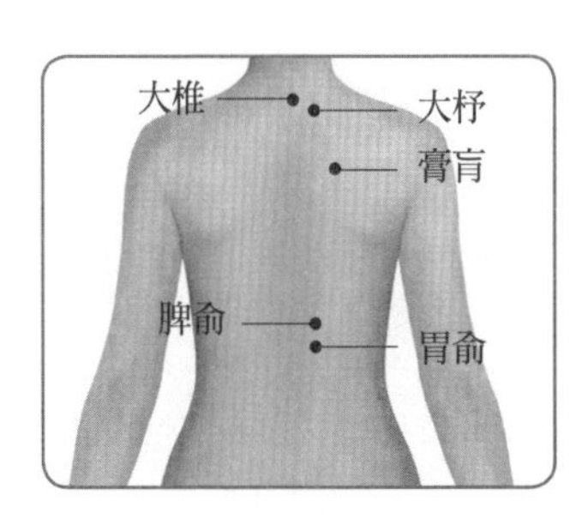

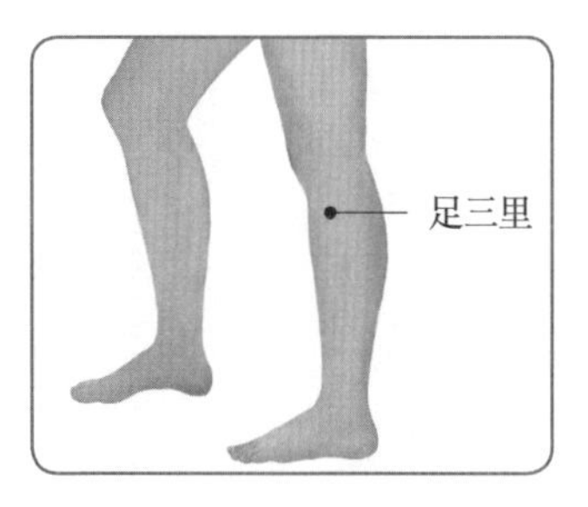

拔　罐

○留罐法

【取穴】上脘、中脘、梁門、幽門、脾俞、胃俞、肝俞。

【操作方法】患者取合適的體位，找準穴位，並進行常規消毒，選擇大小適宜的火罐。一手持夾著酒精棉的鑷子，一手持罐，將酒精棉點燃後伸入罐內旋轉片刻，迅速將棉球抽出，即刻將罐拔於穴位上。

根據所拔罐的負壓大小及患者的皮膚情況留罐 10～15 分鐘，每日治療 1 次。

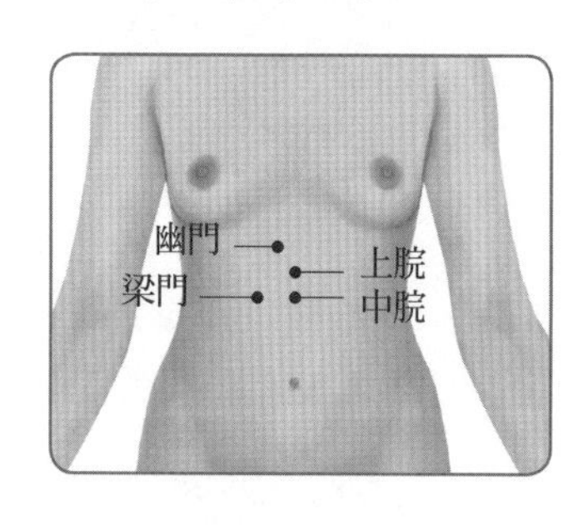

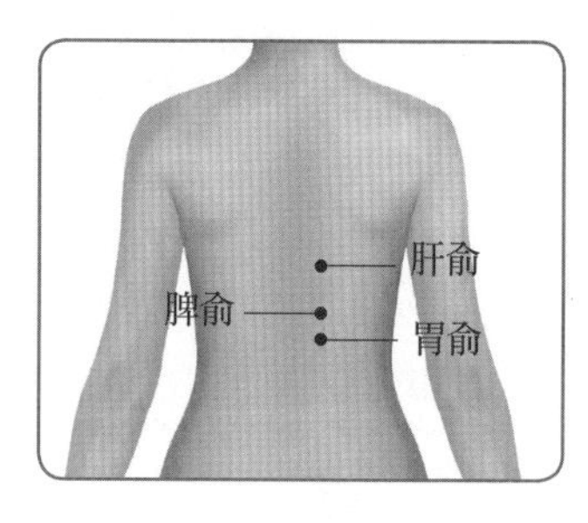

○刺絡拔罐法

【取穴】大椎、身柱、脾俞、胃俞、中脘。

【操作方法】患者取俯臥位，術者先用三棱針點刺所選穴位，然後拔罐，使之出血。留罐 10～15 分鐘，起罐後擦淨皮膚上的血跡，隔日 1 次。

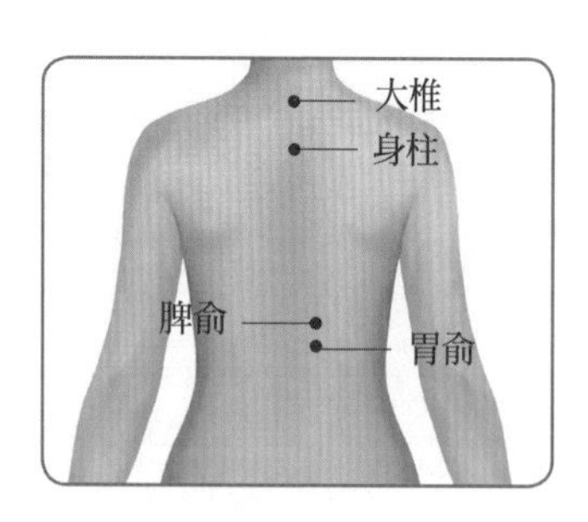

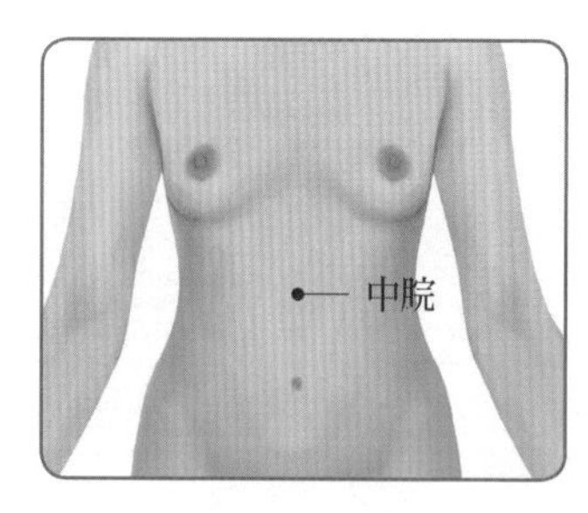

艾灸

○溫和灸

【取穴】足三里、三陰交。

【操作方法】患者取仰臥位。施術者立於患者身側，將艾條的一端點燃，對準應灸的腧穴部位，距離皮膚 2～3 公分，進行薰烤，使患者局部有溫熱感而無灼痛為宜，每穴灸 15～20 分鐘，灸至以患者感覺舒適、局部皮膚潮紅為度，每日灸 1～2 次。

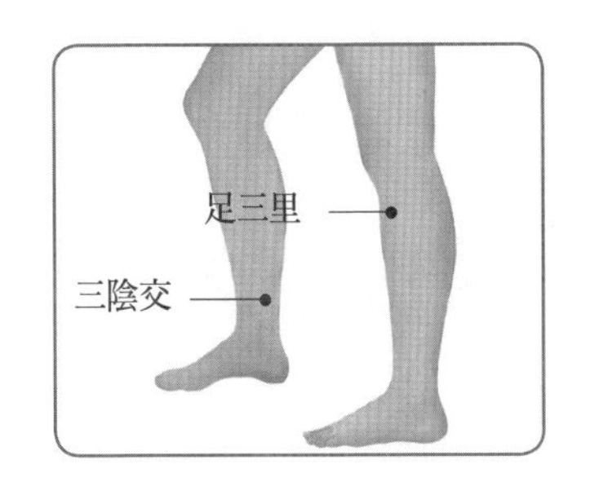

○迴旋灸

【取穴】膻中、中脘。

【操作方法】點燃艾條，懸於施灸部位上方約 3 公分高處。艾條在施灸部位上左右往返移動，或反覆旋轉進行灸治。使皮膚有溫熱感而不至於灼痛。一般每穴灸 10～15 分鐘，移動範圍在 3 公分左右。

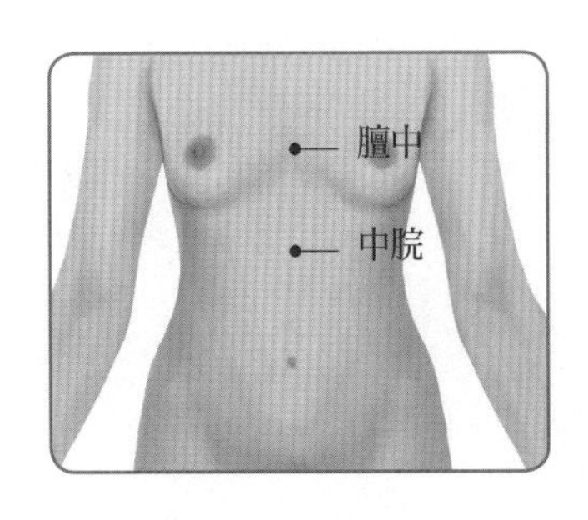

◆脂肪肝◆

脂肪肝是指由於各種原因引起的肝細胞內脂肪堆積過多的病變。輕度脂肪肝多無臨床症狀，易被忽視。約 25% 以上的脂肪肝患者臨床上無症狀，有的僅有疲乏感，而多數脂肪肝患者較胖。中、重度脂肪肝有類似慢性肝炎的表現，會有食慾不振、疲倦乏力、噁心、嘔吐、體重減輕、肝區或右上腹隱痛等症狀。

刮　痧

【取穴】肝俞、期門、章門、京門、三陰交、足三里、豐隆、陰陵泉。

【操作方法】患者取合適的體位。施術者找準穴位後，進行常規消毒，然後在所選穴位上均勻地塗抹刮痧油或潤膚乳。操作時，施術者一手持刮痧板，一手扶患者。用刮板棱角刮拭，先刮肝俞，再刮期門、章門、京門，最後刮陰陵泉、三陰交、足三里、豐隆，以出痧為度，切記刮時用力要輕柔。還可用刮板棱角點按章門、期門、肝俞、足三里等穴。

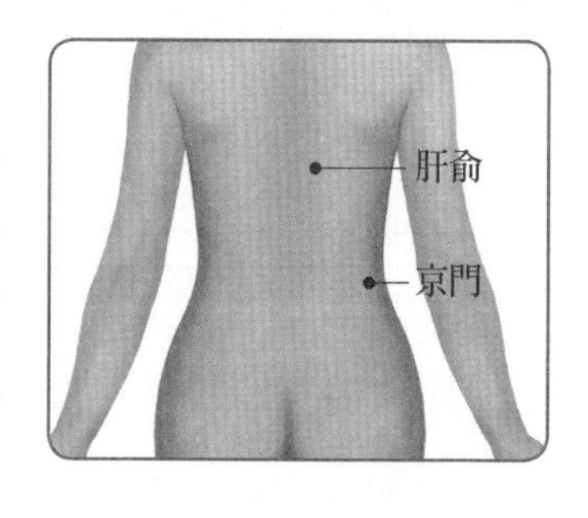

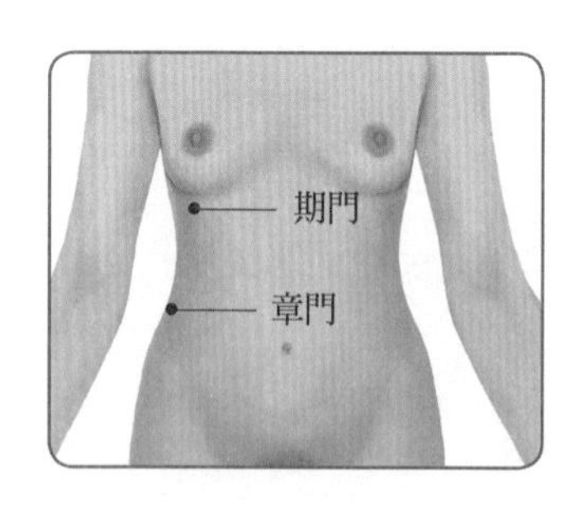

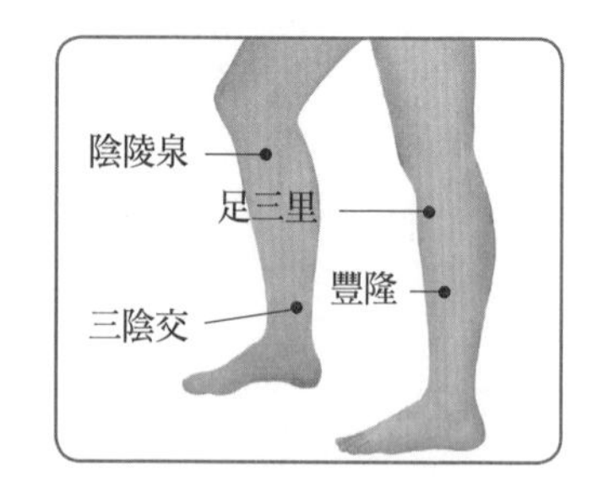

拔　罐

○留罐法

【取穴】膈俞、肝俞、脾俞、胃俞、足三里。

【操作方法】患者取合適的體位。施術者找準穴位，並進行常規消毒，選擇大小適宜的火罐。一手持夾著酒精棉的鑷子，一手持罐，將酒精棉點燃後伸入罐內旋轉片刻，迅速將棉球抽出，即刻將罐拔於穴位上。

根據所拔罐的負壓大小及患者的皮膚情況留罐 10～15 分鐘。每日或隔日 1 次。

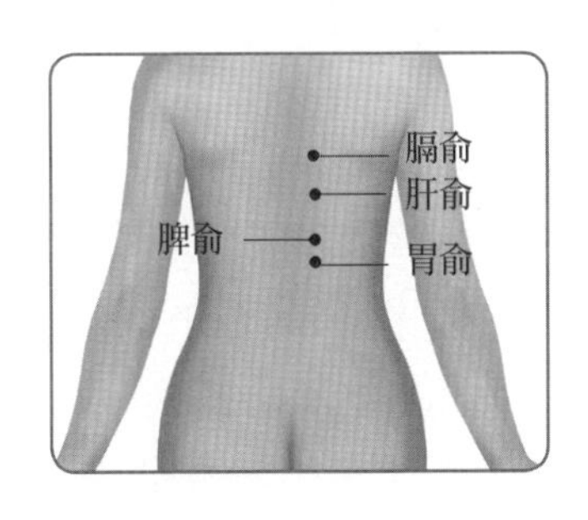

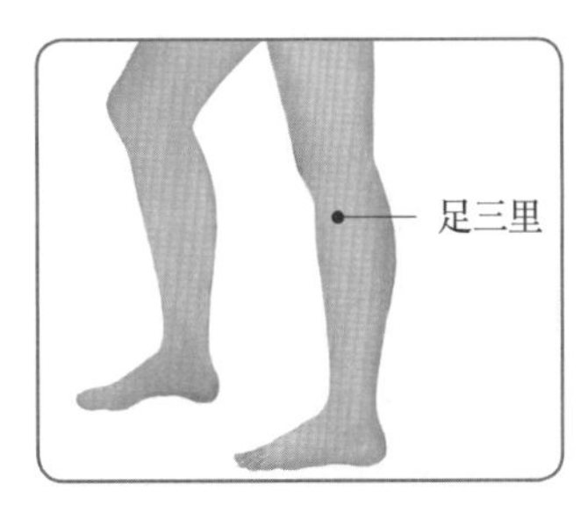

○走罐法

【取穴】膈俞至胃俞。

【操作方法】患者取俯臥位，充分暴露背部。施術者用適量凡士林均勻塗於背部皮膚。

根據患者的體型選擇大小適宜、罐口光滑的玻璃火罐，以閃火法使之吸附於背部皮膚，注意罐內負壓要適中，負壓過大則火罐移動困難，過小則易於脫落。沿膈俞至胃俞一線來回移動火罐，操作 2～3 分鐘。

○閃罐法

【取穴】中脘、期門、章門、天樞。

【操作方法】用鑷子夾住蘸有適量酒精的棉球，點燃後迅速送入罐底，立即抽出，將罐拔於施術穴位，然後將罐立即取下，按上述方法再次吸拔於施術穴位，反覆多次至皮膚潮紅為止。施術者應隨時掌握罐體溫度，如感覺罐體過熱，可更換另一罐繼續操作。

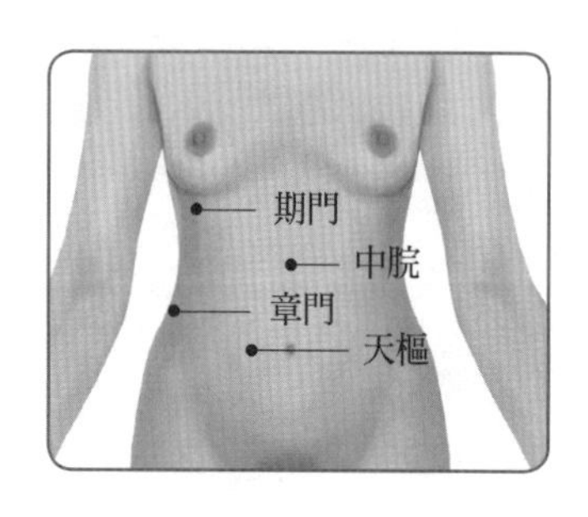

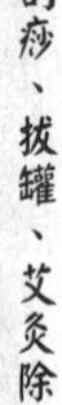

艾　灸

○溫和灸

【取穴】膈俞、肝俞、期門、足三里。

【操作方法】患者取合適的體位。施術者立於患者身側，將艾條的一端點燃，對準應灸的腧穴部位，距離皮膚 2～3 公分，進行薰烤，使患者局部有溫熱感而無灼痛為宜。每穴灸 15～20 分鐘，灸至患者感覺舒適、局部皮膚潮紅為度，每日灸 1～2 次。

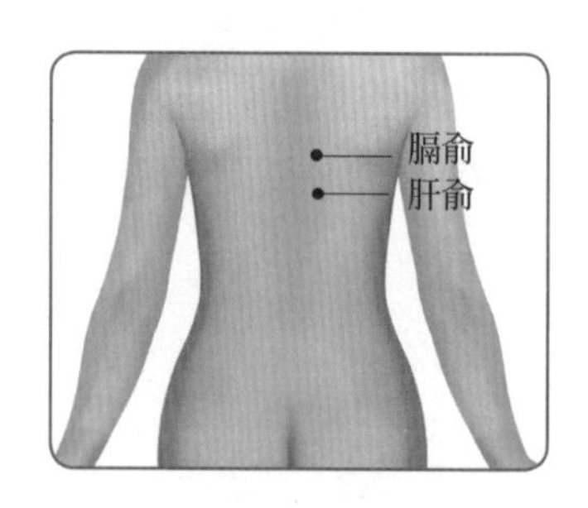

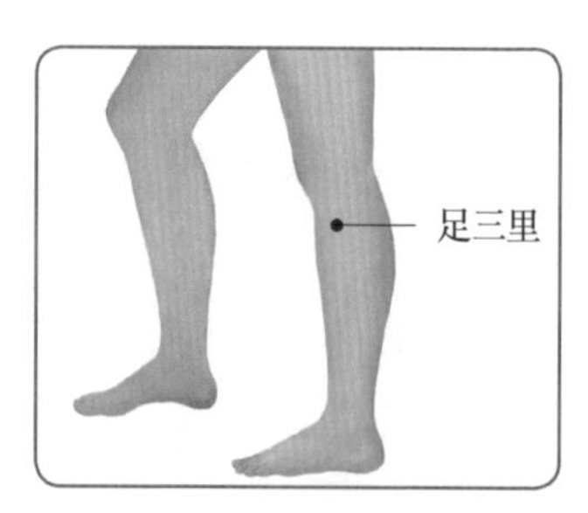

◆膽石症◆

膽石症是指膽管或膽囊產生膽石而引起劇烈的腹痛、黃疸、發熱等症狀的一種疾病。膽石症是最常見的膽道疾病。膽石症發作期主要症狀有上腹或右上腹劇烈絞痛，可放射至右肩背部，甚至可誘發心絞痛、發熱、噁心、嘔吐、腹脹和食慾下降、黃疸等。膽石症慢性期（發作間歇期）臨床症狀多不典型，可見右上腹或上腹不同程度地隱痛或刺痛，進食油膩食物或勞累後症狀加重。

本病屬中醫學「脇痛」、「黃疸」等範疇。

刮痧

【取穴】天宗、膽俞、背部阿是穴（壓痛點）、中脘、足三里。

【操作方法】患者取合適的體位。施術者找準穴位後，進行常規消毒，然後在所選穴位上均勻地塗抹刮痧油或潤膚乳。操作時，施術者一手持刮痧板，一手扶患者。用刮板棱角刮拭，先刮天宗、膽俞及背部阿是穴，再刮中脘，最後刮足三里。以出痧為度，切記刮時用力要輕柔。

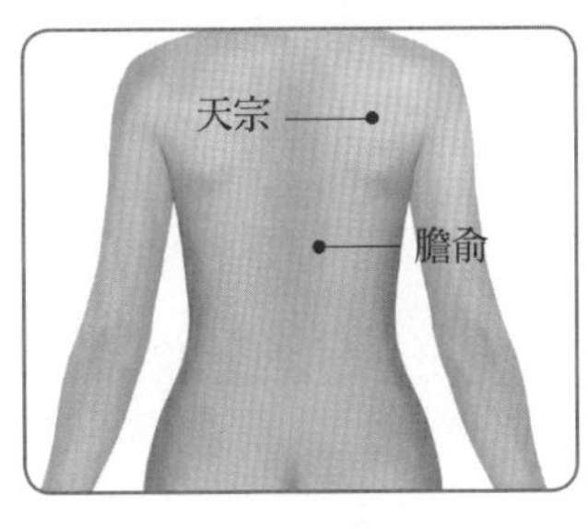

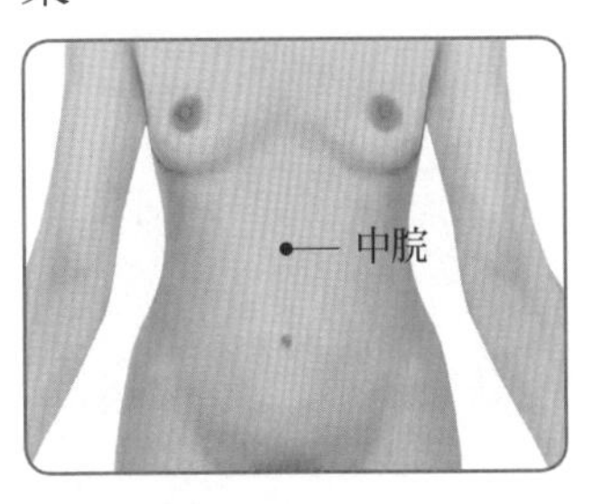

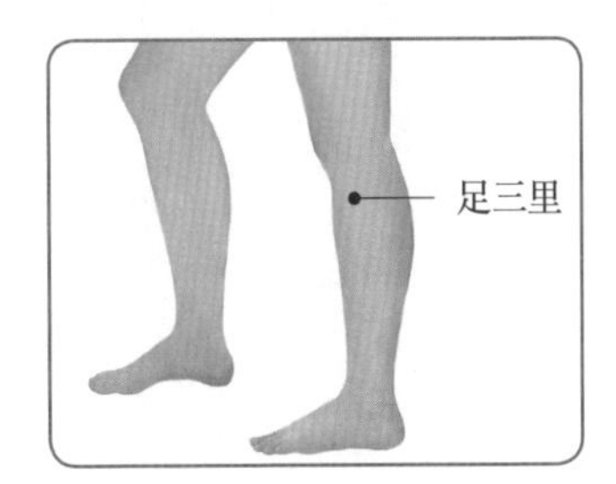

拔　罐

○刺絡拔罐法

【取穴】日月、期門、中脘。

【操作方法】患者取仰臥位。施術者將所選穴位進行常規消毒，用三棱針點刺每穴 3～5 下，各穴拔罐。

在負壓的作用下，拔出少許血液，一般每穴出血 8～10 毫升為宜。起罐後擦淨皮膚上的血跡，每日 1 次。

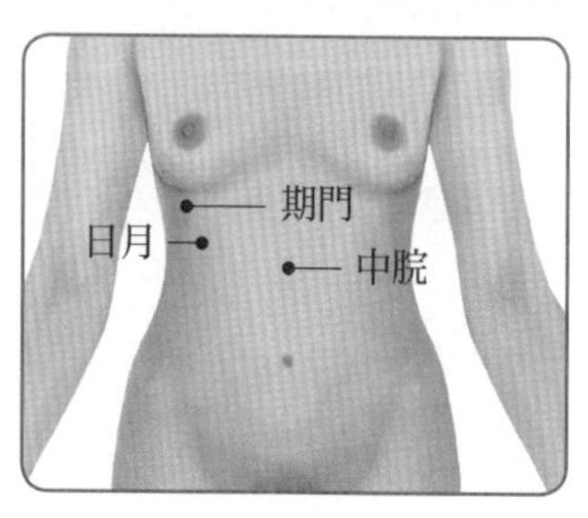

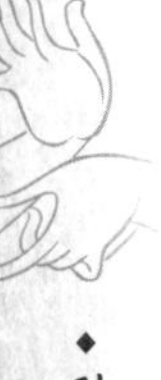

艾　灸

○溫和灸

【取穴】肝俞、膽俞、陽陵泉。

【操作方法】患者取合適的體位。施術者立於患者身側，將艾條的一端點燃，對準應灸的腧穴部位，距離皮膚 2～3 公分，進行薰烤，使患者局部有溫熱感而無灼痛為宜。每穴灸 15～20 分鐘，灸至患者感覺舒適、局部皮膚潮紅為度，每日灸 1～2 次。

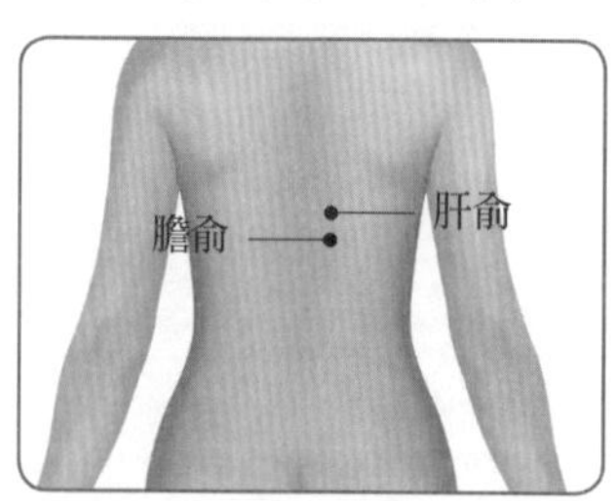

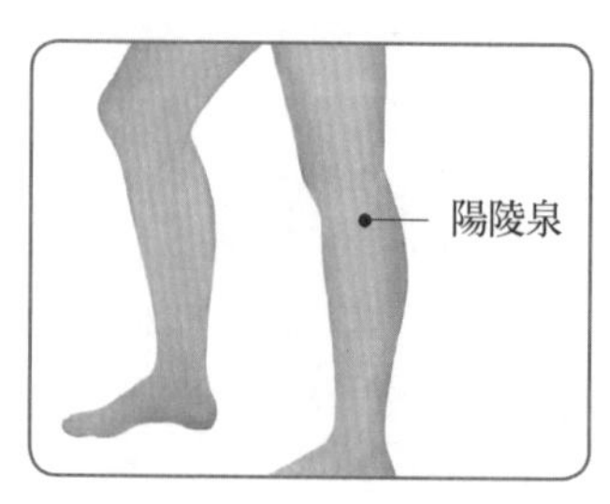

○溫針灸

【取穴】日月、中脘、太衝。

【操作方法】將針刺入腧穴得氣並給予適當補瀉手法，留針時將純淨細軟的艾絨捏在針尾上，或用長 1～2 公分的艾條，插在針柄上，點燃施灸。待艾絨或艾條燒完後除去灰燼，將針取出。

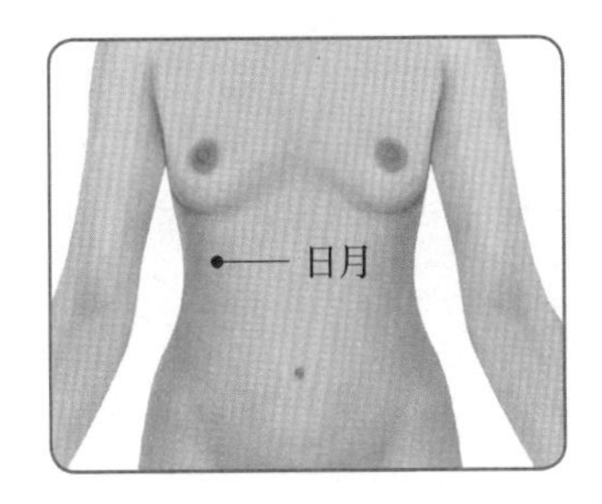

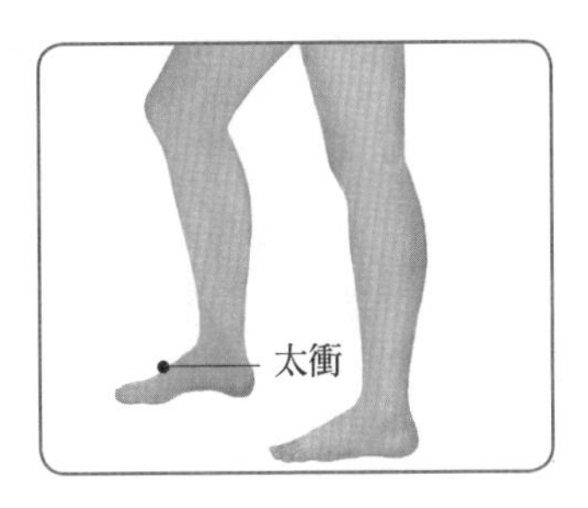

小叮嚀

減低食物中的脂肪含量，不吃肥肉、油炸和含脂肪多的食品。還要少吃含膽固醇多的食品如蛋黃、魚子及動物的腦、肝、腎等。烹製食品的時候，應以燉、燴、蒸、煮為主。

◆單純性肥胖症◆

肥胖病是一種慢性疾病，是指機體內熱量的攝入大於消耗，造成體內脂肪堆積過多，導致體重超常。實測體重超過標準體重20%以上，並且脂肪百分率（F%）超過30%者稱為肥胖；實測體重超過標準體重，但小於20%者稱為超重。肥胖病係指單純性肥胖，即內分泌—代謝病為病因者除外。肥胖發生率女性多於男性，35歲以後發生率增高，以50歲以上居多。

現今已經證實在肥胖人群中糖尿病、冠心病、高血壓、中風、膽石症及痛風等疾病的發病率普遍較高。

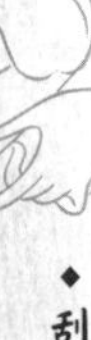

刮　痧

【取穴】身柱至命門、中脘、氣海至關元、豐隆、上巨虛、陰陵泉、三陰交。

【操作方法】患者取合適的體位，找準穴位後，進行常規消毒，然後在所選穴位上均勻地塗抹刮痧油或潤膚乳。

操作時，施術者一手持刮痧板，一手扶著患者。用刮板棱角刮拭，先刮身柱至命門，再刮中脘、氣海至關元，最後刮豐隆、上巨虛、陰陵泉、三陰交，以出痧為度，切記刮時用力輕柔。

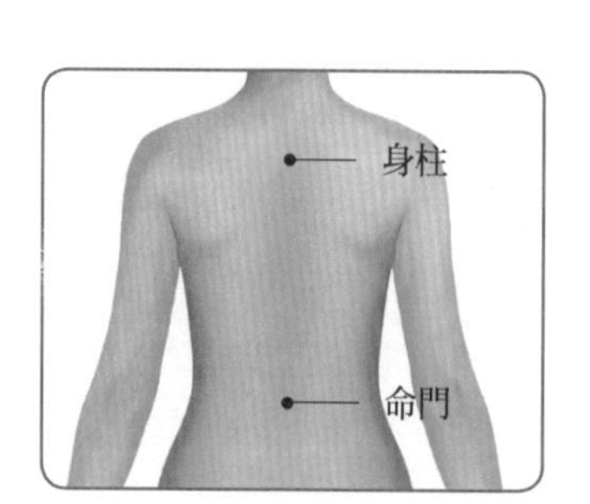

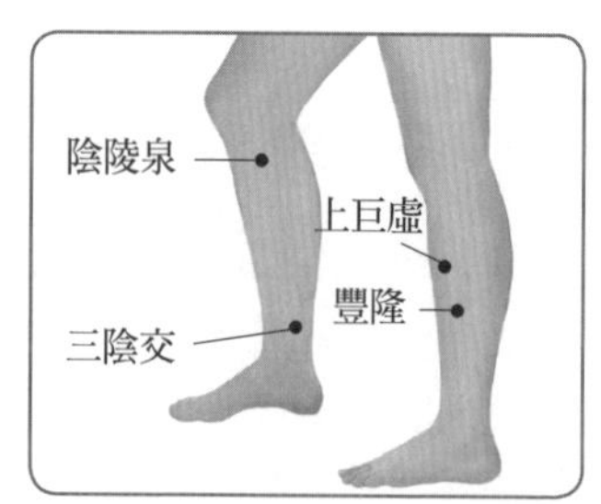

拔　罐

○留罐法

【取穴】①脾俞、胃俞、中脘、氣海、天樞、關元、足三里；

②脾俞、三陰交、足三里。第 1 次配關元、水道；第 2 次配中脘、天樞。

【操作方法】患者取合適的體位，找準穴位，並進行常規消毒，一手持夾著酒精棉的鑷子，一手持罐，將酒精棉點燃後伸入罐內旋轉片刻，迅速將棉球抽出，即刻將罐拔於穴位上。

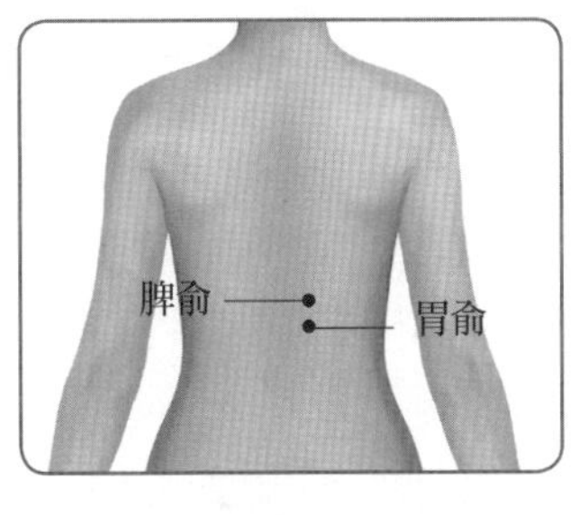

根據所拔罐的負壓大小及患者的皮膚情況留罐 10～15 分鐘。每日或隔日 1 次。兩組穴位交替使用。

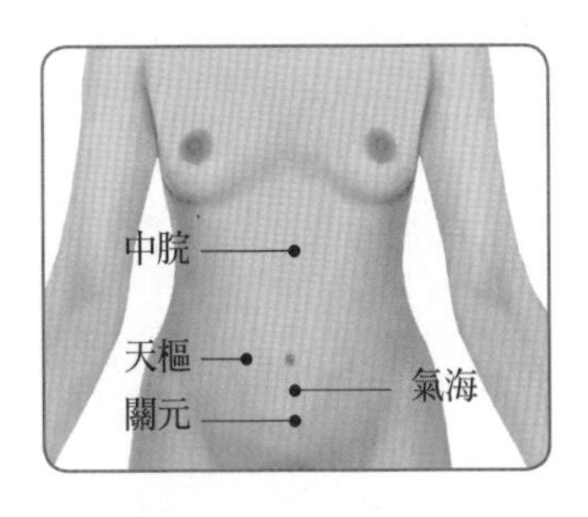

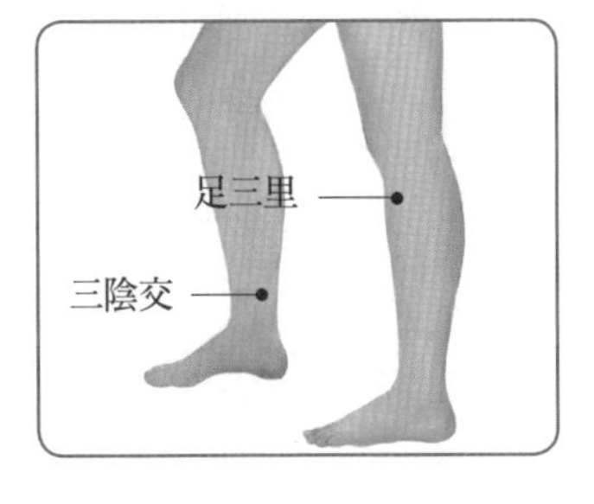

○針罐法

【取穴】阿是穴（肥胖局部）、中脘、天樞、關元、足三里、巨闕、大橫、氣海、豐隆、三陰交。大腿圍、臀圍較大者，加箕門、髀關。

【操作方法】施術者將毫針快速刺入皮下，輕捻緩進，待患者感到局部酸、沉、脹，並向下行至少腹，施術者感到針下沉緊，如魚吞釣餌，然後留針拔罐；10 分鐘起罐，再行留針 15 分鐘。

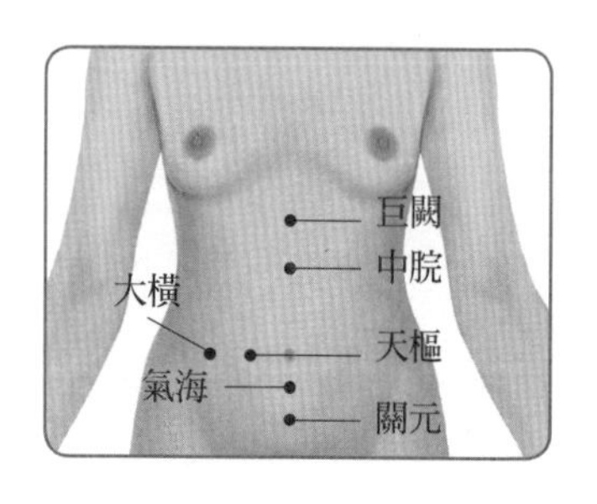

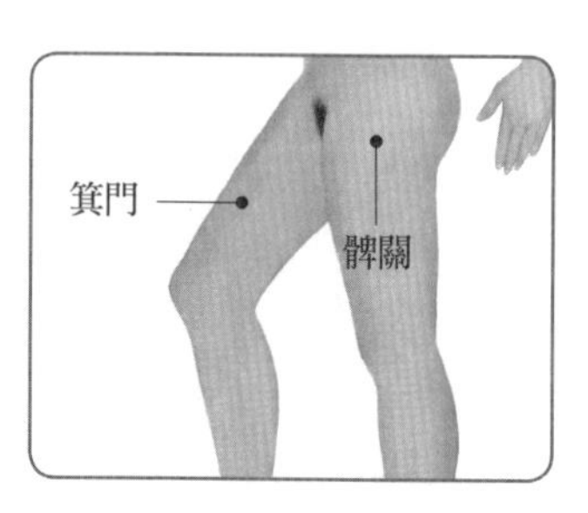

艾　灸

○隔薑灸

【取穴】三焦俞、大椎、命門、三陰交、地機。

【操作方法】將鮮生薑切成厚約 0.3 公分的生薑片，用針扎孔數個，置施灸穴位上，用大、中艾炷點燃放在薑片中心施灸。若患者有灼痛感可將薑片提起，使之離開皮膚片刻，旋即放下，再行灸治，反覆進行。

一般各穴每次施灸 5～7 壯，每日灸 1～2 次，30 次為 1 個療程。

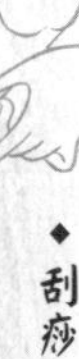

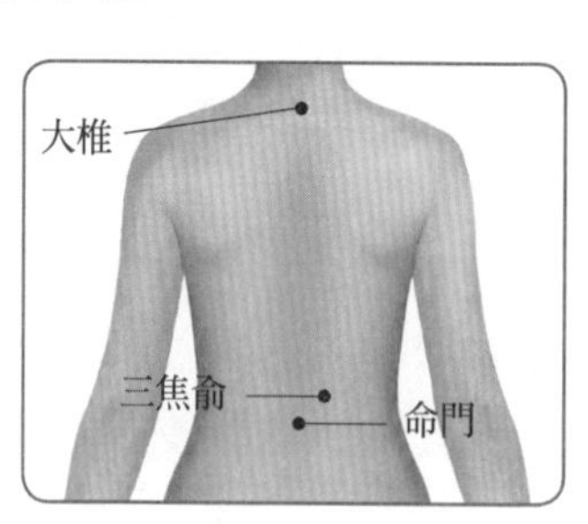

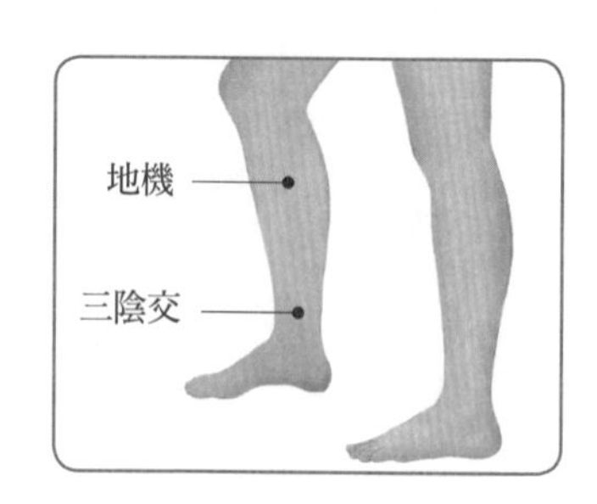

◆落　枕◆

落枕，又稱「失枕」、「失頸」，是頸項部常見的軟組織損傷疾患，是急性單純性頸項部強痛，活動受限的一種病症。以急性頸部肌肉痙攣、強直、酸脹、疼痛和頸部運動功能障礙為主要臨床表現，輕者數日自癒，重者疼痛嚴重並向頭部及上肢放射，可持續數週。

此症多由睡眠姿勢不當，枕頭過高或過低，使頸部一側肌群在較長時間內處於高度伸展狀態而發生痙攣，睡眠頸部吹風受涼引起，同時多發於晨起之後。

刮　痧

【取穴】大椎、天柱至肩井、肩井至肩外俞、肩中俞、後谿、懸鐘。

【操作方法】患者取合適的體位，找準穴位後，進行常規消毒，然後在所選穴位上均勻地塗抹刮痧油或潤膚乳。

操作時，施術者一手持刮痧板，一手扶著患者。用刮板棱角刮拭，先刮大椎、天柱至肩井，再刮肩井至肩外俞、肩中俞，然後刮後谿，最後刮懸鐘。

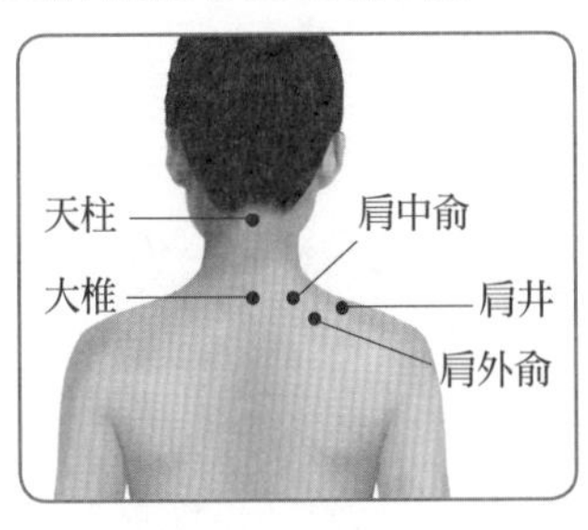

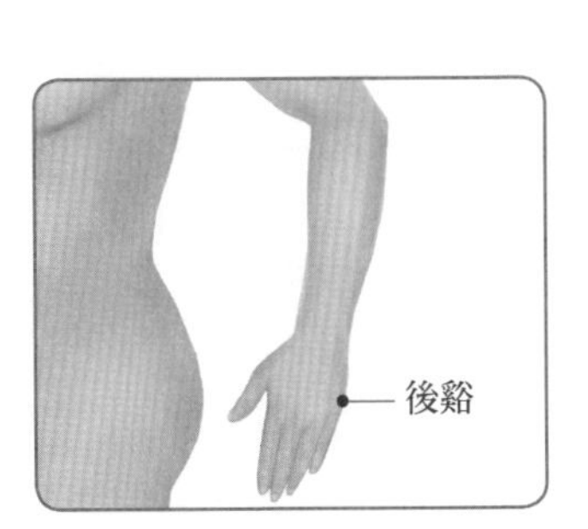

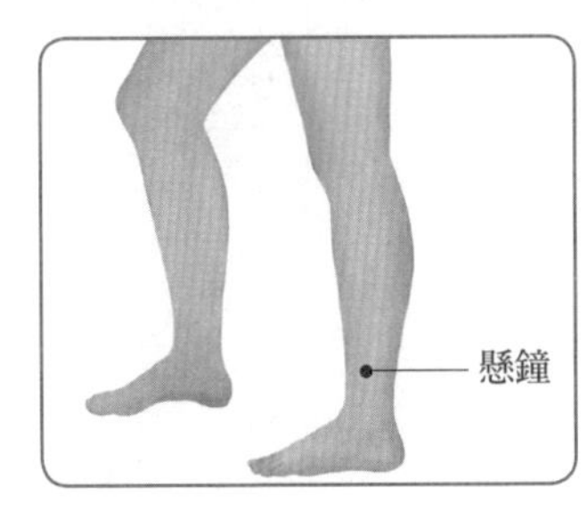

拔　罐

○留罐法

【取穴】風池、大椎、肩井、肩外俞、天宗。

【操作方法】患者取合適的體位，找準穴位，並進行常規消毒，選擇大小適宜的火罐。一手持夾著酒精棉的鑷子，一手持罐，將酒精棉點燃後伸入罐內旋轉片刻，迅速將棉球抽出，即刻將罐拔於穴位上。

根據所拔罐的負壓大小及患者的皮膚情況留罐 10～15 分鐘。每日或隔日 1 次。

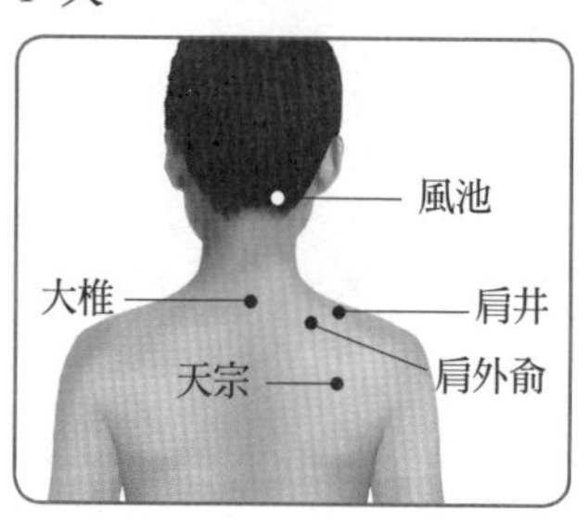

○針罐法

【取穴】風池、肩井、阿是穴、曲池、後谿。

【操作方法】風池、後谿針刺，施術者將毫針快速刺入皮下，輕撚緩進，待患者感到局部酸、沉、脹，術者感到針下沉緊，如魚吞鈎餌。

餘穴拔罐，留罐 10～15 分鐘，每日 1 次。

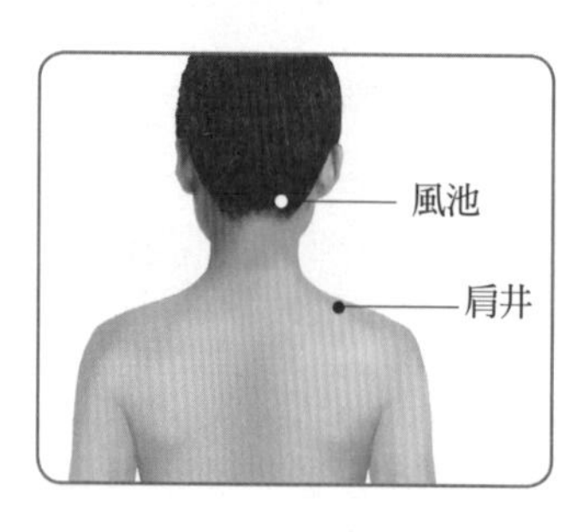

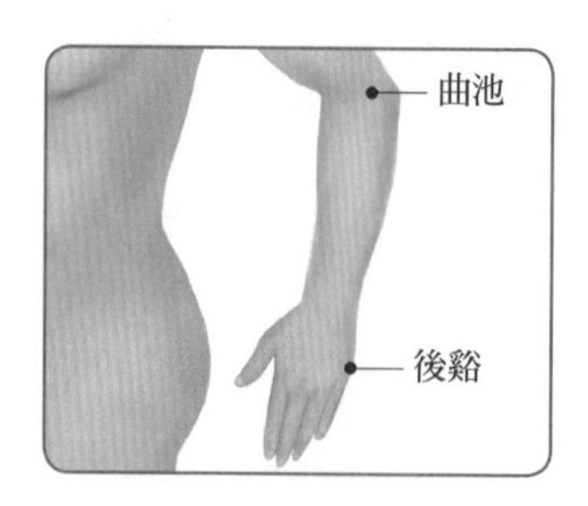

艾　灸

○迴旋灸

【取穴】大椎、頸夾脊、肩井。

【操作方法】點燃艾條，懸於施灸部位上方約 3 公分高處。艾條在施灸部位上左右往返移動，或反覆旋轉進行灸治。使皮膚有溫熱感而不至於灼痛。一般每穴灸 10～15 分鐘，移動範圍在 3 公分左右。

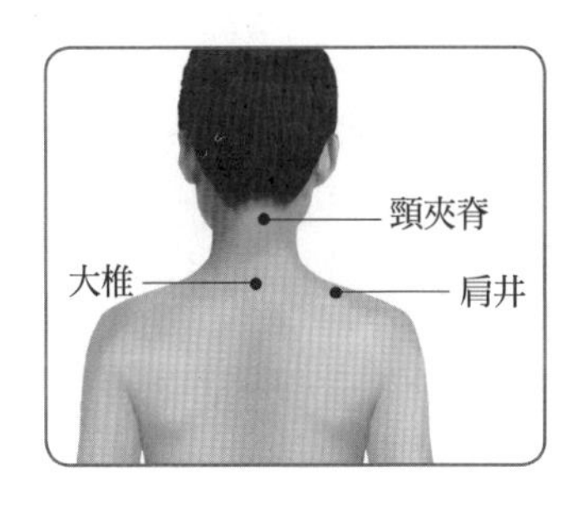

○溫盒灸

【取穴】天柱、大椎、肩井、肩外俞。

【操作方法】施灸時，把溫灸盒安放於應灸部位的中央，點燃艾捲後，置鐵紗上，蓋上盒蓋，放置穴位或患處。每次可灸 15～30 分鐘。

小叮嚀

米醋可活血化瘀、散寒止痛，加熱後可用於治療落枕。取乾淨紗布（或棉質手帕）浸入約300毫升米醋中，然後將浸濕的紗布折3疊，平敷在疼痛部位，再用熱水袋覆蓋紗布，溫度以自覺溫熱為宜，保持30分鐘，疼痛即可緩解。

◆頸椎病◆

頸椎病是指因頸椎退行性變引起頸椎管或椎間孔變形、狹窄，刺激、壓迫頸部脊髓、神經根、交感神經，造成其結構或功能性損害所引起的臨床表現。主要症狀是頭、頸、肩、背、手臂痠痛，頸脖子僵硬，活動受限。頸肩痠痛可放射至頭枕部和上肢，有的伴有頭暈，重者伴有噁心嘔吐，臥床不起，少數可有眩暈，猝倒。當頸椎病累及交感神經時可出現頭暈、頭痛、視力模糊、眼脹、眼乾、睜眼不開、耳鳴、平衡失調、心動過速、心慌，胸部緊束感，有的甚至出現胃腸脹氣等症狀。常伴有失眠、煩躁、發怒、焦慮、憂鬱等症狀。本病在中醫學中屬於「骨痺」、「肩頸痛」、「風濕痺痛」範疇。

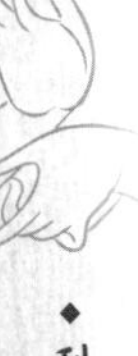

刮　痧

【取穴】風池至肩井、天柱、大椎、大杼、天宗、曲池、合谷。

【操作方法】患者取合適的體位，找準穴位後，進行常規消毒，然後在所選穴位上均勻地塗抹刮痧油或潤膚乳。

操作時，施術者一手持刮痧板，一手扶著患者。用刮板棱角刮拭，先刮肩背部風池至肩井，再刮背部的天柱、大椎、大杼和天宗，最後刮上肢部的曲池和合谷。

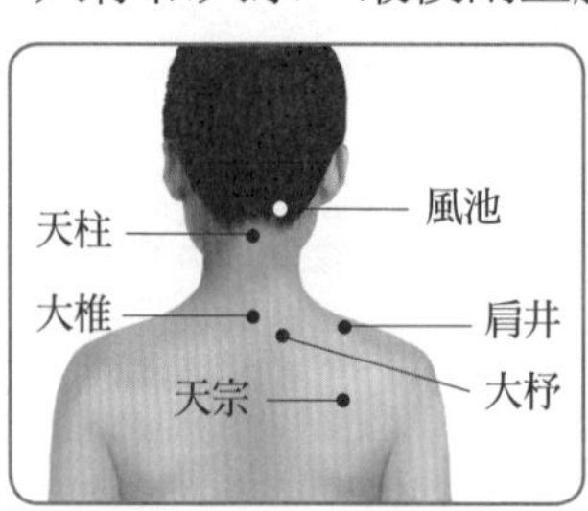

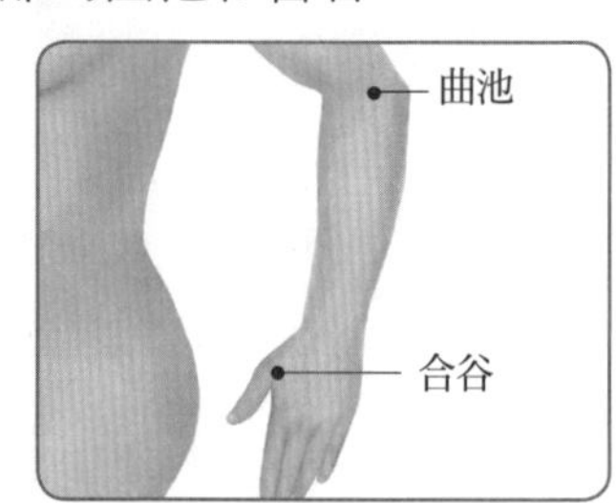

拔　罐

○留罐法

【取穴】風池、頸夾脊、大椎。

【操作方法】患者取合適的體位，找準穴位，並進行常規消毒，選擇大小適宜的火罐。一手持夾著酒精棉的鑷子，一手持罐，將酒精棉點燃後伸入罐內旋轉片刻，迅速將棉球抽出，即刻將罐拔於穴位上。

根據所拔罐的負壓大小及患者的皮膚情況留罐 10～15 分鐘。每日或隔日 1 次。

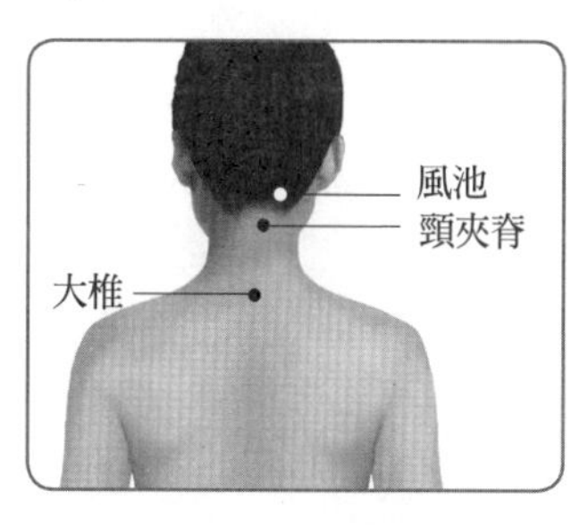

艾　灸

○溫和灸

【取穴】大椎、大杼、頸百勞、阿是穴。

【操作方法】患者取坐位。施術者立於患者身側，將艾條的一端點燃，對準應灸的腧穴部位，距離皮膚 2～3 公

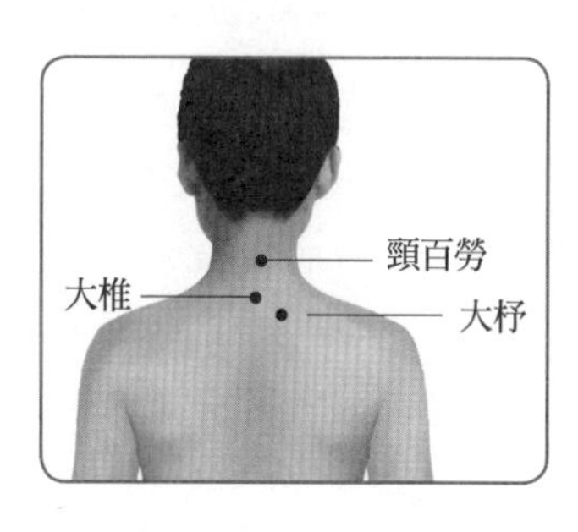

分，進行薰烤，使患者局部有溫熱感而無灼痛為宜，每穴灸15～20 分鐘，灸至以患者感覺舒適、局部皮膚潮紅為度，每日灸 1～2 次。

○隔薑灸

【取穴】風池、頸夾脊、大椎。

【操作方法】將鮮生薑切成厚約 0.3 公分的生薑片，用針扎孔數個，置施灸穴位上，用大、中艾炷點燃放在薑片中心施灸。若患者有灼痛感可將薑片提起，使之離開皮膚片刻，旋即放下，再行灸治，反覆進行，以局部皮膚潮紅濕潤為度。一般各穴每次施灸 5～7 壯，每日灸 1～2 次。

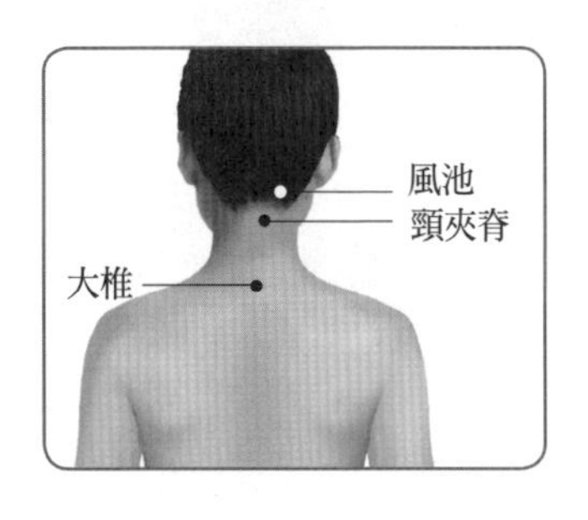

小叮嚀

辦公室工作者應在坐姿上儘可能保持自然的端坐位，頭部稍微向前傾，保持頭、頸、胸的正常生理曲線；也可增高或者降低桌面與椅子的高度比例來避免頭頸部過度後仰或者過度前傾。

長期伏案工作者在工作1～2小時後有目的地讓頭頸部左右轉動數次，轉動時應該輕柔、緩慢，以達到該方向最大運動範圍為準。

◆肩關節周圍炎◆

肩關節周圍炎，俗稱「凍結肩」、「漏肩風」，是肩周肌肉、肌腱、滑囊和關節囊等軟組織的慢性炎症。肩關節周圍炎是一種中老年人的常見病，女性多於男性，多見於體力勞動者，好發年齡在 50 歲左右，所以又稱「五十肩」。主要表現為肩關節疼痛及關節僵直。

疼痛可為陣發性或持續性，活動與休息均可出現，嚴重者一觸即痛，甚至半夜會痛醒。部分患者疼痛可向頸、耳、前臂或手放射，肩部可有壓痛。由於肩部上下左右活動受到不同程度的限制，病情嚴重的患者，連刷牙、洗臉、梳頭、脫衣等都有一定困難。

刮　痧

【取穴】肩髃、肩髎、阿是穴（痛點）、天宗、後谿、合谷。

【操作方法】患者取合適的體位，找準穴位後，進行常規消毒，然後在所選穴位上均勻地塗抹刮痧油或潤膚乳。

操作時，施術者一手持刮痧板，一手扶著患者。用刮板棱角刮拭，先刮肩髃、肩髎，再刮阿是穴（痛點），最後刮天宗、後谿和合谷。可以用刮板的棱角點揉痛點，以患者能耐受為度。

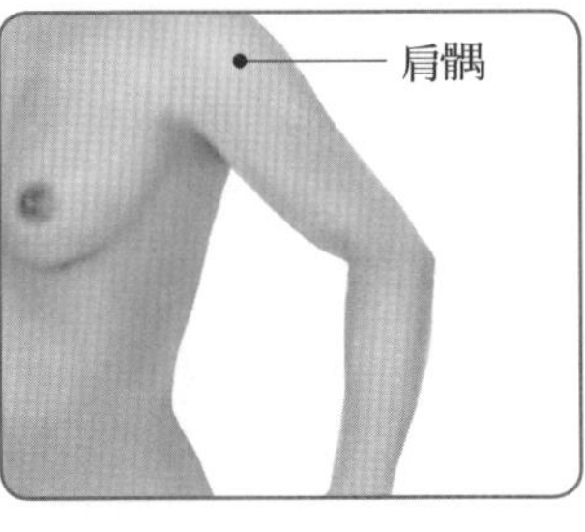

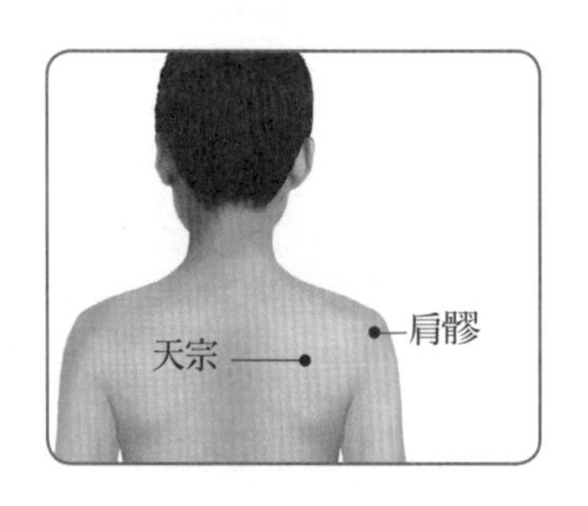

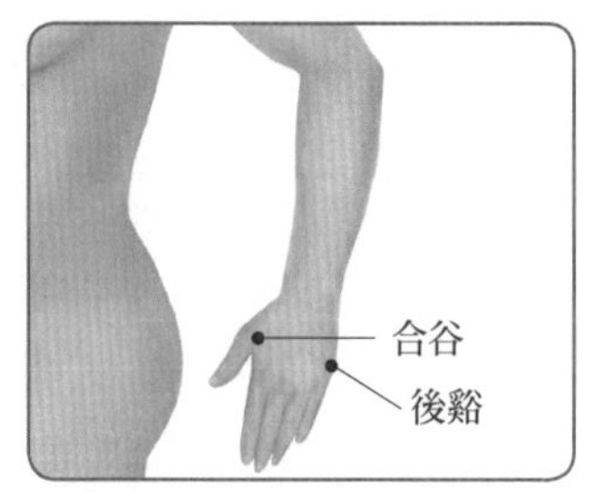

拔　罐

○留罐法

【取穴】肩井、肩髃、肩髎、天宗、大杼、曲池、外關。

【操作方法】患者取合適的體位，找準穴位，並進行常規消毒，選擇大小適宜的火罐。一手持夾著酒精棉的鑷子，一手持罐，將酒精棉點燃後伸入罐內旋轉片刻，迅速將棉球抽出，即刻將罐拔於穴位上。

根據所拔罐的負壓大小及患者的皮膚情況留罐 10～15 分鐘。每日或隔日 1 次。

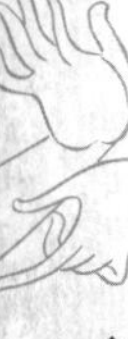

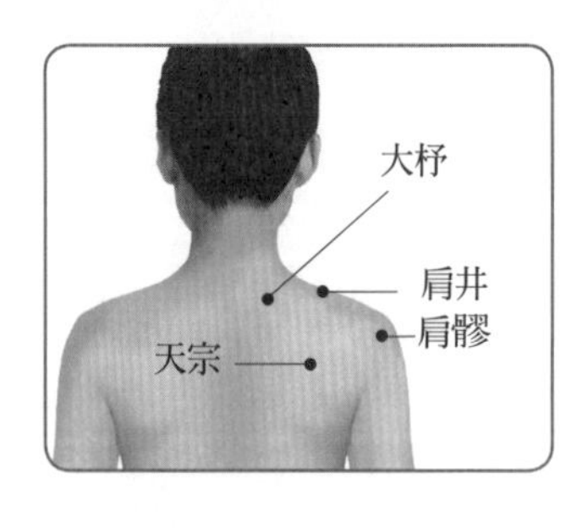

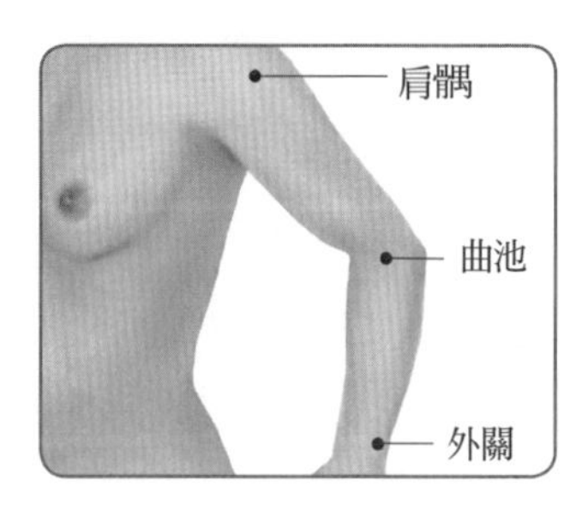

○走罐法

【取穴】病變局部。

【操作方法】患者取俯臥位，充分暴露肩部，在肩關節周圍塗適量潤滑油，拔罐，然後在疼痛範圍內行走罐，至皮膚出現瘀血為止。

根據患者的體型選擇大小適宜、罐口光滑的玻璃火罐，以閃火法使之吸附於背部皮膚，注意罐內負壓要適中，負壓過大則火罐移動困難，過小則易於脫落。

艾　灸

○溫和灸

【取穴】肩髃、肩髎、肩貞、臂臑、阿是穴、陽陵泉。

【操作方法】患者取合適的體位。施術者立於患者身側，將艾條的一端點燃，對準應灸的腧穴部位，距離皮膚2～3 公分，進行薰烤，使患者局部有溫熱感而無灼痛為宜，每穴灸 15～20 分鐘，灸至以患者感覺舒適、局部皮膚潮紅為度，每日灸 1～2 次。

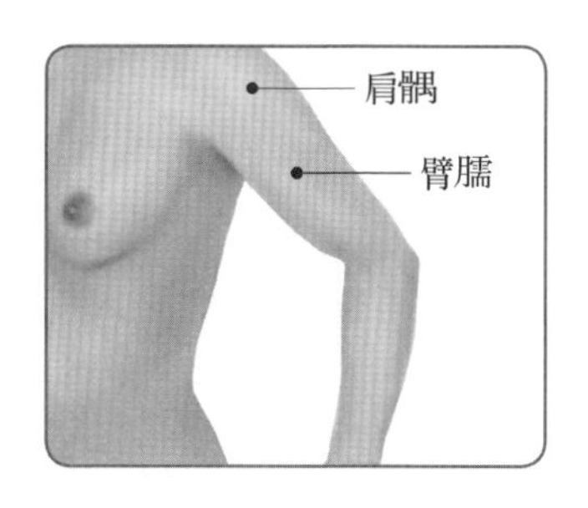

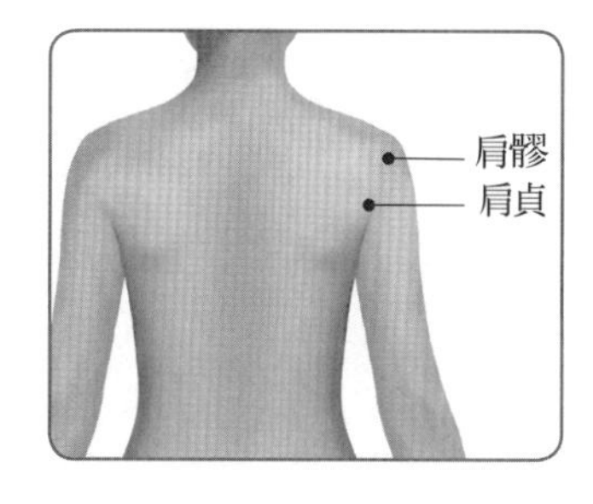

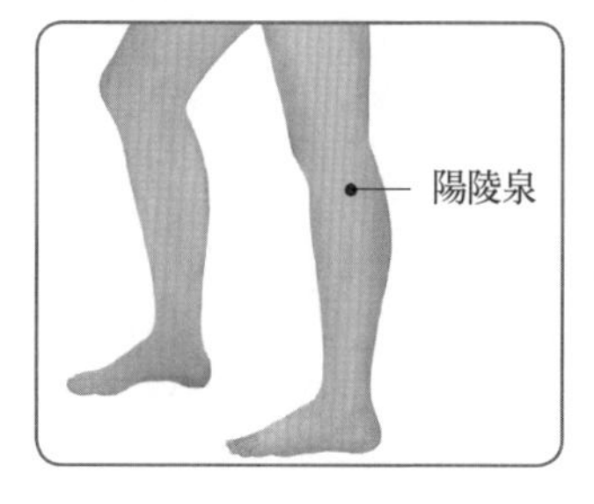

◆腰椎間盤突出症◆

腰椎間盤突出症是指腰椎椎間盤及腰椎骨退行性變而壓迫其周圍的神經、血管及其他組織引起一系列症狀的綜合徵。

現代醫學認為腰椎間盤突出症是由於腰椎間盤退變，腰椎間發生失穩，腰椎內外應力失衡，在某種可誘發椎間隙壓力突然增高的因素作用下，導致纖維環膨出或髓核穿過已變性、薄化的纖維環進入椎管前方或髓核穿過椎板侵入椎體邊緣，使神經根、硬膜囊受壓或髓核破裂對相鄰組織產生化學刺激，使周圍組織炎性水腫而產生腰痛、下肢痛或膀胱、直腸功能障礙的一系列臨床症狀。

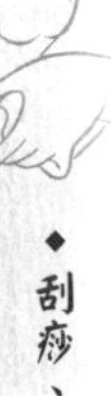

刮痧

【取穴】腎俞、大腸俞、關元俞、環跳、風市、陽陵泉、承扶、殷門、委中、承山。

【操作方法】患者取合適的體位，找準穴位後，進行常規消毒，然後在所選穴位上均勻地塗抹刮痧油或潤膚乳。

操作時，施術者一手持刮痧板，一手扶著患者。用刮板棱角刮拭，先刮腎俞、大腸俞和關元俞，再自上而下刮環跳、承扶、殷門、風市、陽陵泉、委中、承山。

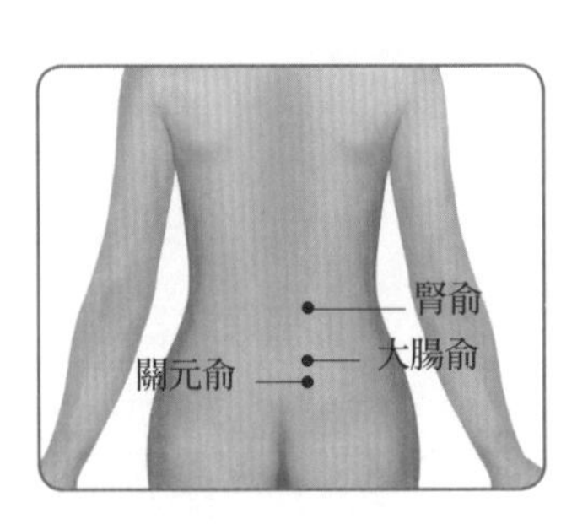

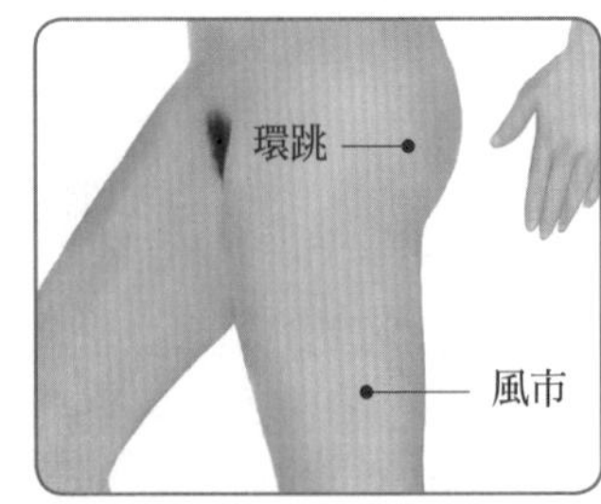

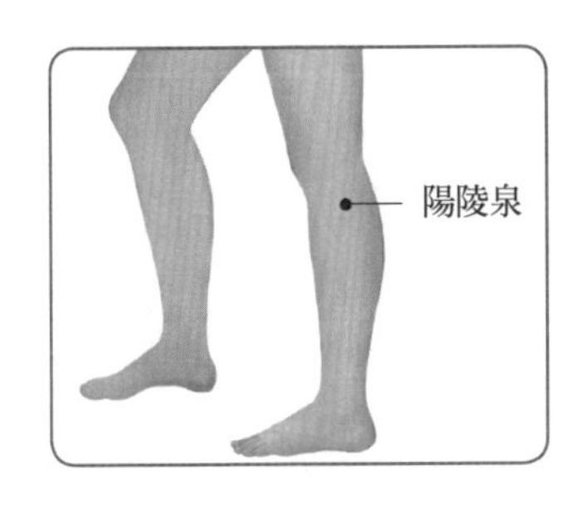

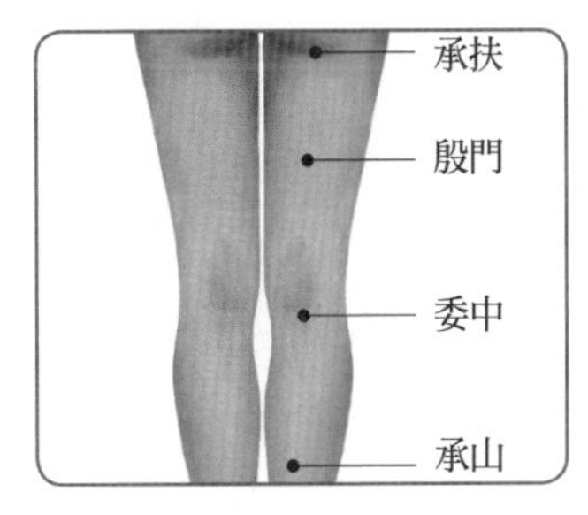

拔　罐

○留罐法

【取穴】腎俞、大腸俞、委中、陽陵泉、崑崙。

【操作方法】患者取合適的體位，找準穴位，並進行常規消毒，選擇大小適宜的火罐。一手持夾著酒精棉的鑷子，一手持罐，將酒精棉點燃後伸入罐內旋轉片刻，迅速將棉球抽出，即刻將罐拔於穴位上。

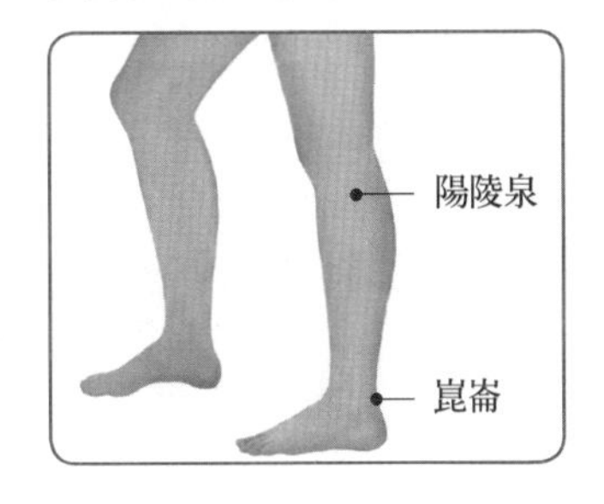

根據所拔罐的負壓大小及患者的皮膚情況留罐 10～15 分鐘。每日或隔日 1 次。

○走罐法

【取穴】腰椎夾脊、阿是穴。

【操作方法】患者取俯臥位，充分暴露腰部，用適量凡士林均勻塗於腰部皮膚。當罐吸緊後，從上向下移動罐約 2 公分，即將罐向上提到一定程度火罐傾斜走氣即取下，再由下向上照前法操作。

根據患者的體型選擇大小適宜、罐口光滑的玻璃火罐，以閃火法使之吸附於背部皮膚，注意罐內負壓要適中，負壓過大則火罐移動困難，過小則易於脫落。

艾　灸

○迴旋灸

【取穴】阿是穴、腎俞、大腸俞、腰陽關、腰眼。

【操作方法】點燃艾條，懸於施灸部位上方約 3 公分高處。艾條在施灸部位上左右往返移動，或反覆旋轉進行灸治。使皮膚有溫熱感而不至於灼痛。

一般每穴灸 10～15 分鐘，移動範圍在 3 公分左右。

○溫針灸

【取穴】阿是穴、腎俞、大腸俞、腰陽關、腰眼、委中。

【操作方法】將針刺入腧穴得氣後並給予適當補瀉手法而留針時，將純淨細軟的艾絨捏在針尾上，或用長 1～2 公分的艾條，插在針柄上，點燃施灸。待艾絨或艾條燒完後除去灰燼，將針取出。

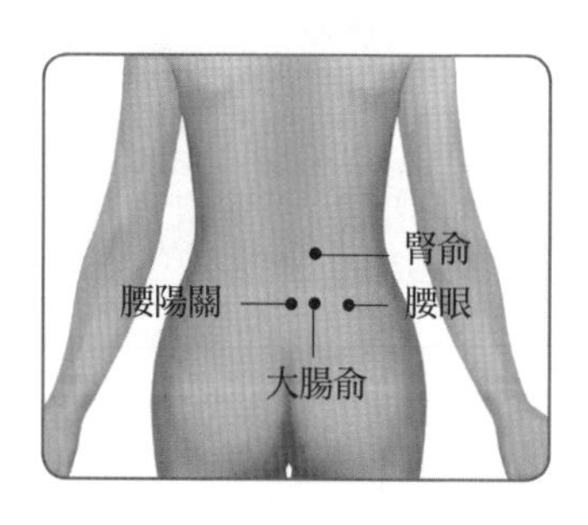

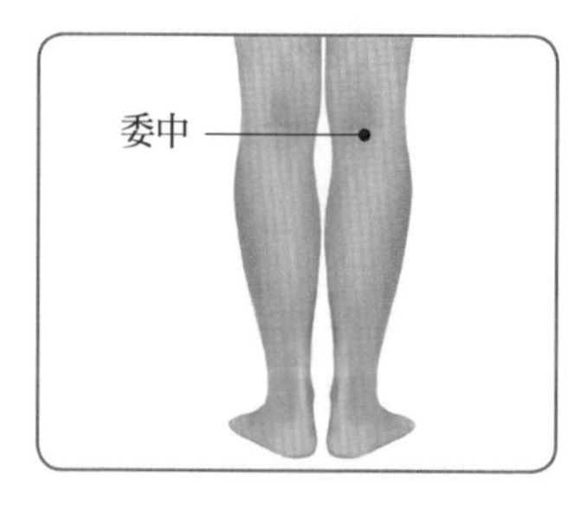

◆急性腰扭傷◆

急性腰扭傷又稱為「閃腰」，是指腰部的肌肉、筋膜、韌帶、椎間小關節、腰骶關節或骶髂關節因過度扭曲或牽拉超過腰部正常活動範圍所致的急性損傷。

多見於青壯年，發病多由於肢體超限度負重，姿勢不正確，動作不協調，突然失足，猛烈提物，活動時沒有準備，活動範圍過大等。

本病在中醫學中屬於「腰痛」範疇。

刮　痧

【取穴】阿是穴、華佗夾脊、腎俞、志室、腰眼、委中。

【操作方法】患者取俯臥位。施術者找準穴位後，進行常規消毒，然後在所選穴位上均勻地塗抹刮痧油或潤膚乳。

操作時，施術者一手持刮痧板，一手扶患者。用刮板棱角刮拭，先刮扭傷局部的阿是穴（腰背部壓痛點）和華佗夾脊穴，再刮腎俞、志室和腰眼，最後刮下肢部的委中。

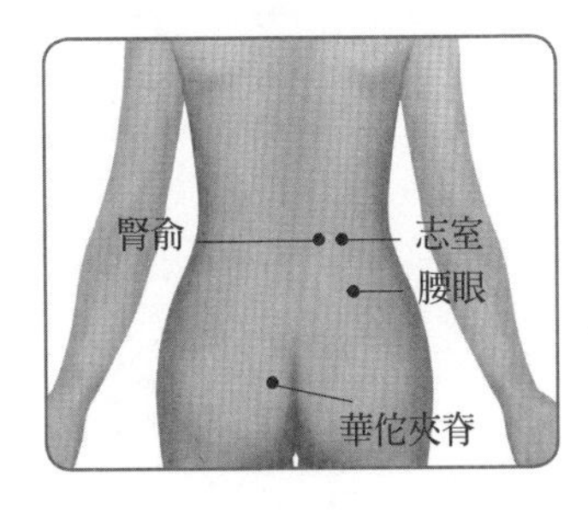

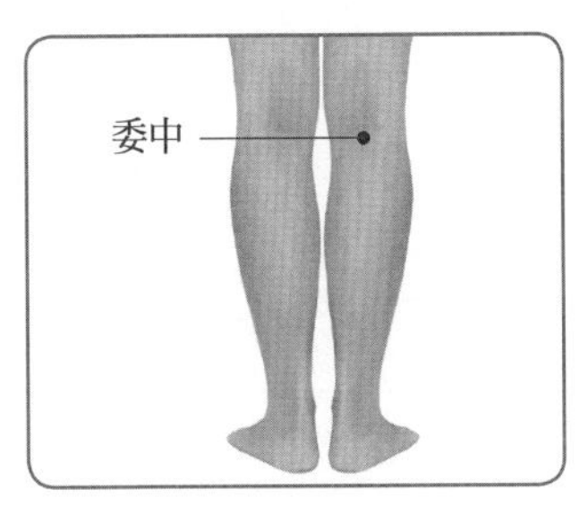

拔罐

○留罐法

【取穴】阿是穴、大腸俞。

【操作方法】施術者找準穴位，並進行常規消毒，選擇大小適宜的火罐。一手持夾著酒精棉的鑷子，一手持罐，將酒精棉點燃後伸入罐內旋轉片刻，迅速將棉球抽出，即刻將罐拔於穴位上。

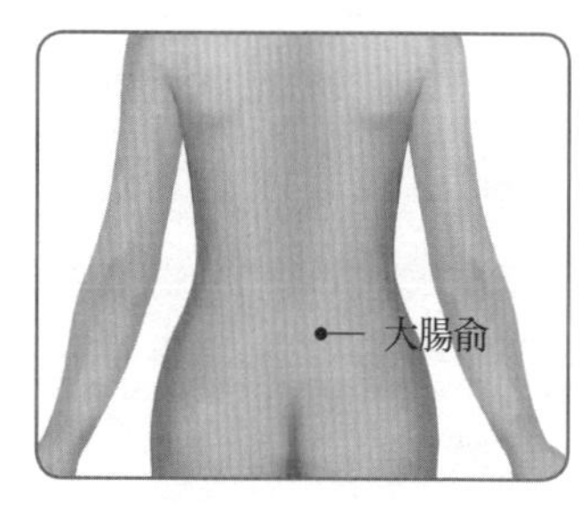

根據所拔罐的負壓大小及患者的皮膚情況留罐 10～15 分鐘。每日或隔日 1 次。

艾　灸

○溫和灸

【取穴】阿是穴、腎俞、大腸俞、腰陽關。

【操作方法】患者取仰臥位。施術者立於患者身側，將艾條的一端點燃，對準應灸的腧穴部位，距離皮膚 2～3 公分，進行薰烤，使患者局部有溫熱感而無灼痛為宜，每穴灸 15～20 分鐘，灸至患者感覺舒適、局部皮膚潮紅為度，每日灸 1～2 次。

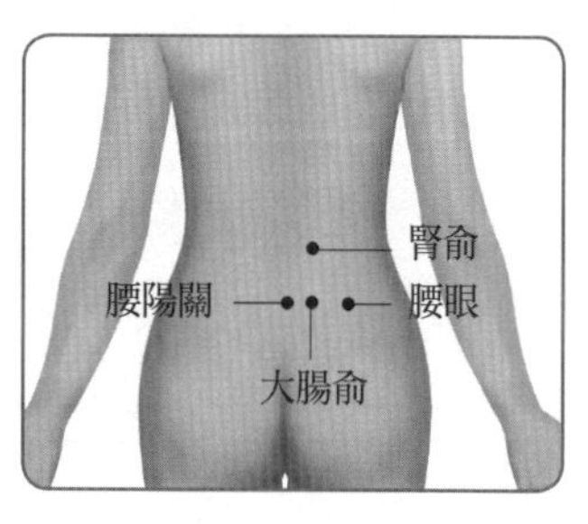

○迴旋灸

【取穴】阿是穴、腎俞、大腸俞、腰陽關、腰眼。

【操作方法】點燃艾條，懸於施灸部位上方約 3 公分高處。艾條在施灸部位上左右往返移動，或反覆旋轉進行灸治。使皮膚有溫熱感而不至於灼痛。一般每穴灸 10～15 分鐘，移動範圍在 3 公分左右。

◆踝關節扭傷◆

踝關節是負重較大的關節，踝關節扭傷是關節扭傷中最常見的。關節扭傷是指在外力作用下，關節驟然向一側活動而超過其正常活動度時，引起關節周圍軟組織如關節囊、韌帶、肌腱等發生撕裂傷。

踝關節扭傷臨床上以外踝部韌帶損傷多見，急性扭傷會立即出現疼痛、腫脹、活動受限等症狀。

刮　痧

【取穴】三陰交、太谿、解谿、崑崙、丘墟、阿是穴（痛點）。

【操作方法】患者取合適的體位，找準穴位後，進行常規消毒，然後在所選穴位上均勻地塗抹刮痧油或潤膚乳。

操作時，施術者一手持刮痧板，一手扶著患者。用刮板棱角刮拭，先刮三陰交、太谿，再點揉解谿、崑崙、丘墟和阿是穴（痛點）。

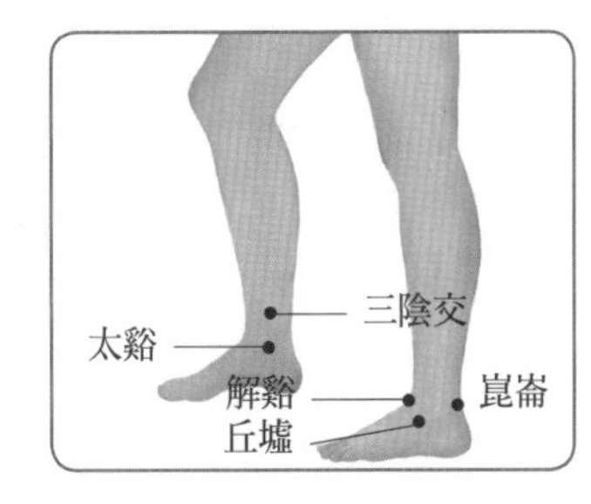

艾　灸

○溫和灸

【取穴】阿是穴、解谿。

【操作方法】患者取合適的體位。施術者立於患者身側，將艾條的一端點燃，對準應灸的腧穴部位，距離皮膚2～3 公分，進行薰烤，使患者局部有溫熱感而無灼痛為宜，每穴灸 15～20 分鐘，灸至以患者感覺舒適為宜，每日灸1～2次。

○迴旋灸

【取穴】合谷、阿是穴、丘墟、解谿。

【操作方法】點燃艾條，懸於施灸部位上方約3公分高處。艾條在施灸部位上左右往返移動，或反覆旋轉進行灸治。使皮膚有溫熱感而不至於灼痛。

一般每穴灸10～15分鐘，移動範圍在3公分左右。

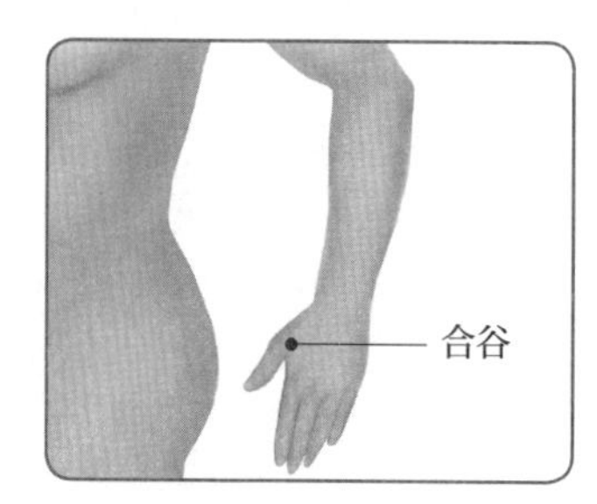

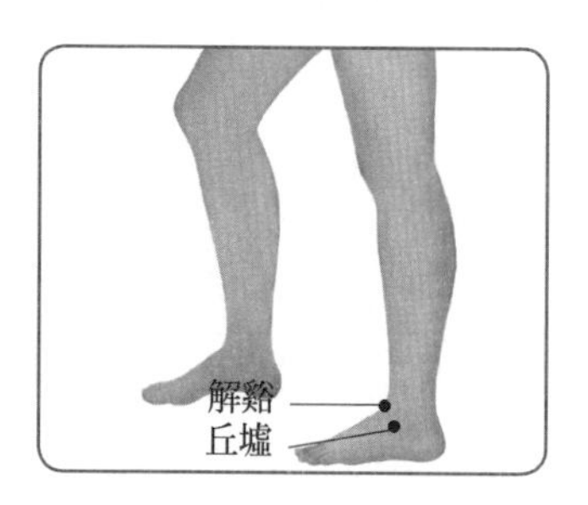

小叮嚀

一旦發生踝關節扭傷，應該抬高及固定損傷部位，使用冰袋或冷敷法，以減輕腫脹和疼痛，查看關節是否有骨折脫位或韌帶撕裂斷裂的情況。在沒有冰塊的情況下，可以買些冰棍雪糕，砸碎後敷於傷處。如扭傷嚴重，應該儘快去看專業醫師，必要時應該拍攝X光片。

◆坐骨神經痛◆

坐骨神經痛是指沿坐骨神經分佈區域的疼痛。症狀主要表現為腰臀部，大腿後側、小腿後外側及足背外側的疼痛，是多種疾病引發的一種症狀。發病初期可單純表現為腰痛，也可腰腿疼痛並見。

刮　痧

【取穴】阿是穴、命門、腰俞、腎俞、白環俞、環跳、風市、陽陵泉、委中、承山。

【操作方法】操作時，施術者一手持刮痧板，一手扶患者。

用刮板棱角刮拭，先刮背部阿是穴，再刮命門、腰俞、腎俞、白環俞，最後自上而下刮環跳、風市、陽陵泉、委中、承山。

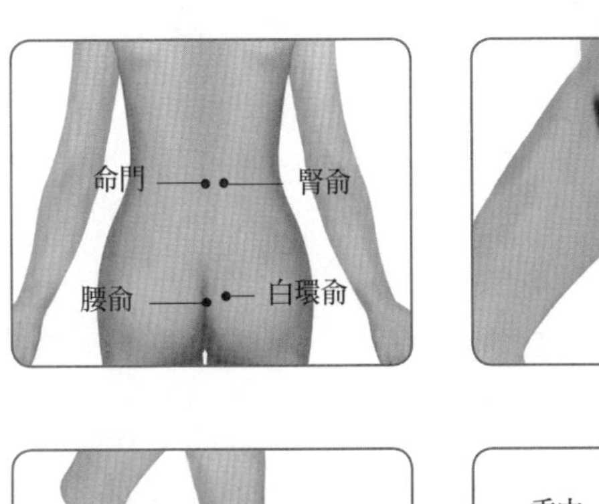

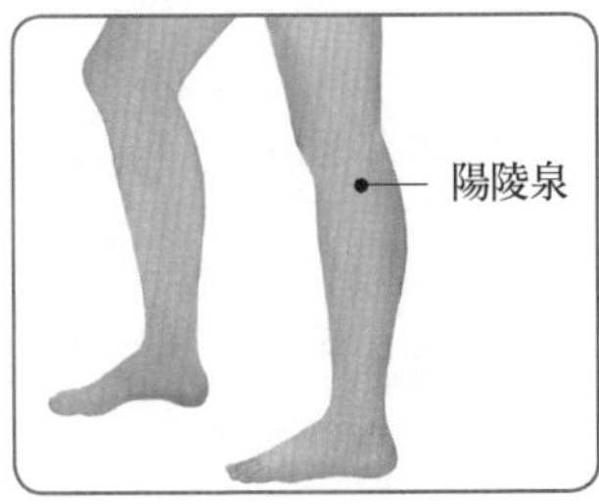

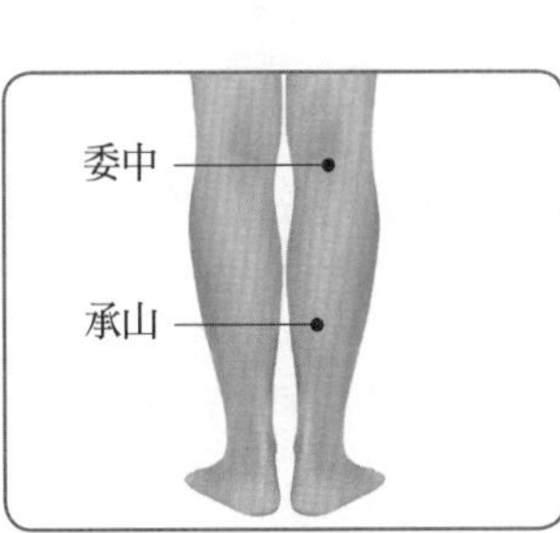

拔　罐

○留罐法

【取穴】腎俞、大腸俞、次髎、環跳、承扶、殷門、委中、陽陵泉、志室。

【操作方法】患者取合適的體位。施術者找準穴位，並進行常規消毒，選擇大小適宜的火罐。一手持夾著酒精棉的鑷子，一手持罐，將酒精棉點燃後伸入罐內旋轉片刻，迅速將棉球抽出，即刻將罐拔於穴位上。

根據所拔罐的負壓大小及患者的皮膚情況留罐 15 分鐘。每日或隔日 1 次。

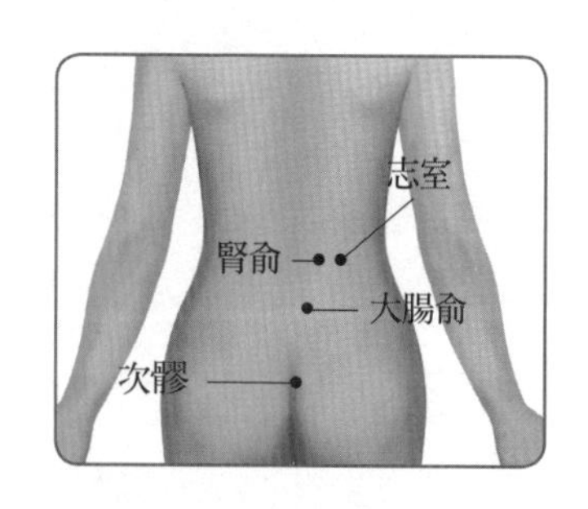

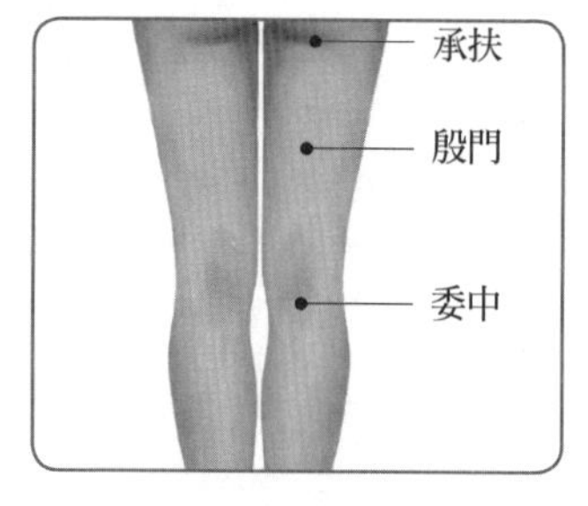

○走罐法

【取穴】腰夾脊、環跳、承扶。

【操作方法】患者取側臥位，充分暴露腰腿部。施術者用適量凡士林均勻塗於腰腿部皮膚。

根據患者的體型選擇大小適宜、罐口光滑的玻璃火罐，以閃火法使之吸附於背部皮膚，注意罐內負壓要適中，負壓過大則火罐移動困難，過小則易於脫落。

沿著腰夾脊穴及環跳至承扶一線來回操作。以局部皮膚發紅或出痧為度。

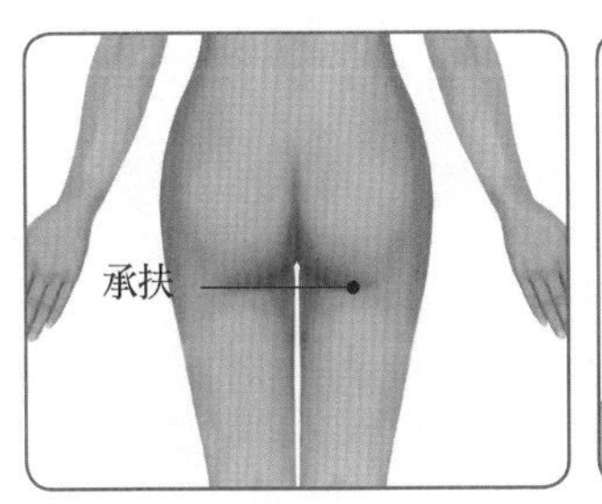

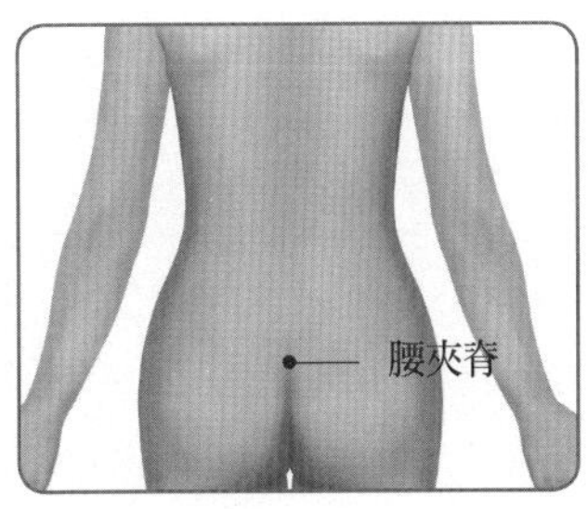

艾　灸

○溫盒灸

【取穴】阿是穴。

【操作方法】施灸時，把溫灸盒安放於應灸部位的中央，點燃艾捲後，置鐵紗上，蓋上盒蓋，放置穴位或患處。每次可灸 15～30 分鐘。此法適用於較大面積的灸治，尤其適於腰、背、臀、腹部等處。

○隔薑灸

【取穴】阿是穴、命門、腰俞、腎俞。

【操作方法】將鮮生薑切成厚約 0.3 公分的生薑片，用針扎孔數個，置施灸穴位上，用大、中艾炷點燃放在薑片中心施灸。若患者有灼痛感可將薑片提起，使之離開皮膚片刻，旋即放下，再行灸治，反覆進行，以局部皮膚潮紅濕潤為度。

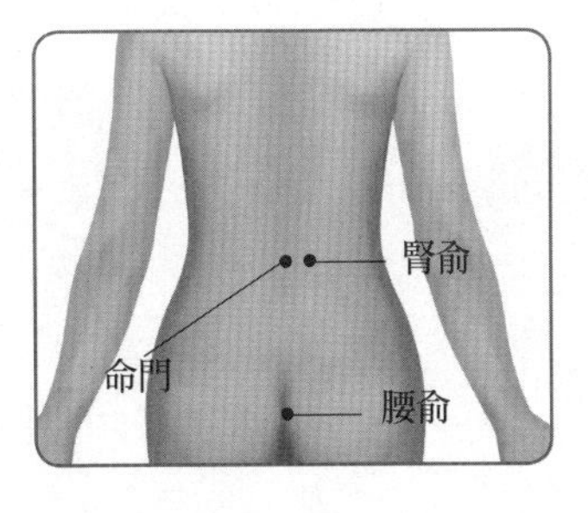

◆三叉神經痛◆

三叉神經痛是指發生在面部一側或雙側三叉神經分佈範圍內的陣發性、短暫、閃電樣、刀割樣疼痛，常人難以忍受，發病率高，多在 40 歲以後起病，女性多於男性。

三叉神經痛，又稱痛性抽搐，在臨床上通常將三叉神經痛分為原發性和繼發性兩種。

原發性三叉神經痛尚未能發現病因，繼發性三叉神經痛，常繼發於局部感染、外傷、三叉神經所通過的骨孔狹窄、腫瘤、血管畸形、血液循環障礙等。本病屬中醫學「面痛」範疇。

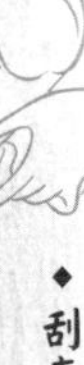

刮 痧

【取穴】第一支痛：陽白、太陽、攢竹；第二支痛：下關、四白、顴髎、迎香；第三支痛：地倉、頰車、承漿、翳風。

【操作方法】根據病變分支的不同選擇穴位。患者取合適的體位，找準穴位後，進行常規消毒，然後在所選穴位上均勻地塗抹刮痧油或潤膚乳。操作時，施術者一手持刮痧板，一手扶著患者。用刮板棱角刮拭選擇的穴位，頭面部以皮膚發紅發熱為度，切忌用力過度。

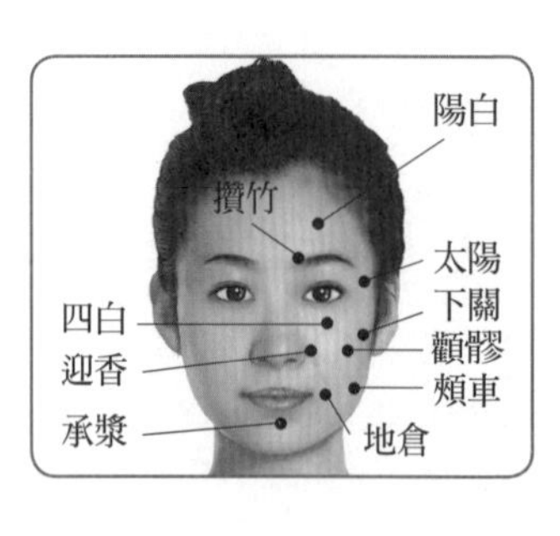

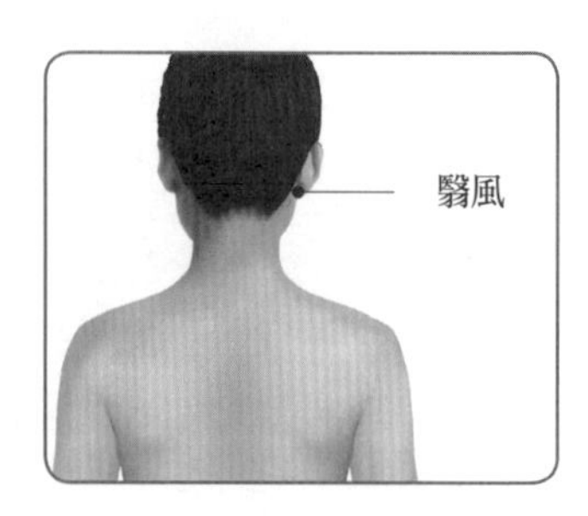

拔　罐

○刺絡拔罐法

【取穴】第一支痛：陽白、太陽、攢竹；第二支痛：下關、四白、顴髎；第三支痛：地倉、頰車。

【操作方法】根據病變分支的不同選擇穴位。患者取仰臥位，將所選穴位進行常規消毒，用三棱針點刺每穴 3～5 下，攢竹擠血 3～5 毫升，餘穴拔罐。在負壓的作用下，拔出少許血液，一般每穴出血 8～10 毫升為宜。

起罐後擦淨皮膚上的血跡，每日 1 次。

艾　灸

○雀啄灸

【取穴】合谷、內庭、太衝。

【操作方法】置點燃的艾條於穴位上約 3 公分高處，艾條一起一落，忽近忽遠上下移動，如鳥雀啄食樣。一般每穴灸 5 分鐘。此法熱感較強，注意防止燒傷皮膚。

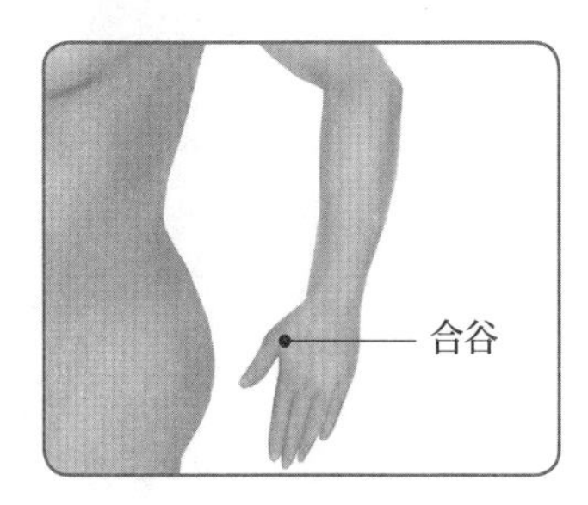

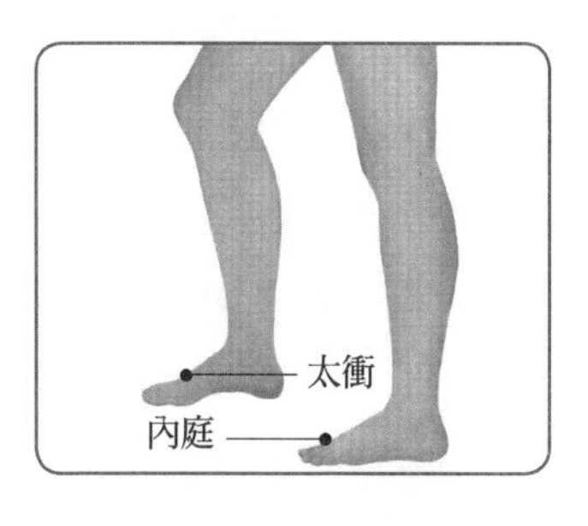

◆中風後遺症◆

中風即腦血管意外，本病起病急，病死和病殘率高，可分為腦溢血和腦梗塞兩種。

中風後遺症的主要症狀有「三偏」，即偏癱（一側肢體活動障礙），偏感覺（一側感覺障礙，沒有感覺或感覺麻痺），偏盲（一側視力障礙，只能看到一側的物體），以及出現言語障礙、吞嚥障礙、認知障礙、日常活動能力障礙、大小便障礙等症狀。

刮　痧

【取穴】百會至風府、大椎至至陽、肩髃、曲池至手三里、外關、合谷、環跳、陽陵泉、足三里、絕骨、解谿。

【操作方法】患者取合適的體位，找準穴位後，進行常規消毒，然後在所選穴位上均勻地塗抹刮痧油或潤膚乳。

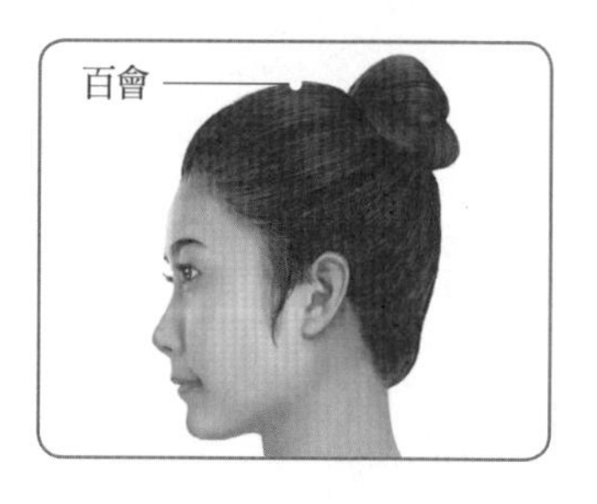

操作時，施術者一手持刮痧板，一手扶著患者。用刮板棱角刮拭，先刮百會至風府，大椎至至陽，再刮肩髃、曲池至手三里、外關、合谷，最後刮環跳、陽陵泉、足三里、絕骨、解谿。

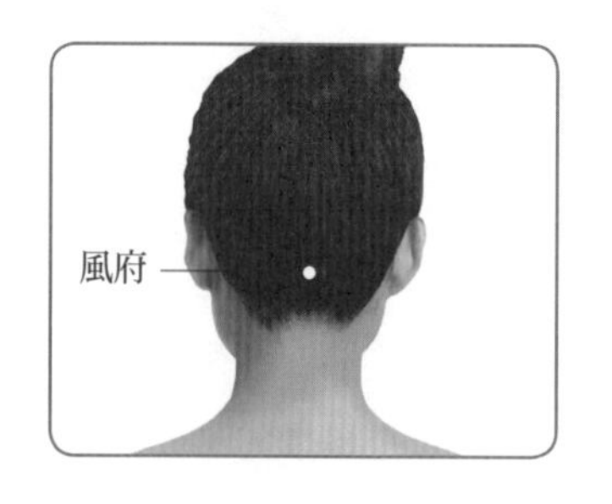

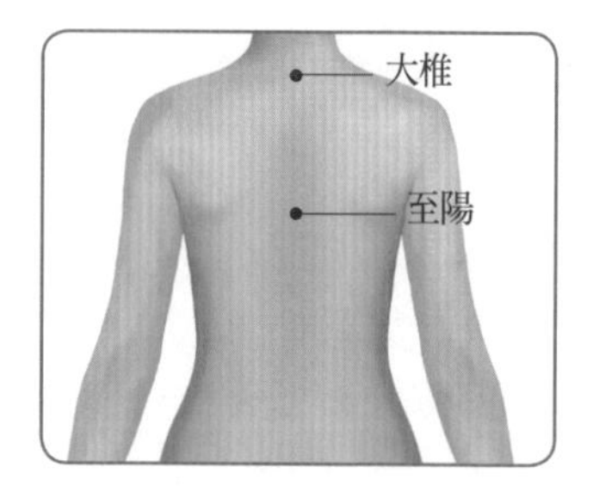

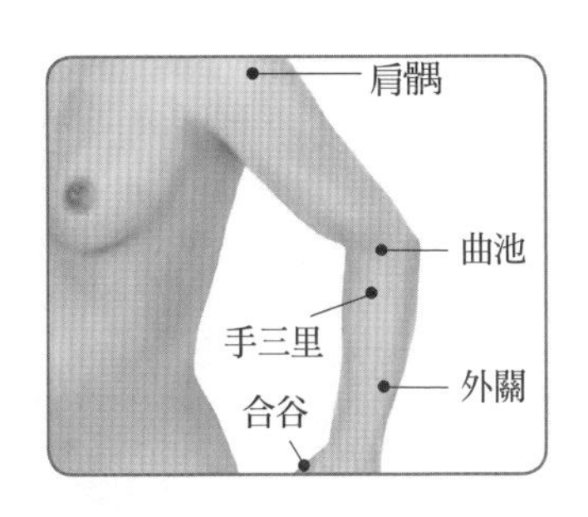

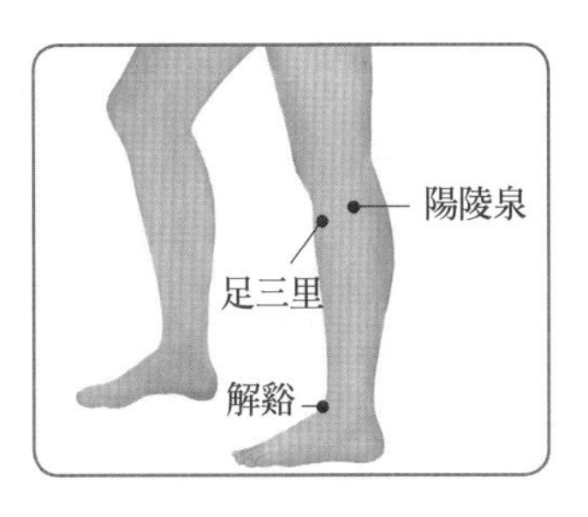

拔　罐

○留罐法

【取穴】患側上肢：肩髃、肩髎、肩貞、臂臑；患側下肢：環跳、居髎、承扶、風市、委中、承山、足三里。

【操作方法】患者取合適的體位，找準穴位，並進行常規消毒，選擇大小適宜的火罐。一手持夾著酒精棉的鑷子，一手持罐，將酒精棉點燃後伸入罐內旋轉片刻，迅速將棉球抽出，即刻將罐拔於穴位上。

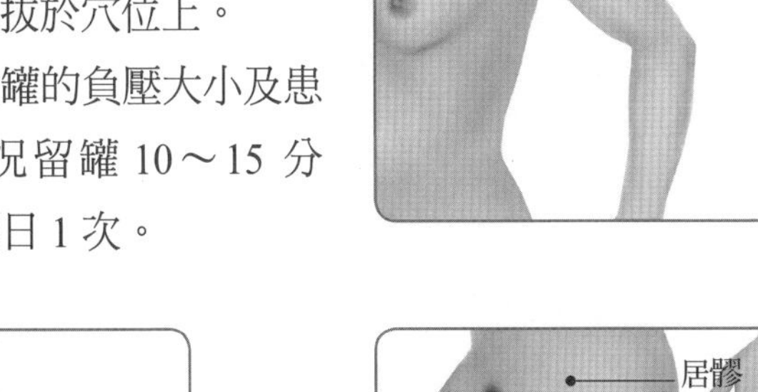

根據所拔罐的負壓大小及患者的皮膚情況留罐 10～15 分鐘。每日或隔日 1 次。

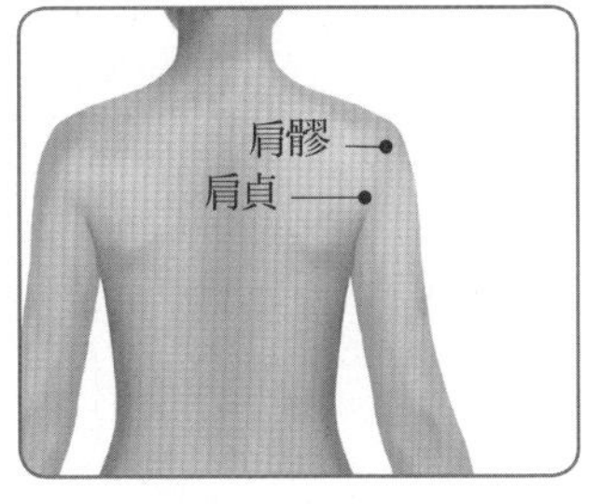

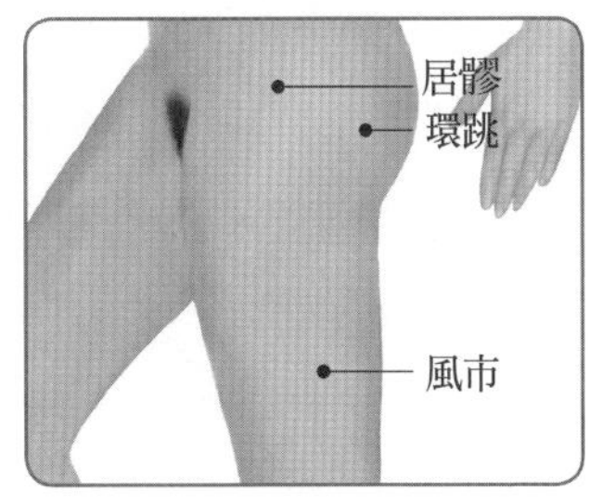

艾灸

○溫和灸

【取穴】肩髃、曲池、手三里、外關、合谷、環跳、陽陵泉、足三里、絕骨、解谿、太衝。

【操作方法】患者取合適的體位。施術者立於患者身側，將艾條的一端點燃，對準應灸的腧穴部位，距離皮膚2～3 公分，進行薰烤，使患者局部有溫熱感而無灼痛為宜，每穴灸 15～20 分鐘，灸至以患者感覺舒適為宜，每日灸 1～2 次。

○雀啄灸

【取穴】肩髃、曲池、手三里、外關、合谷、環跳、陽陵泉、足三里、絕骨、解谿、太衝。

【操作方法】置點燃的艾條於穴位上約 3 公分高處，艾條一起一落，忽近忽遠上下移動，如鳥雀啄食樣。一般每穴灸 10 分鐘。此法熱感較強，注意防止燒傷皮膚。

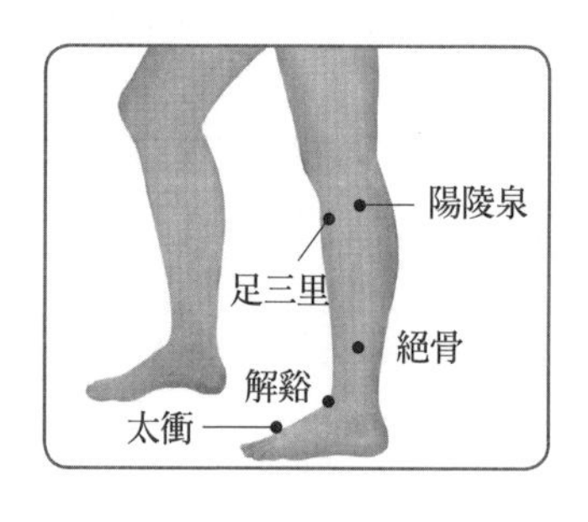

◆老年痴呆症◆

老年痴呆症即阿茲海默病，是老年人最常見的神經變性疾病。指老年老化程度超過生理性老化，或過早老化，致使腦功能障礙，引起獲得性、持續性智能障礙。目前尚無特效藥物治療老年痴呆症。

老年痴呆症發病通常很隱匿，不為人們所注意，因此，正確認識老年痴呆症早期症狀，能使患者得到及時治療。

刮 痧

【取穴】四神聰、神庭、腎俞、間使、神門。

【操作方法】患者取合適的體位，找準穴位後，進行常規消毒，然後在所選穴位上均勻地塗抹刮痧油或潤膚乳。

操作時，施術者一手持刮痧板，一手扶著患者。用刮板棱角刮拭，先刮頭部的四神聰、神庭，以皮膚發紅為度，再刮背部的腎俞，最後刮四肢部的間使和神門。

背部和四肢部以出痧為度，刮拭時注意用力要輕柔。

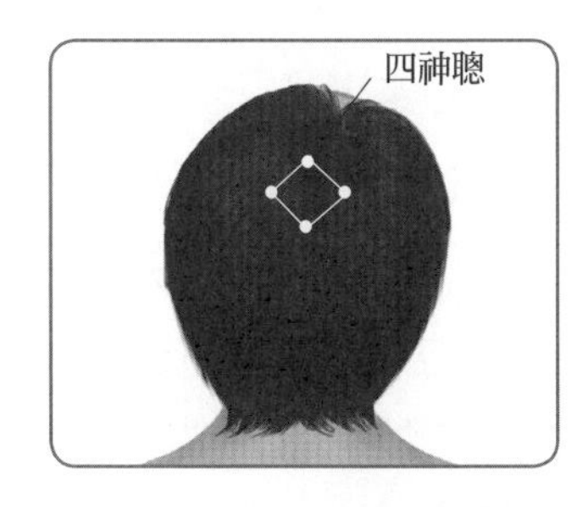

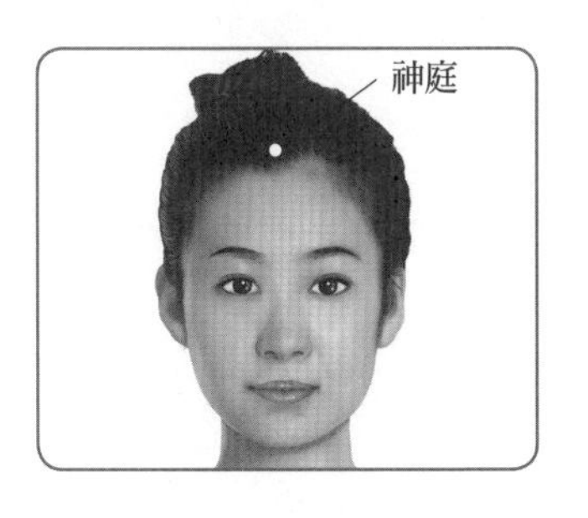

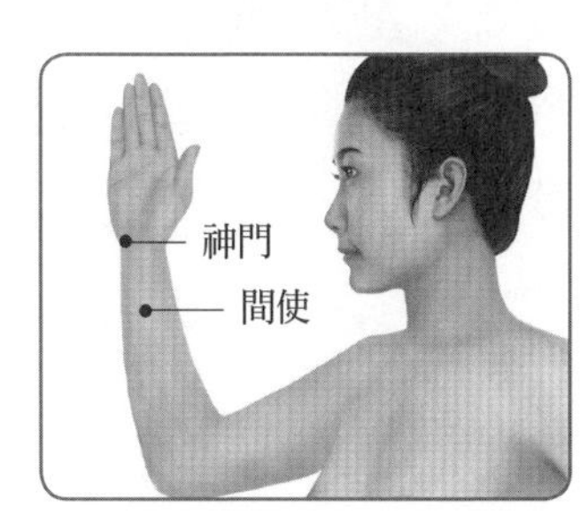

拔　罐

○留罐法

【取穴】肝俞、脾俞、腎俞、關元。

【操作方法】患者取合適的體位，找準穴位，並進行常規消毒，選擇大小適宜的火罐。一手持夾著酒精棉的鑷子，一手持罐，將酒精棉點燃後伸入罐內旋轉片刻，迅速將棉球抽出，即刻將罐拔於穴位上。

根據所拔罐的負壓大小及患者的皮膚情況留罐 10～15 分鐘。每日或隔日 1 次。

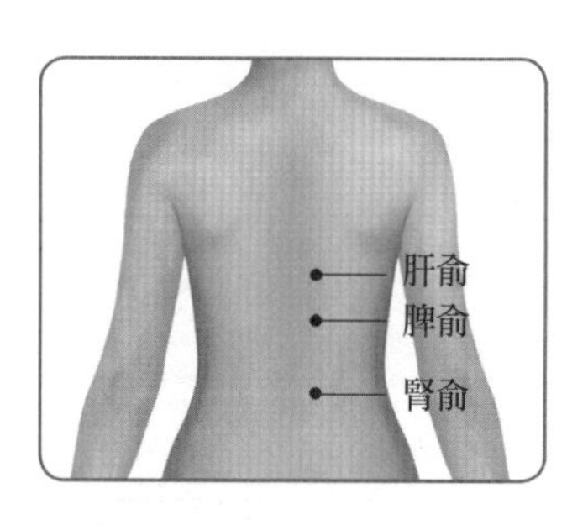

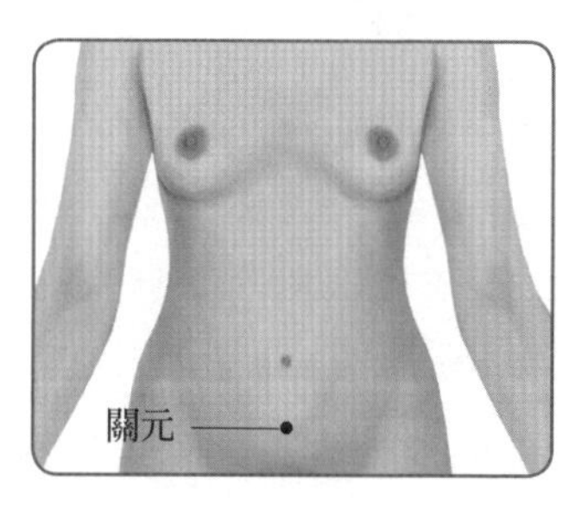

○走罐法

【取穴】背部督脈循行線和膀胱經第一側線。

【操作方法】患者取俯臥位，充分暴露背部，用適量凡士林均勻塗於背部皮膚。

根據患者的體型選擇大小適宜、罐口光滑的玻璃火罐，以閃火法使之吸附於背部皮膚，注意罐內負壓要適中，負壓過大則火罐移動困難，過小則易於脫落。至皮膚微紅起痧為度。

○針罐法

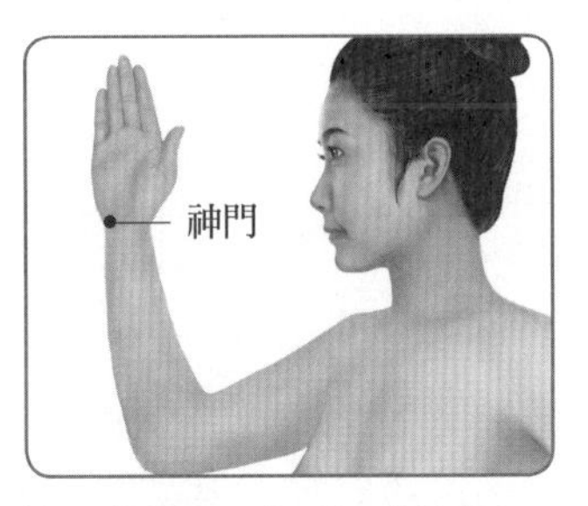

【取穴】四神聰、神門、肝俞、腎俞。

【操作方法】施術者將毫針快速刺入皮下，輕捻緩進，待患者感到局部酸、沉、脹，術者感到針下沉緊，如魚吞釣餌，然後留針拔罐；10 分鐘起罐取針，再行套罐 5 分鐘。

艾　灸

○溫和灸

【取穴】百會、內關、心俞、關元、懸鐘。

【操作方法】患者取合適的體位。術者立於患者身側，將艾條的一端點燃，對準應灸的腧穴部位，距離皮膚 2～3 公分，進行薰烤，使患者局部有溫熱感而無灼痛為宜，每穴灸 15～20 分鐘，灸至以患者感覺舒適、局部皮膚潮紅為度，每日灸 1～2 次。

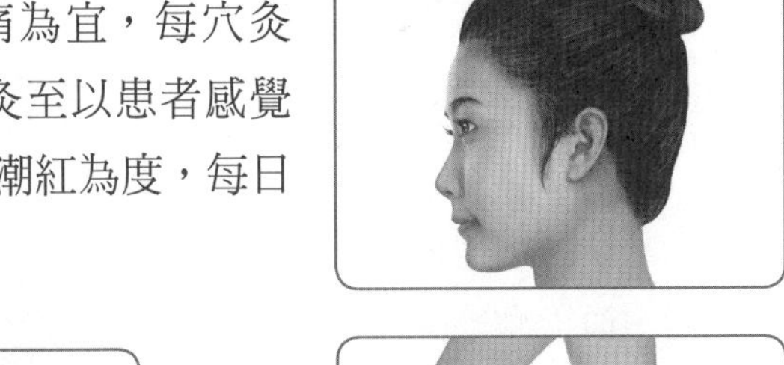

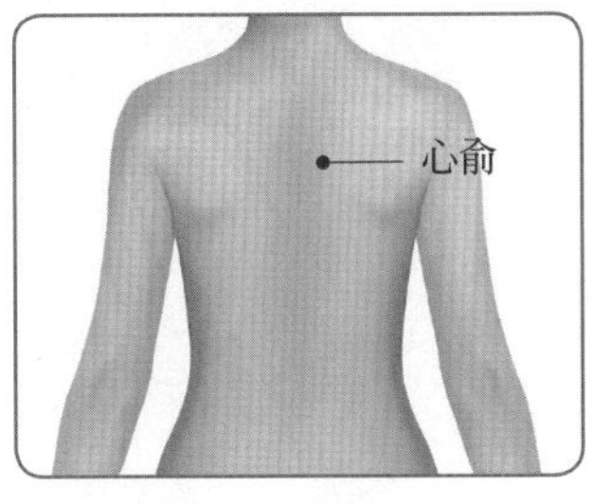

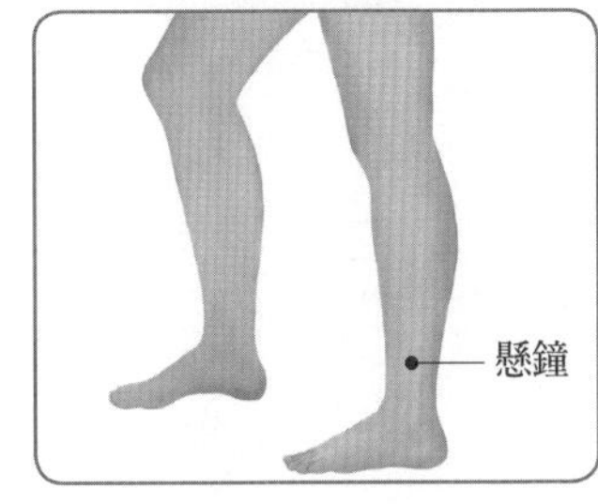

◆痛　經◆

痛經是指婦女在月經期間或行經前後，出現下腹部及腰部疼痛，甚則劇痛難忍，隨著月經週期持續發作的病症。其又有原發和繼發之分。

原發性痛經又叫功能性痛經，多見於未婚婦女，一般於來潮前數小時開始疼痛，月經開始時疼痛加重，歷時數小時，有時可達數天。繼發性痛經多見於已婚婦女，具有原發痛經的症狀且伴有原發性疾病的病史及症狀。本病在中醫學中屬於「經行腹痛」範疇。

刮　痧

【取穴】命門至腰俞、關元至中極、地機、三陰交、太衝。

【操作方法】患者取合適的體位。施術者找準穴位後，進行常規消毒，然後在所選穴位上均勻地塗抹刮痧油或潤膚乳。操作時，施術者一手持刮痧板，一手扶患者。用刮板棱角刮拭，先刮命門至腰俞，再刮關元至中極，最後刮地機、三陰交、太衝。

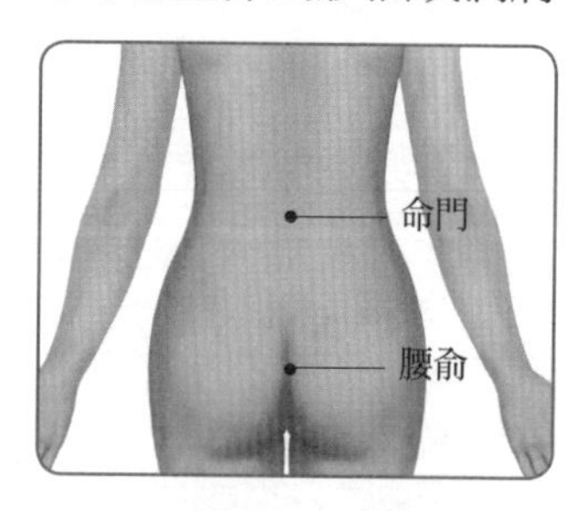

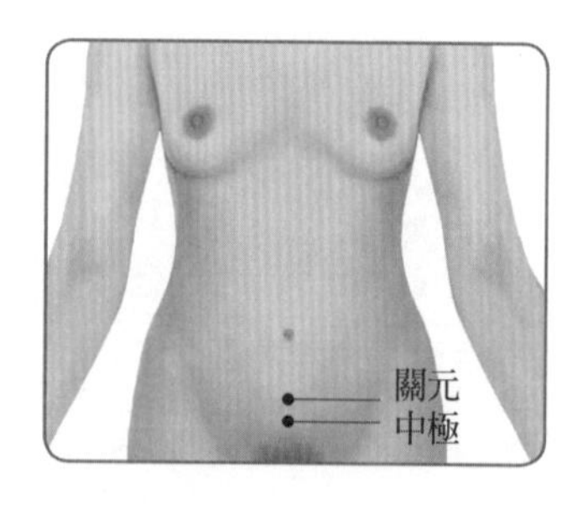

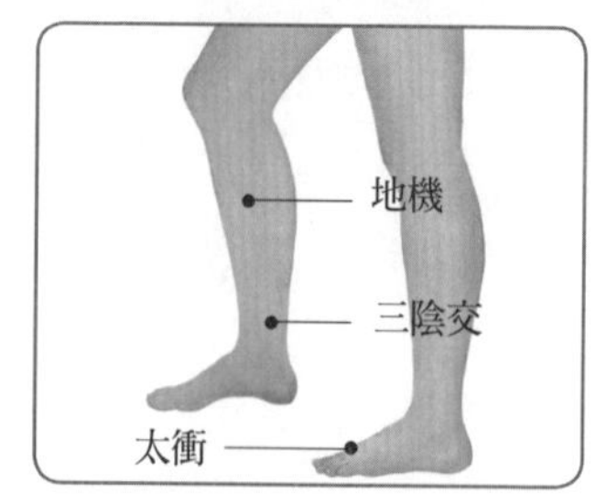

拔　罐

○刺絡拔罐法

【取穴】氣海、關元、中極、歸來。

【操作方法】患者取仰臥位，將所選穴位進行常規消毒，用三棱針點刺每穴 3～5 下，點刺範圍應小於瓶口，深度以刺破表皮、略見血水樣滲出物為度，順皮紋或直刺，針刺間距離約 1 個米粒，點刺部位應避開血管。然後加壓拔罐，在負壓的作用下，拔出少許血液，一般每穴出血 1～3 滴為宜。起罐後擦淨皮膚上的血跡，每日 1 次。

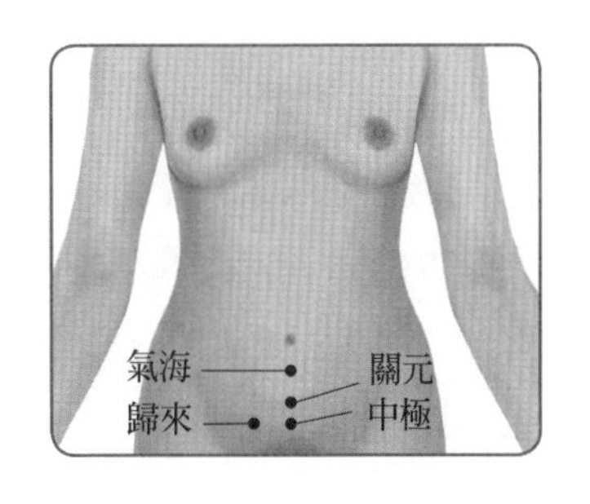

艾　灸

○溫和灸

【取穴】關元、氣海、三陰交。

【操作方法】患者取仰臥位。施術者立於患者身側，將艾條的一端點燃，對準應灸的腧穴部位，距離皮膚 2～3 公分，進行薰烤，使患者局部有溫熱感而無灼痛為宜。

每穴灸 15～20 分鐘，灸至患者感覺舒適、局部皮膚潮紅為度，每日灸 1～2 次。

○迴旋灸

【取穴】關元、中極、三陰交。

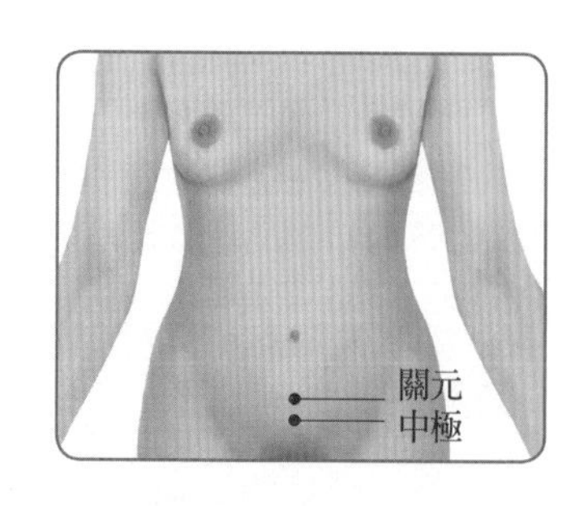

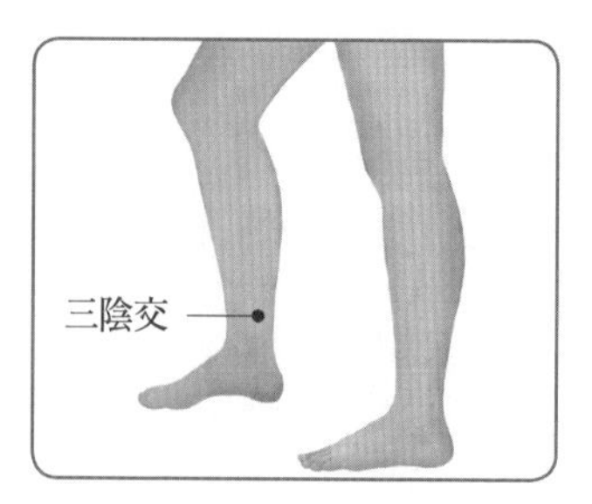

【操作方法】點燃艾條，懸於施灸部位上方約 3 公分高處。艾條在施灸部位上左右往返移動，或反覆旋轉進行灸治。一般每穴灸 10～15 分鐘，移動範圍在 3 公分左右。

○隔薑灸

【取穴】腎俞、關元、地機、三陰交。

【操作方法】將鮮生薑切成厚約 0.3 公分的生薑片，用針扎孔數個，置施灸穴位上，用大、中艾炷點燃放在薑片中心施灸。若患者有灼痛感可將薑片提起，使之離開皮膚片刻，旋即放下，再行灸治，反覆進行。

一般各穴每次施灸 5～7 壯，每日灸 1～2 次。

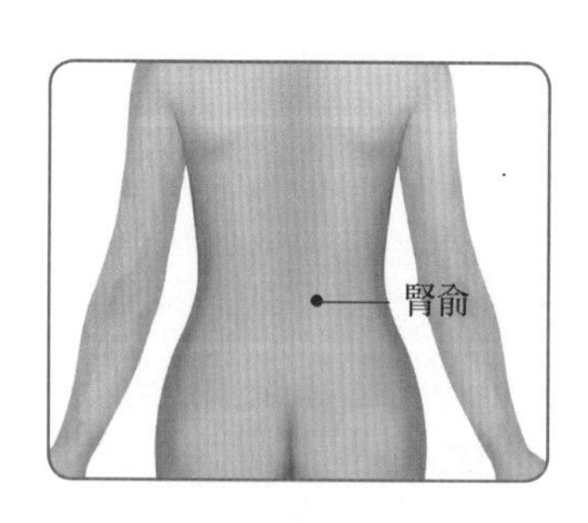

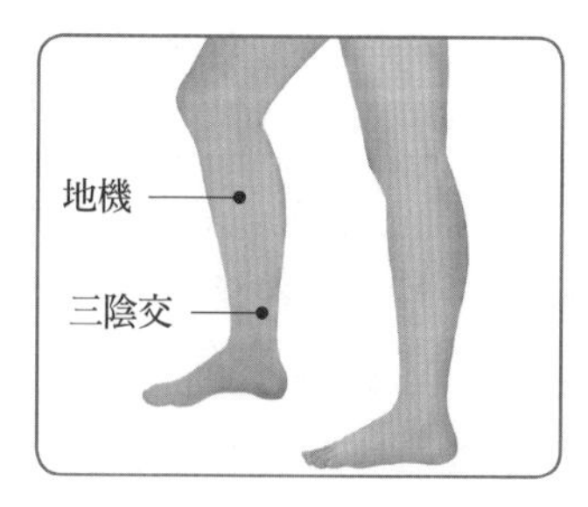

◆閉　經◆

女性如果超過 18 歲還沒有來月經，或有過正常月經，但停經 3 個月以上，稱為閉經。前者稱原發生閉經，後者稱繼發生閉經。

有些少女初潮距第二次月經間隔幾個月，或一兩年內月經都不規律，兩次月經間隔時間比較長，都不能算閉經。這是因為她們的生殖器官還沒有發育成熟、卵巢的功能還不完善，屬於正常的生理現象。

刮　痧

【取穴】氣海至關元、脾俞、次髎、血海、三陰交、太衝。

【操作方法】患者取合適的體位。施術者找準穴位後，進行常規消毒，然後在所選穴位上均勻地塗抹刮痧油或潤膚乳。

操作時，施術者一手持刮痧板，一手扶患者。用刮板棱角刮拭，先刮腹部的氣海至關元，再刮背部脾俞、次髎，最後刮下肢部的血海、三陰交、太衝。

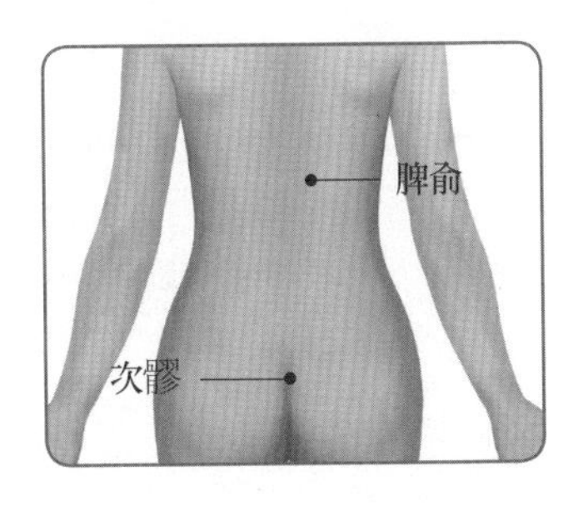

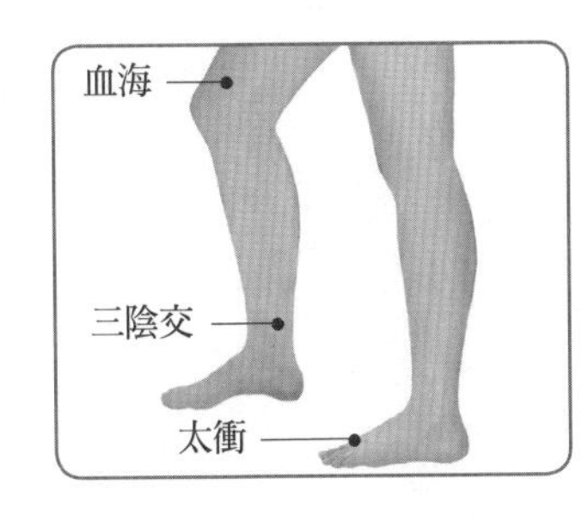

拔　罐

○留罐法

【取穴】脾俞、腎俞、命門、中脘、關元、氣海、血海、足三里、三陰交、地機、湧泉。

【操作方法】患者取合適的體位。施術者找準穴位，並進行常規消毒，選擇大小適宜的火罐。一手持夾著酒精棉的鑷子，一手持罐，將酒精棉點燃後伸入罐內旋轉片刻，迅速將棉球抽出，即刻將罐拔於穴位上。

根據所拔罐的負壓大小及患者的皮膚情況留罐 10～15 分鐘。每日或隔日 1 次，每次選擇 4～6 個穴位。

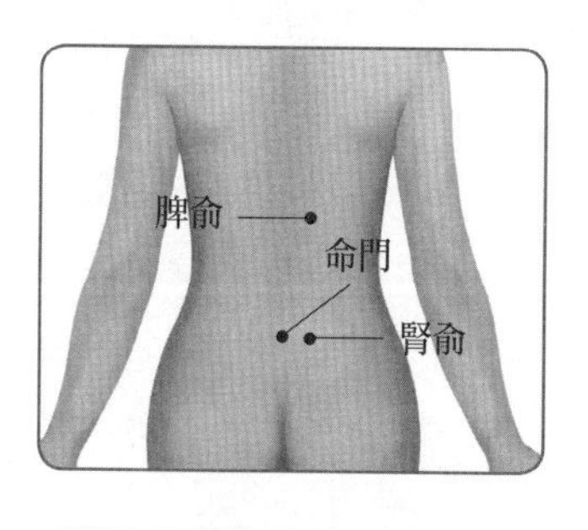

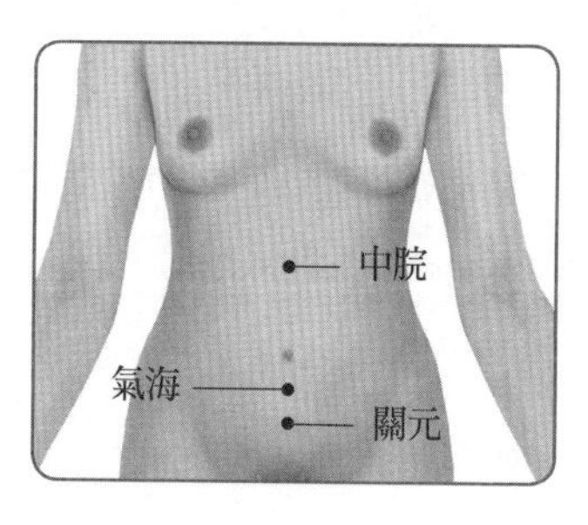

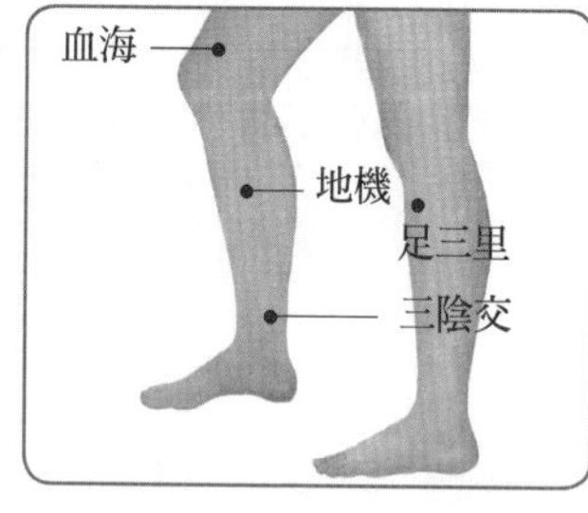

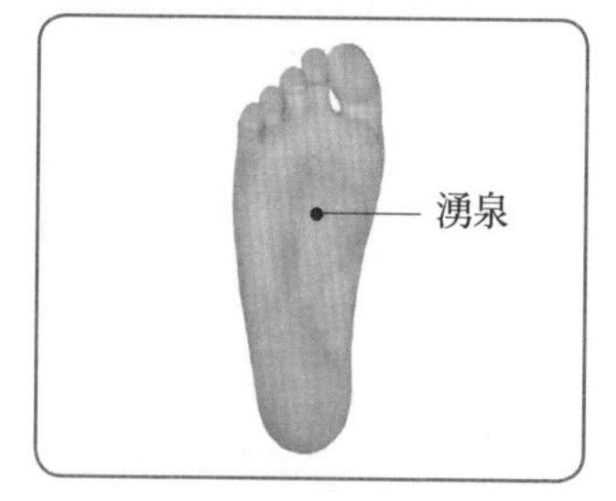

○針罐法

【取穴】脾俞、腎俞、命門、中脘、關元、氣海、血海、足三里、三陰交、地機。

【操作方法】施術者將毫針快速刺入皮下，輕撚緩進，待患者感到局部酸、沉、脹，施術者感到針下沉緊，如魚吞鈞餌時，留針拔罐；10 分鐘起罐，再留針 15 分鐘，每次選擇 4～6 個穴位。

艾　灸

○迴旋灸

【取穴】關元、氣海、三陰交。

【操作方法】點燃艾條，懸於施灸部位上方約 3 公分高處。艾條在施灸部位上左右往返移動，或反覆旋轉進行灸治。一般每穴灸 10～15 分鐘，移動範圍在 3 公分左右。

○雀啄灸

【取穴】膈俞、脾俞、腎俞、血海、三陰交。

【操作方法】置點燃的艾條於穴位上方約 3 公分高處，艾條一起一落、忽近忽遠上下移動，如鳥雀啄食樣。一般每穴灸 5 分鐘。此法熱感較強，注意防止燒傷皮膚。

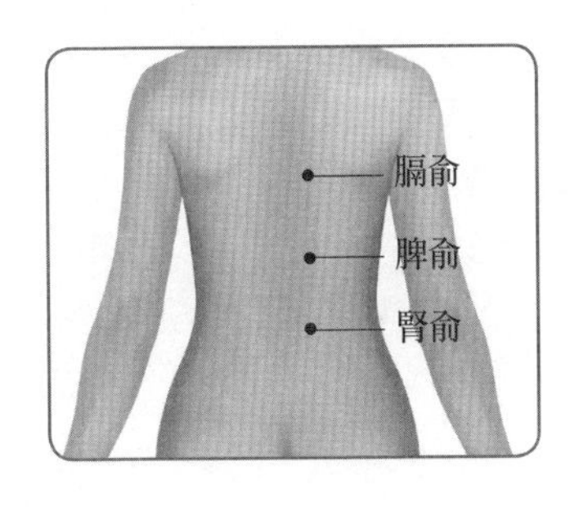

◆乳腺增生症◆

乳腺增生既非炎症又非腫瘤，是單純性乳腺增生、乳腺腺病、乳腺囊性增生病的總稱，屬於腺組織的一種良性增生性疾病，主要表現為乳腺腺體數量的增多，臨床可見乳房腫塊、乳房疼痛伴隨月經失調或情志改變，少數患者還可出現乳頭自發性溢液。

刮 痧

【取穴】肝俞、脾俞、腎俞、膻中、合谷、足三里、三陰交、太谿、太衝。

【操作方法】患者取合適的體位。施術者找準穴位後，進行常規消毒，然後在所選穴位上均勻地塗抹刮痧油或潤膚乳。

操作時，施術者一手持刮痧板，一手扶患者。用刮板棱

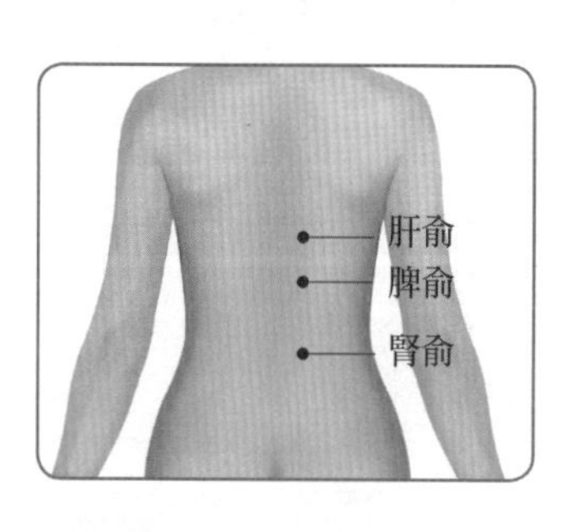

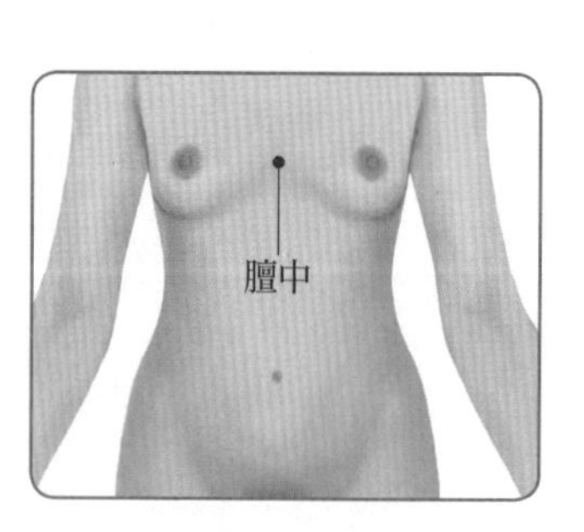

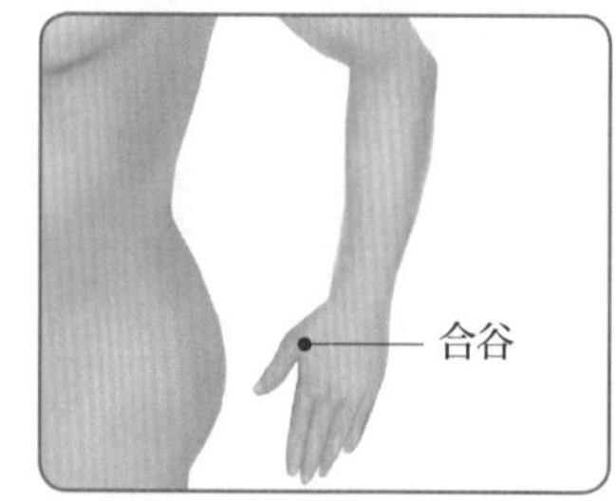

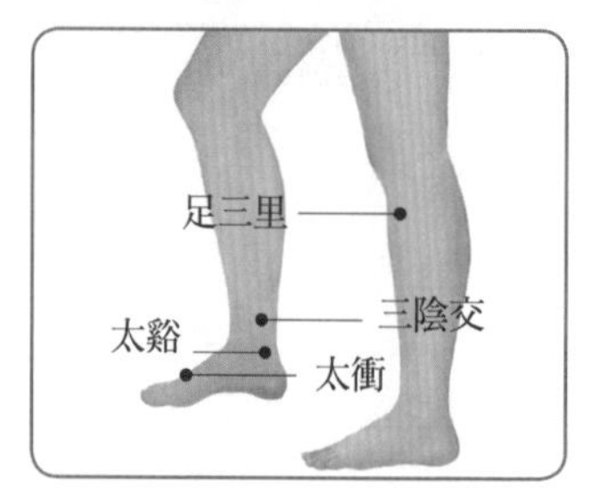

角刮拭，先刮背部的肝俞、脾俞、腎俞，再刮胸部膻中，然後刮手部合谷，最後刮下肢的足三里、三陰交、太谿、太衝。

拔　罐

○走罐法

【取穴】肝俞、脾俞、腎俞。

【操作方法】患者取俯臥位，暴露背部。施術者用凡士林塗於背部。

根據患者的體型選擇大小適宜、罐口光滑的玻璃火罐，以閃火法使之吸附於背部肝俞，注意罐內負壓要適中，負壓過大則火罐移動困難，過小則易於脫落。從肝俞向下推移至腎俞，來回走罐至皮膚潮紅為度，再在肝俞、脾俞、腎俞各留罐 5 分鐘，每日或隔日 1 次。

○針罐法

【取穴】肝俞、脾俞、腎俞、膻中、合谷、足三里、三陰交、太谿、太衝。

【操作方法】施術者將毫針快速刺入皮下，輕捻緩進，待患者感到局部酸、沉、脹，施術者感到針下沉緊，如魚吞釣餌時，留針拔罐；10 分鐘起罐取針，再行套罐 5 分鐘。

艾　灸

○溫和灸

【取穴】膻中。

【操作方法】患者取仰臥位。施術者立於患者身側，將艾條的一端點燃，對準應灸的腧穴部位，距離皮膚 2～3 公分，進行薰烤，使患者局部有溫熱感而無灼痛為宜。

每穴灸 15～20 分鐘，灸至患者感覺舒適、局部皮膚潮紅為度，每日灸 1～2 次。

○隔薑灸

【取穴】肝俞、脾俞、腎俞、膻中、合谷、足三里、三陰交、太谿、太衝。

【操作方法】將鮮生薑切成厚約 0.3 公分的生薑片，用針扎孔數個，置施灸穴位上，用大、中艾炷點燃放在薑片中心施灸。如果患者有灼痛感可將薑片提起，使之離開皮膚片刻，旋即放下，再行灸治，反覆進行，以局部皮膚潮紅濕潤為度。

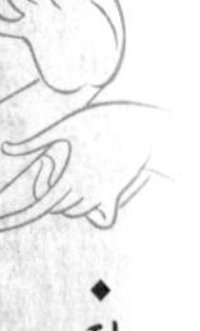

小叮嚀

在治療過程中，乳腺增生患者須嚴格遵守飲食宜忌，如服中藥期間應忌食生冷、油膩、腥發、辛辣等食物。日常生活中，乳腺增生症患者應少吃油炸類食品、動物脂肪、甜食及進補食品，要多吃蔬菜、水果類以及粗糧，多吃核桃、黑芝麻、黑木耳、蘑菇。

◆產後缺乳◆

婦女產後乳汁分泌量少或全無，不能滿足餵哺嬰兒的需要，稱為產後缺乳。

乳汁的分泌與乳母的精神、情緒、營養狀況、休息和勞動都有關係。乳汁過少可能是由乳腺發育較差，產後出血過多或情緒欠佳等因素引起，感染、腹瀉、便溏等也可使乳汁缺少，或因乳汁不能暢流所致。本病在中醫學中屬於「缺乳」、「乳汁不行」範疇。

刮　痧

【取穴】膈俞至胃俞、足三里、太衝、少澤、膻中、期門、中脘。

【操作方法】患者取合適的體位。施術者找準穴位後，進行常規消毒，然後在所選穴位上均勻地塗抹刮痧油或潤膚乳。

操作時，施術者一手持刮痧板，一手扶患者。用刮板棱角刮拭，先刮背部的膈俞至胃俞，再刮足三里、太衝、少澤，最後刮膻中、期門和中脘。

注意胸部操作時，切忌用力過度損傷皮膚。

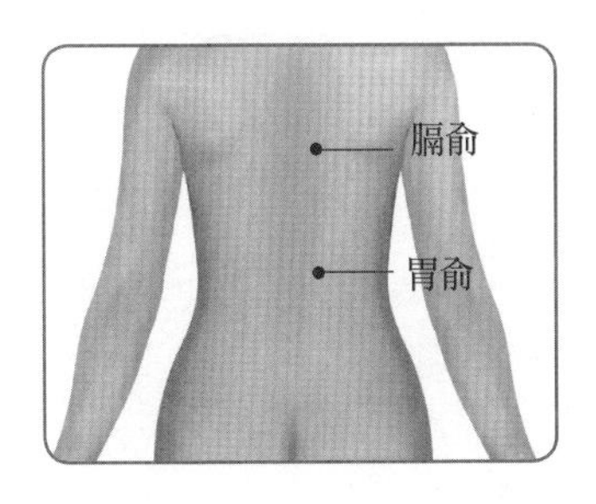

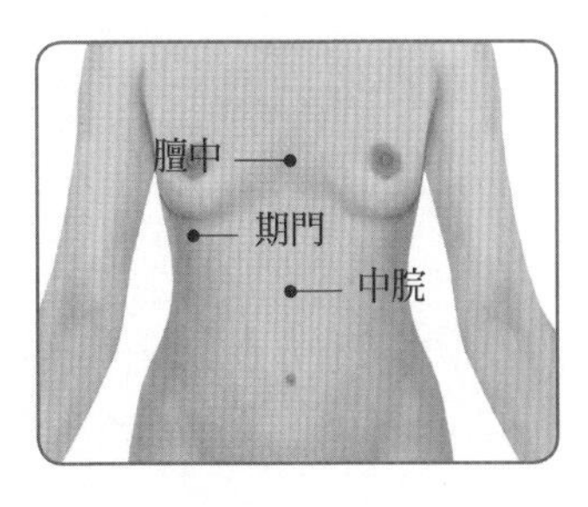

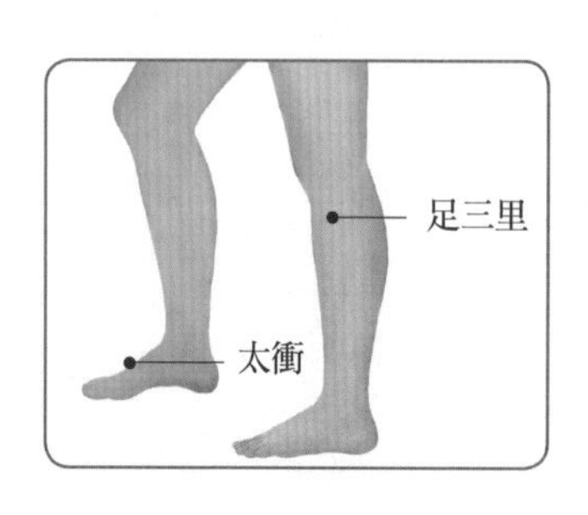

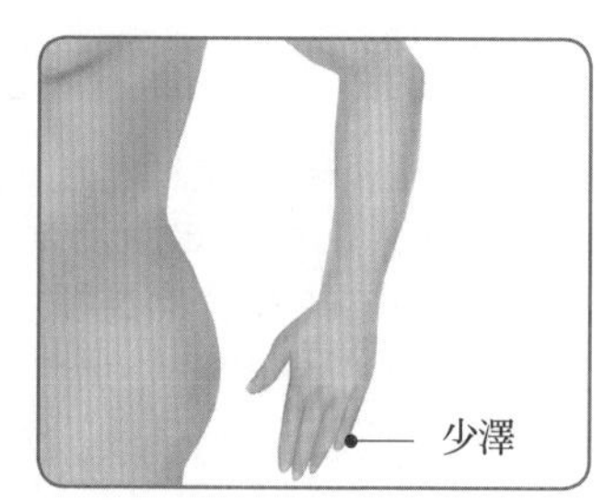

拔　罐

○留罐並搖罐法

【取穴】膻中、乳中、乳根、肝俞、脾俞、關元、足三里。

【操作方法】患者取合適的體位。施術者找準穴位，並進行常規消毒，選擇大小適宜的火罐。一手持夾著酒精棉的鑷子，一手持罐，將酒精棉點燃後伸入罐內旋轉片刻，迅速將棉球抽出，即刻將罐拔於穴位上。以上諸穴拔罐 10～15 分鐘。膻中、乳中、乳根在留罐期間用力搖罐數次。

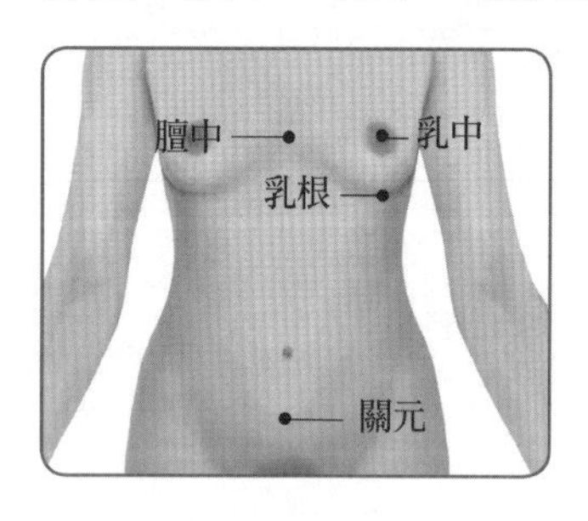

肝俞
脾俞

○刺絡拔罐法

【取穴】天宗、肩井、乳根、膻中。

【操作方法】患者取合適的體位。施術者將所選穴位進行常

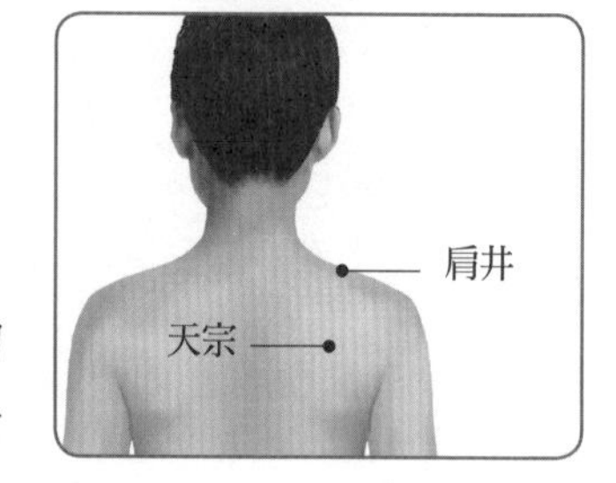

規消毒，用三棱針點刺每穴 3～5 下，各穴拔罐。在負壓的作用下，拔出少許血液，一般每穴出血 8～10 滴為宜。

起罐後擦淨皮膚上的血跡，每日或隔日 1 次，5 次為 1 個療程。

艾 灸

○迴旋灸

【取穴】脾俞、胃俞、足三里、三陰交、少澤。

【操作方法】點燃艾條，懸於施灸部位上方約 3 公分高處。艾條在施灸部位上左右往返移動，或反覆旋轉進行灸治，使皮膚有溫熱感而不至於灼痛。一般每穴灸 10～15 分鐘，移動範圍在 3 公分左右。

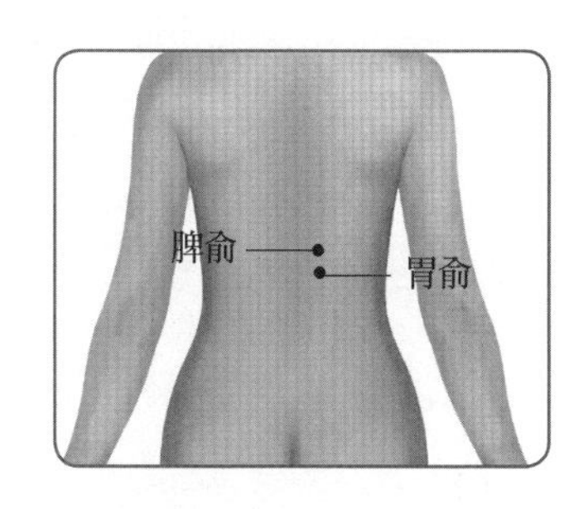

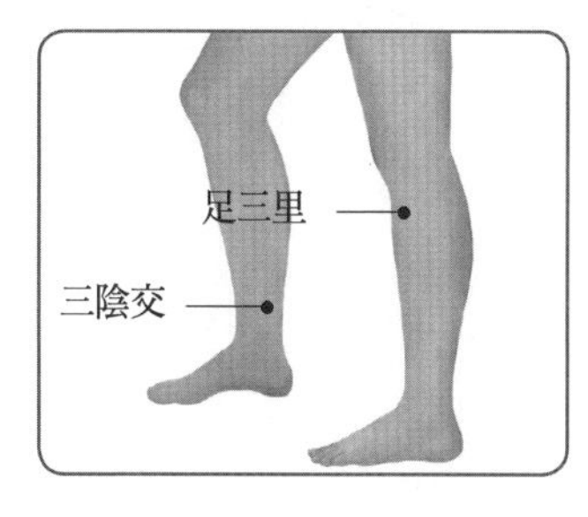

○雀啄灸

【取穴】膻中、期門、肝俞、太衝。

【操作方法】置點燃的艾條於穴位上方約 3 公分高處，艾條一起一落、忽近忽遠上下移動，如鳥雀啄食樣。一般每穴灸 5 分鐘。多用於昏厥急救、胎位不正、無乳等。此法熱感較強，注意防止燒傷皮膚。

◆產後便秘◆

產後便秘是指產婦產後飲食如常，但大便數日不行或排便時乾燥疼痛，難以解出的病症，或稱產後大便難，是最常見的產後病之一。

刮　痧

【取穴】肺俞、大腸俞、中脘、氣海、天樞、支溝、血海、三陰交。

【操作方法】患者取合適的體位。施術者找準穴位後，進行常規消毒，然後在所選穴位上均勻地塗抹刮痧油或潤膚乳。

操作時，施術者一手持刮痧板，一手扶患者。用刮板棱角刮拭，先刮肺俞、大腸俞，再刮中脘、氣海和天樞，然後刮支溝，最後刮血海和三陰交。

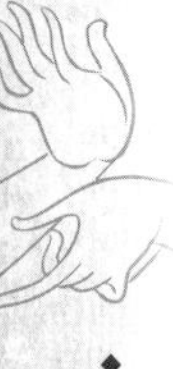

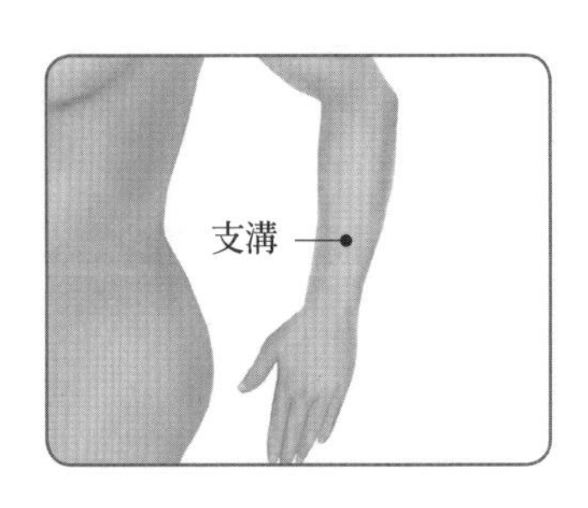

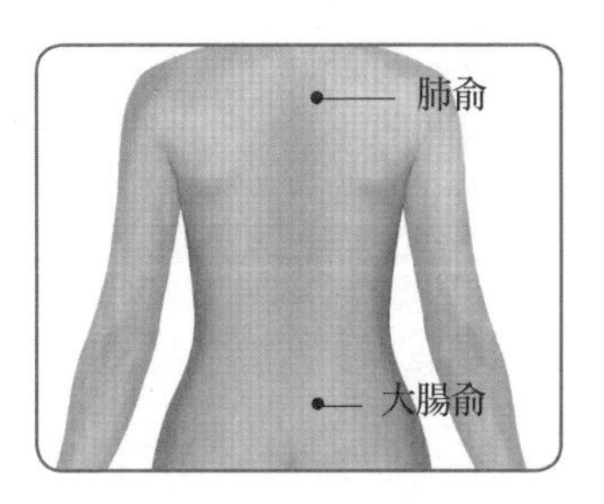

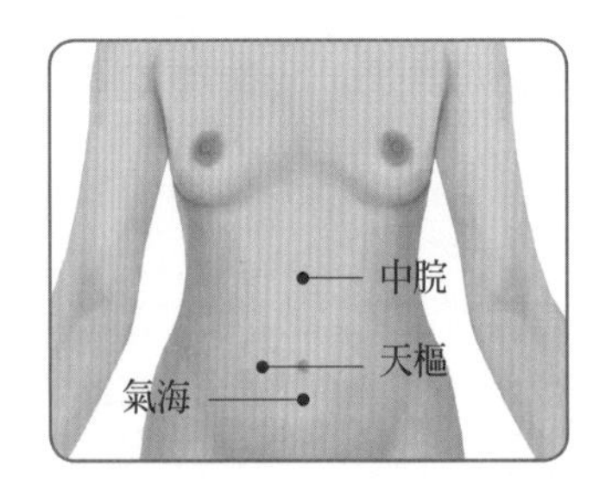

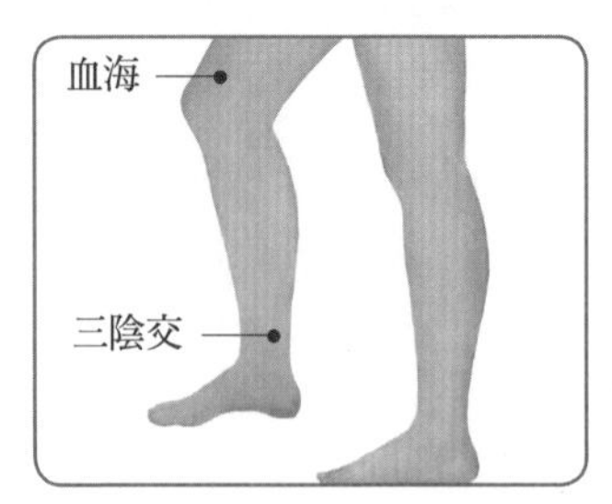

拔　罐

○刺絡拔罐法

【取穴】支溝、天樞、中脘、大腸俞、足三里、上巨虛。

【操作方法】患者取合適的體位。施術者將所選穴位進行常規消毒，用三棱針點刺穴位至出血，每穴點刺 3～5 次，然後用閃火法立即將罐拔於所點刺的穴位，留罐 10 分鐘後起罐，每罐出血 10 滴左右，隔日 1 次，6 次為 1 療程。

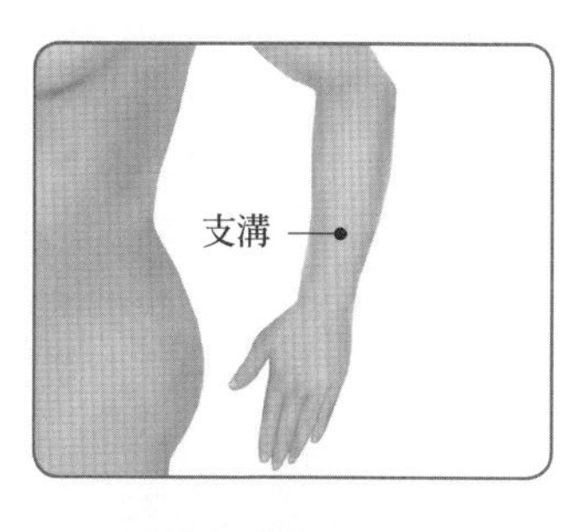

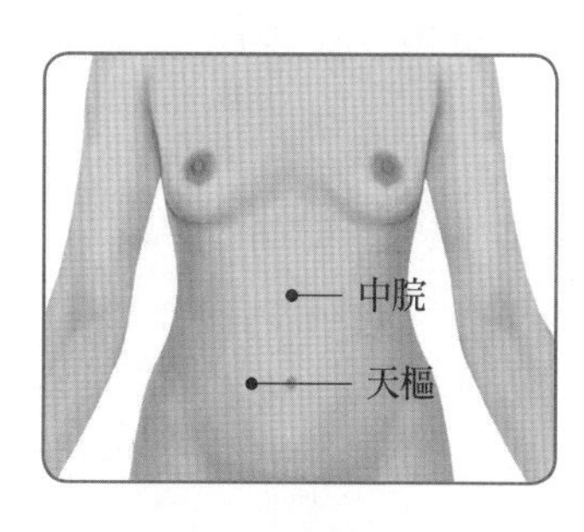

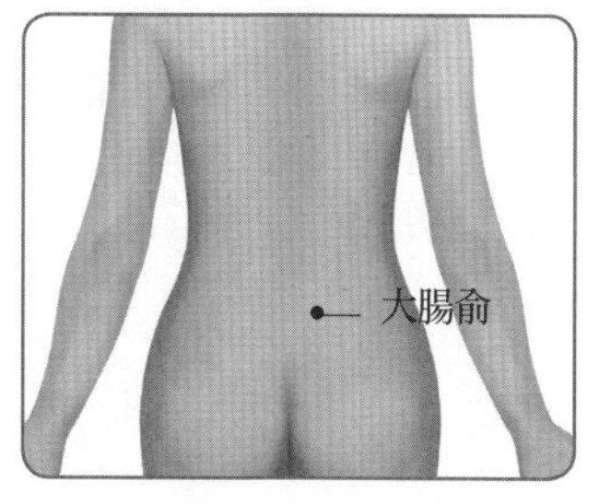

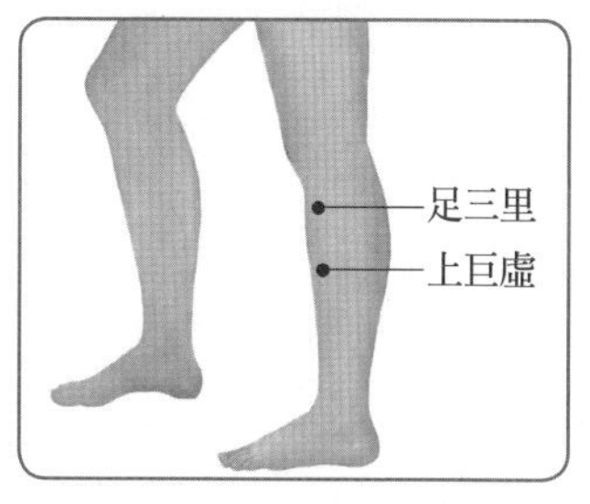

艾　灸

○隔薑灸

【取穴】天樞、氣海、足三里。

【操作方法】將鮮生薑切成厚約 0.3 公分的生薑片，用針扎孔數個，置施灸穴位上，用大、中艾炷點燃放在薑片中心施灸。若患者有灼痛感可將薑片提起，使之離開皮膚片刻，旋即放下，再行灸治，反覆進行，以局部皮膚潮紅濕潤為度。

○溫針灸

【取穴】中脘、天樞、氣海、支溝、足三里。

【操作方法】將針刺入腧穴得氣並給予適當補瀉手法，留針時將純淨細軟的艾絨捏在針尾上，或用長 1～2 公分的艾條，插在針柄上，點燃施灸。

待艾絨或艾條燒完後除去灰燼，將針取出。

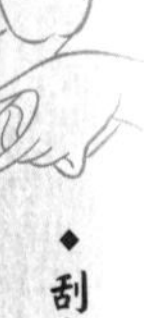

小叮嚀

❶ 多喝水，多吃新鮮蔬菜、水果，還可以喝點優酪乳，有助於胃腸運動。

❷ 早下地、早活動，既有利惡露的排出，也有助於腸道恢復蠕動，防止尿瀦留和便秘。

❸ 大便困難切忌用力，保持會陰清潔。

◆產後腹痛◆

產婦在產褥期發生與分娩或產褥有關的小腹疼痛，稱產後腹痛。本病以新產婦多見，一般於產後 1～2 天出現，3～4 天自行消失，少數疼痛劇烈或持續時間較長者需要治療，一般無畏寒發熱等症。

本病屬中醫學「兒枕痛」範疇。

刮　痧

【取穴】子宮、氣海、關元、天樞至歸來、膈俞、合谷、三陰交、血海、太衝。

【操作方法】患者取合適的體位，找準穴位後，進行常規消毒，然後在所選穴位上均勻地塗抹刮痧油或潤膚乳。

操作時，施術者一手持刮痧板，一手扶著患者。用刮板棱角刮拭，先刮子宮、氣海、關元、天樞至歸來，再刮膈俞、合谷，接著刮血海、三陰交、太衝。

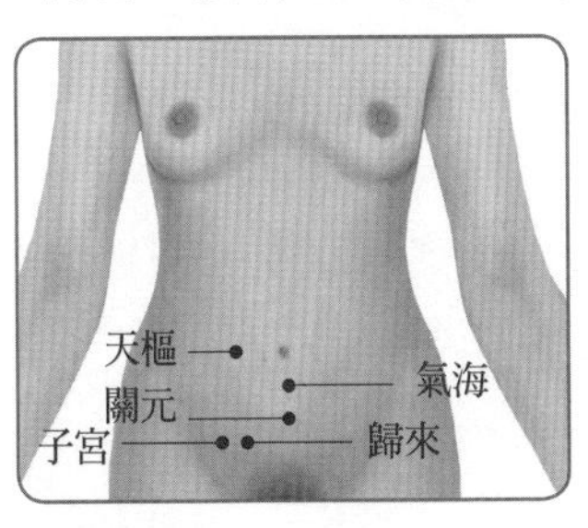

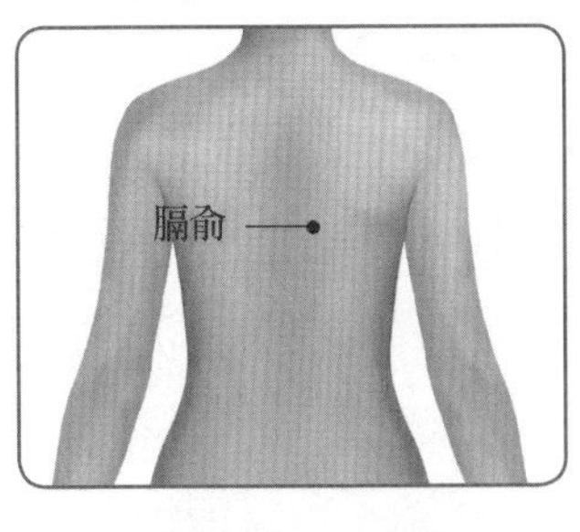

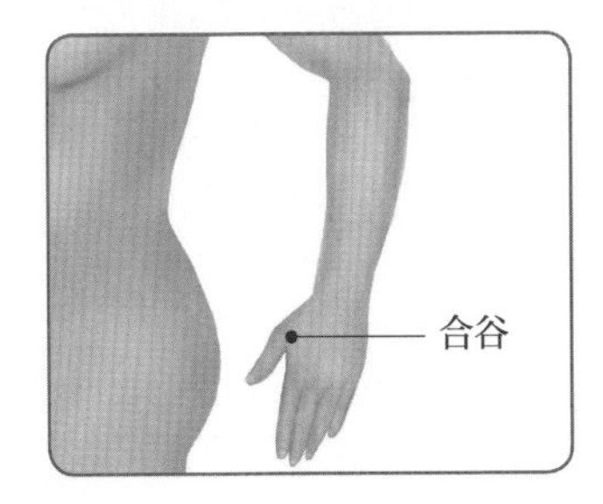

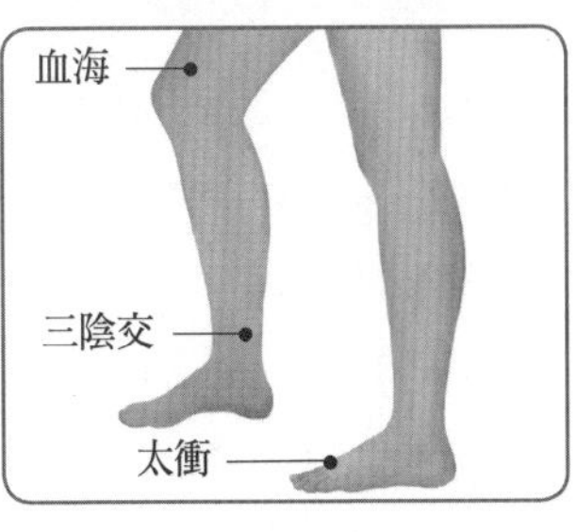

拔　罐

○留罐法

【取穴】中脘、天樞、關元、氣海、膈俞。

【操作方法】患者取合適的體位，找準穴位，並進行常規消毒，選擇大小適宜的火罐。一手持夾著酒精棉的鑷子，一手持罐，將酒精棉點燃後伸入罐內旋轉片刻，迅速將棉球抽出，即刻將罐拔於穴位上。

根據所拔罐的負壓大小及患者的皮膚情況留罐 10～15 分鐘。每日或隔日 1 次。

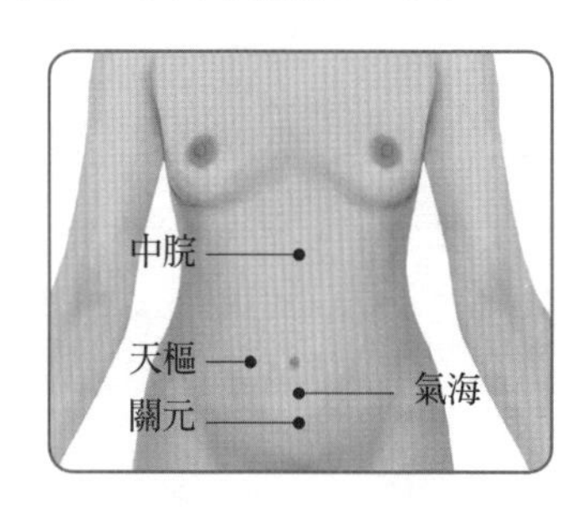

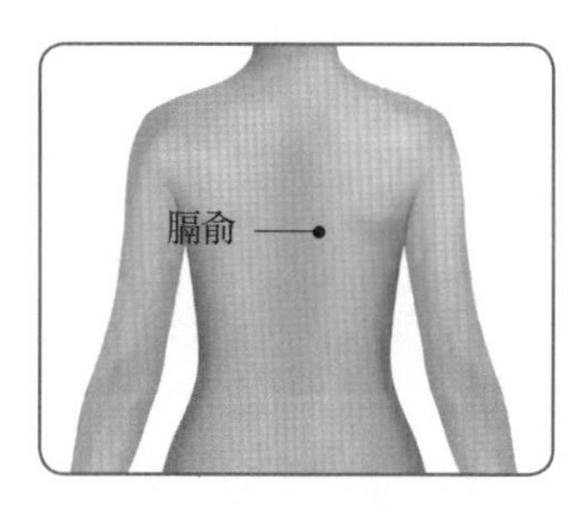

○針罐法

【取穴】天樞、關元、氣海、子宮、三陰交、太衝。

【操作方法】施術者將毫針快速刺入皮下，輕捻緩進，待患者感到局部酸、沉、脹，並向下行至少腹。

施術者感到針下沉緊，如魚吞釣餌，然後留針拔罐，10 分鐘後起罐，再行留針 15 分鐘。

艾　灸

○溫和灸

【取穴】關元、歸來、氣海、三陰交。

【操作方法】患者取仰臥位。施術者立於患者身側，將艾條的一端點燃，對準應灸的腧穴部位，距離皮膚 2～3 公分，進行薰烤，使患者局部有溫熱感而無灼痛為宜，每穴灸 15～20 分鐘，灸至以患者感覺舒適、局部皮膚潮紅為度，每日灸 1～2 次。

○隔薑灸

【取穴】神闕、中極、足三里、三陰交。

【操作方法】將鮮生薑切成厚約 0.3 公分的生薑片，用針扎孔數個，置施灸穴位上，用大、中艾炷點燃放在薑片中心施灸。

若患者有灼痛感可將薑片提起，使之離開皮膚片刻，旋即放下，再行灸治，反覆進行，以局部皮膚潮紅濕潤為度。一般各穴每次施灸 5～7 壯，每日灸 1～2 次。

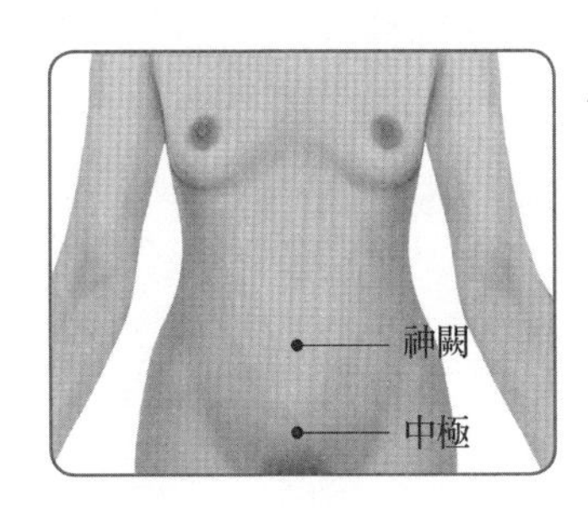

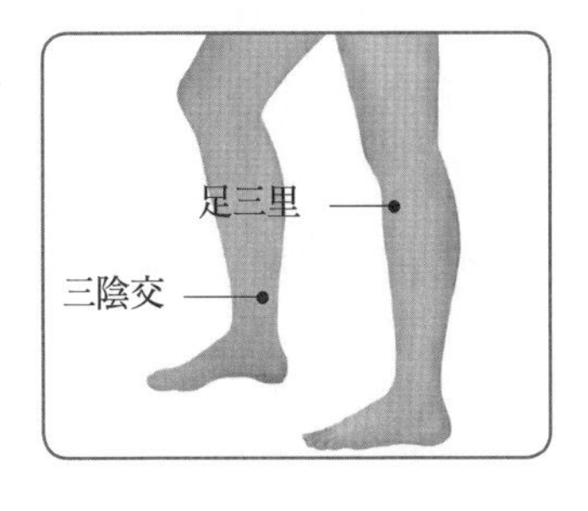

◆產後尿瀦留◆

產後尿瀦留是指婦女產後 8 小時尚不能正常排尿而使膀胱內瀦留大量尿液的病症，是產後常見的併發症之一。臨床表現為產後膀胱區有陣發性收縮性疼痛和高度尿意，但不能排尿，下腹中部隆起，膀胱充脹。

本病在中醫學中屬於「癃閉」範疇。

拔　罐

○留罐法

【取穴】水道、中極、三陰交、陰陵泉。

【操作方法】患者取合適的體位，找準穴位，並進行常規消毒，選擇大小適宜的火罐。一手持夾著酒精棉的鑷子，一手持罐，將酒精棉點燃後伸入罐內旋轉片刻，迅速將棉球抽出，即刻將罐拔於穴位上。

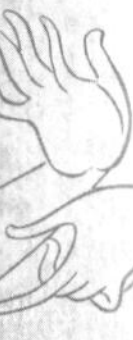

根據所拔罐的負壓大小及患者的皮膚情況留罐 10～15 分鐘。每日或隔日 1 次。

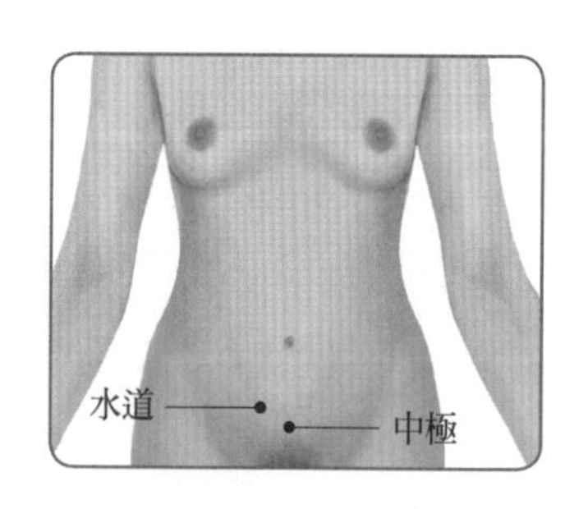

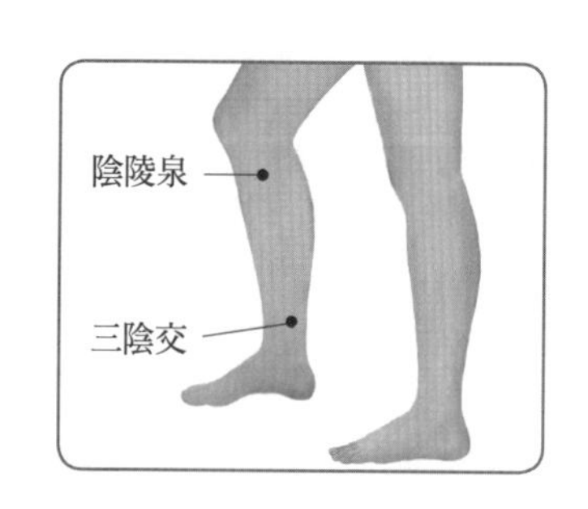

○走罐法

【取穴】臍正中開始至恥骨聯合處。

【操作方法】患者取仰臥位，充分暴露腹部，用適量凡士林均勻塗於腹部皮膚。

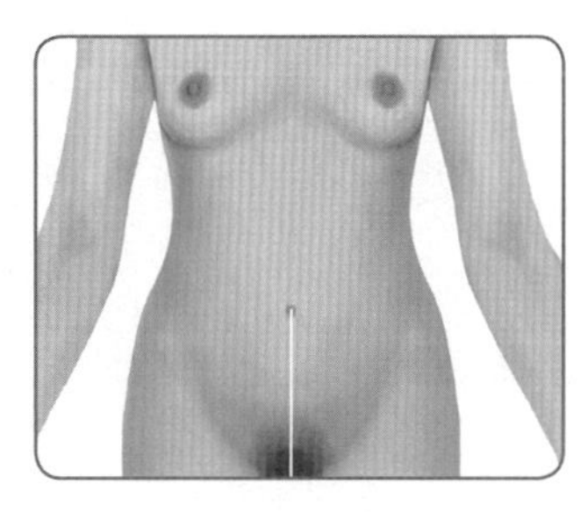

根據患者的體型選擇大小適宜、罐口光滑的玻璃火罐，以閃火法使之吸附於腹部皮膚，注意罐內負壓要適中，負壓過大則火罐移動困難，過小則易於脫落。自臍正中開始至恥骨聯合處，沿腹正中線來回走罐。

艾　灸

○溫和灸

【取穴】水道、中極。

【操作方法】患者取合適的體位。施術者立於患者身側，將艾條的一端點燃，對準應灸的腧穴部位，距離皮膚 2～3 公分，進行薰烤，使患者局部有溫熱感而無灼痛為宜，每穴灸 15～20 分鐘，灸至以患者感覺舒適、局部皮膚潮紅為度，每日灸 1～2 次。

○隔薑灸

【取穴】中極、三陰交。

【操作方法】將鮮生薑切成厚約 0.3 公分的生薑片，用針扎孔數個，置施灸穴位上，用大、中艾炷點燃放在薑片中心施灸。

若患者有灼痛感可將薑片提起，使之離開皮膚片刻，旋即放下，再行灸治，反覆進行，以局部皮膚潮紅濕潤為度。一般各穴每次施灸 5～7 壯，每日灸 1～2 次。

◆女性不孕症◆

育齡期夫婦同居 2 年以上，男方生殖功能正常，未採取避孕措施而未能懷孕者，稱為不孕症。其中，從未受孕者稱原發性不孕，曾有生育或流產又連續 2 年以上不孕者，稱繼發性不孕症。

造成不孕的原因包括排卵障礙，以及輸卵管、子宮、子宮頸等因素。

刮 痧

【取穴】氣海、關元至中極、腎俞、陰陵泉、足三里、三陰交、太谿。

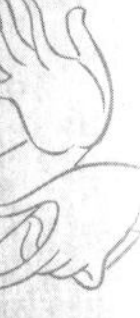

【操作方法】患者取合適的體位，找準穴位後，進行常規消毒，然後在所選穴位上均勻地塗抹刮痧油或潤膚乳。

操作時，施術者一手持刮痧板，一手扶著患者。用刮板棱角刮拭，先刮腹部的氣海、關元至中極，再刮背部腎俞，最後刮下肢部的陰陵泉、足三里、三陰交、太谿。

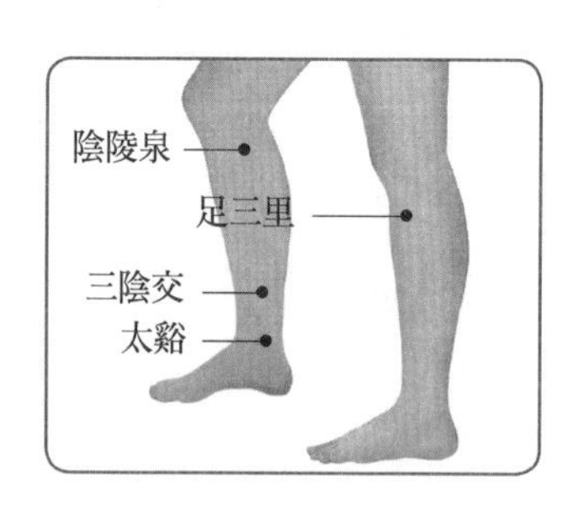

拔 罐

○留罐法

【取穴】氣海、關元、中極、腎俞、命門。

【操作方法】患者取合適的體位，找準穴位，並進行常規消毒，選擇大小適宜的火罐。一手持夾著酒精棉的鑷子，一手持罐，將酒精棉點燃後伸入罐內旋轉片刻，迅速將棉球抽出，即刻將罐拔於穴位上。

根據所拔罐的負壓大小及患者的皮膚情況留罐 10～15 分鐘。每日或隔日 1 次。

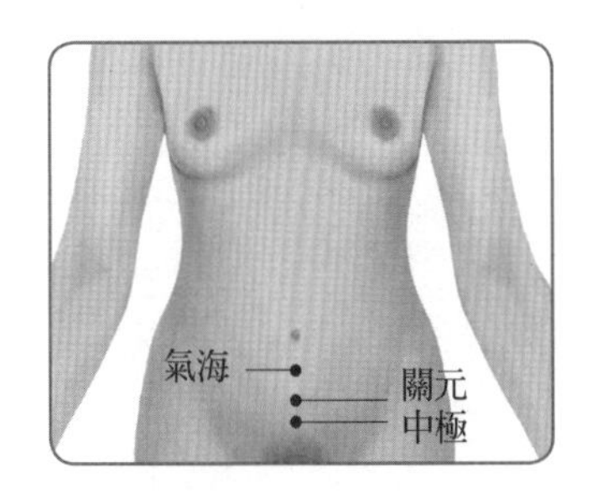

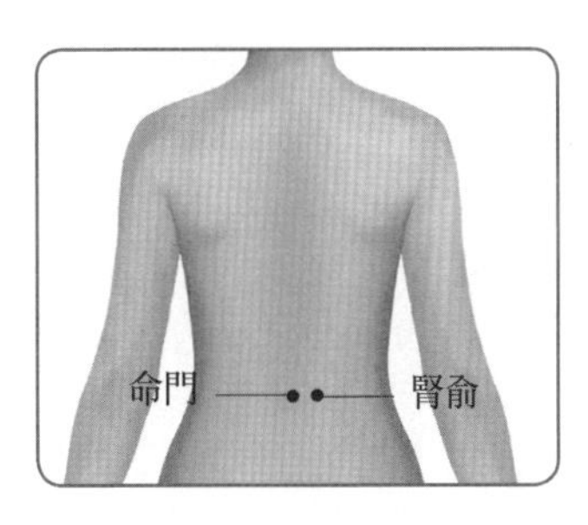

○走罐法

【取穴】背部督脈及膀胱經第一、第二側線。

【操作方法】患者取俯臥位，充分暴露背部，用適量凡士林均勻塗於背部皮膚。

根據患者的體型選擇大小適宜、罐口光滑的玻璃火罐，以閃火法使之吸附於背部皮膚，注意罐內負壓要適中，負壓過大則火罐移動困難，過小則易於脫落。沿背部督脈及膀胱經第一、第二側線來回操作。

艾　灸

○迴旋灸

【取穴】氣海、關元、中極。

【操作方法】點燃艾條，懸於施灸部位上方約 3 公分高處。艾條在施灸部位上左右往返移動，或反覆旋轉進行灸治。使皮膚有溫熱感而不至於灼痛。一般每穴灸 10～15 分鐘，移動範圍在 3 公分左右。

○溫盒灸

【取穴】神闕、氣海、關元、三陰交、腎俞、命門、次髎。

【操作方法】施灸時，把溫灸盒安放於應灸部位的中央，點燃艾捲後，置鐵紗上，蓋上盒蓋，放置穴位或患處。每次可灸 15～30 分鐘。

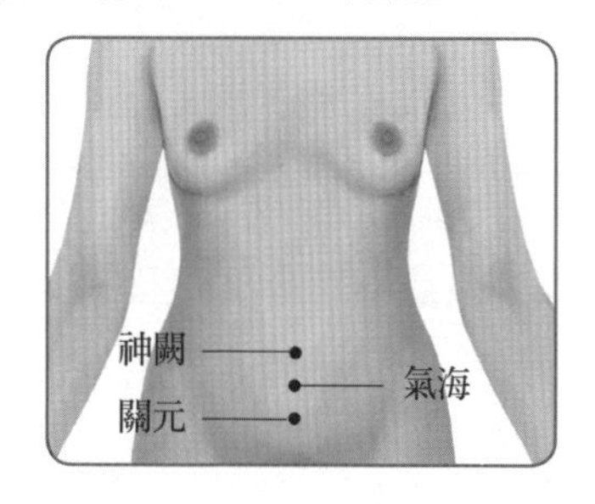

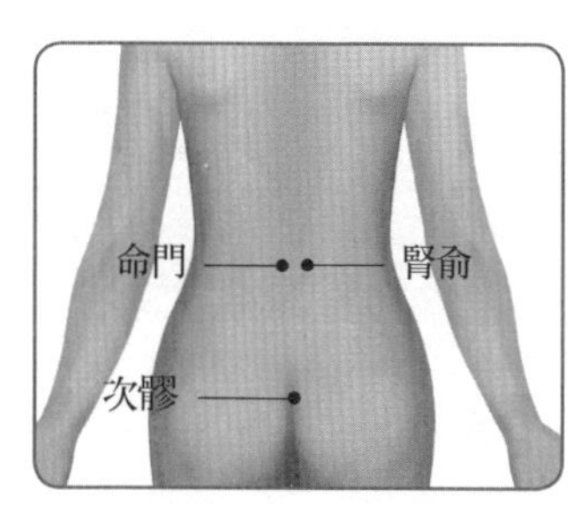

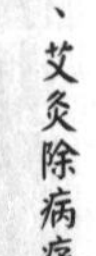

小叮嚀

❶ 治療前必須排除男方或自身的生理因素造成的不孕。要保持精神愉快，勞逸結合，加強營養和鍛鍊。

❷ 女性不孕第一次檢查的時候，要在月經排乾淨後5～7天之間，檢查前5～7天需要禁慾，嚴格按照醫生約定的時間並牢記自己的月經週期。

◆更年期綜合徵◆

更年期是指婦女從性成熟期逐漸進入老年期（年齡一般在 45 ~ 52 歲之間）的過渡時期，包括絕經前期、絕經期、絕經後期。

約有 1/3 更年期婦女能透過神經內分泌的自我調節達到新的平衡而無自覺症狀，2/3 婦女則會因卵巢功能衰退甚至消失而引起性激素減少、內分泌失調和自主神經功能紊亂的一系列症狀，稱為更年期綜合徵。

本病屬於中醫學中「絕經前後諸證」範疇。

刮痧

【取穴】百會、心俞、腎俞、厥陰俞、神門、內關、足三里、豐隆、三陰交。

【操作方法】患者取合適的體位。施術者找準穴位後，進行常規消毒，然後在所選穴位上均勻地塗抹刮痧油或潤膚乳。

操作時，施術者一手持刮痧板，一手扶患者。用刮板棱角刮拭，先刮頭部的百會，再刮背部心俞、腎俞、厥陰俞，然後刮上肢部神門、內關，最後刮下肢部足三里、豐隆、三陰交。

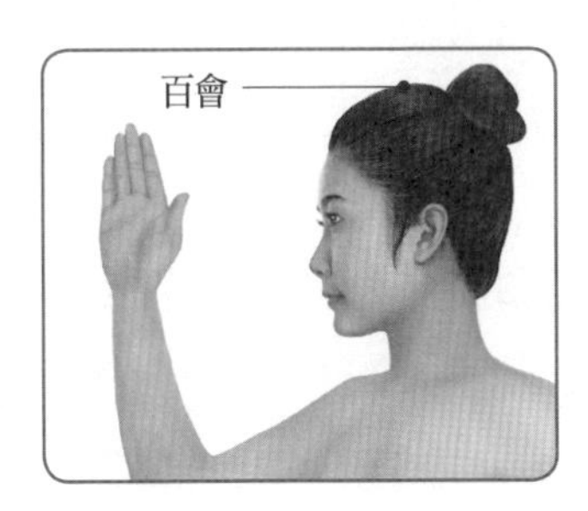

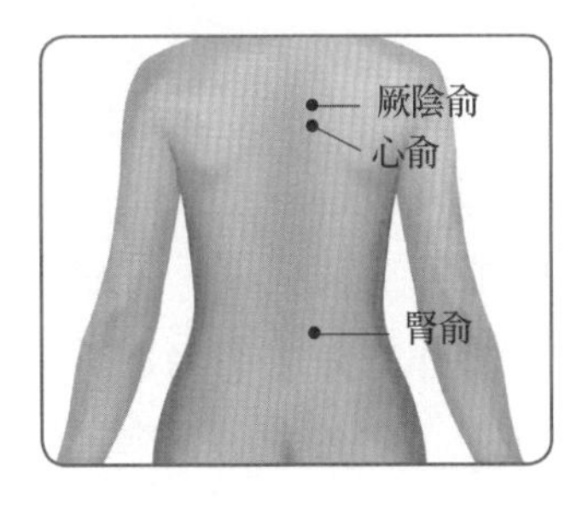

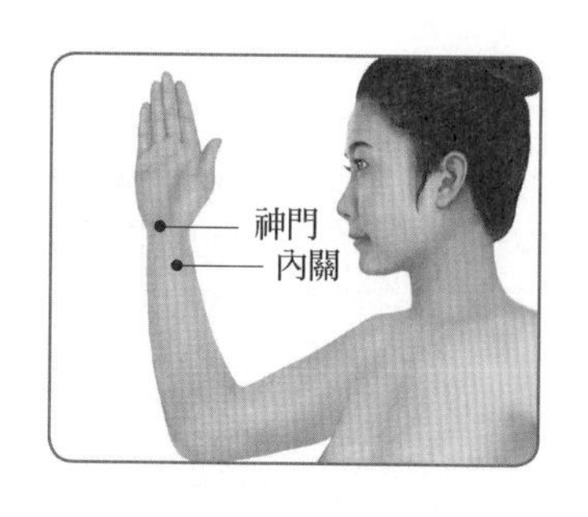

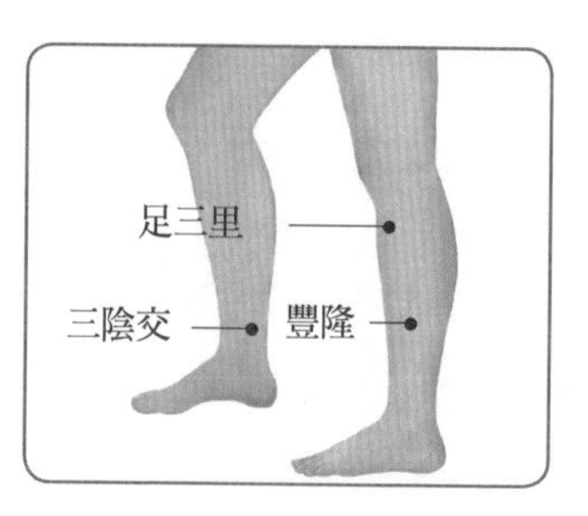

拔　罐

○留罐法

【取穴】心俞、肝俞、脾俞、腎俞、氣海俞、三陰交、足三里。

【操作方法】患者取合適的體位。施術者找準穴位，並進行常規消毒，選擇大小適宜的火罐。一手持夾著酒精棉的鑷子，一手持罐，將酒精棉點燃後伸入罐內旋轉片刻，迅速將棉球抽出，即刻將罐拔於穴位上。

根據所拔罐的負壓大小及患者的皮膚情況留罐 10～15 分鐘。每日或隔日 1 次，兩側穴位每日交替進行。

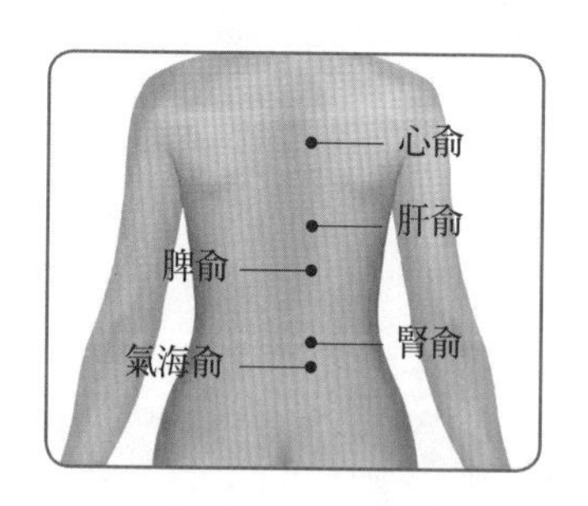

○走罐法

【取穴】膀胱經、督脈在背部的腧穴及華佗夾脊穴。

【操作方法】患者取俯臥位，充分暴露背部。施術者用適量凡士林均勻塗於背部皮膚，以閃火法拔罐，在大椎、厥

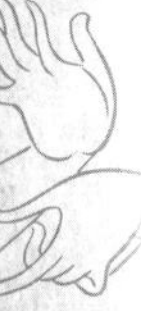

陰俞、心俞、膈俞、肝俞、膽俞、脾俞、胃俞、腎俞作重點旋轉，至皮膚潮紅或紫色為度。虛證者負壓稍小，實證者負壓稍大。10～15 分鐘/次，隔日 1 次，5 次為 1 療程。

根據患者的體型選擇大小適宜、罐口光滑的玻璃火罐，以閃火法使之吸附於背部皮膚，注意罐內負壓要適中，負壓過大則火罐移動困難，過小則易於脫落。

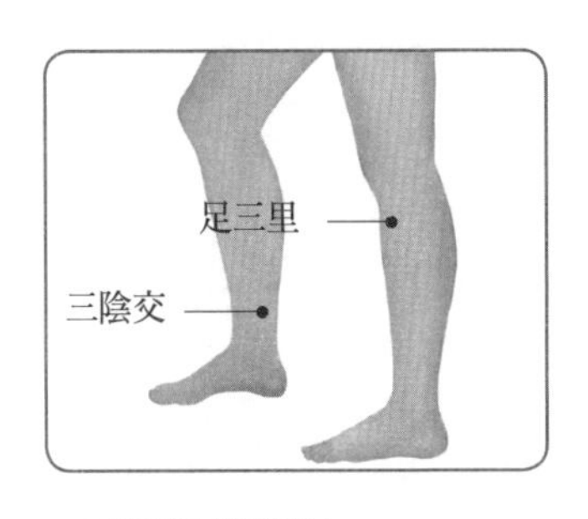

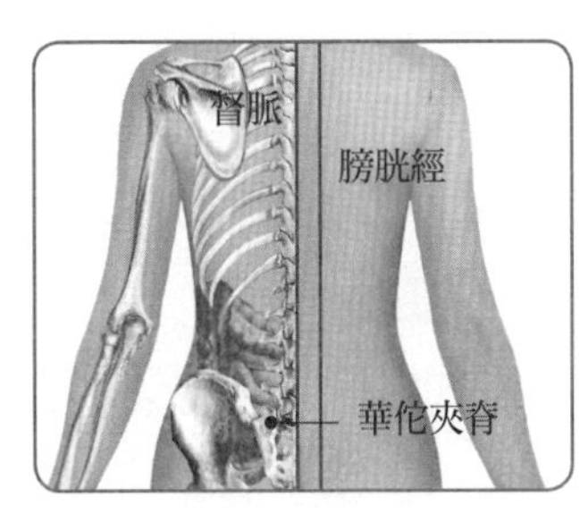

○刺絡拔罐法

【取穴】太陽、肝俞、脾俞、腎俞、關元、三陰交、太衝。

【操作方法】患者取合適的體位。施術者將所選穴位進行常規消毒，用三棱針點刺每穴 3～5 下，選擇適當大小的罐，拔於所點刺的穴位上。

留罐 10～15 分鐘，拔出血 3～5 滴。隔日 1 次，10 次為 1 療程。經前 2～3 天開始治療。

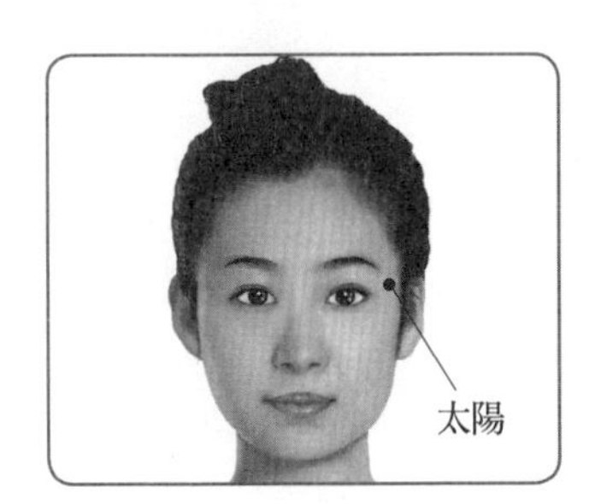

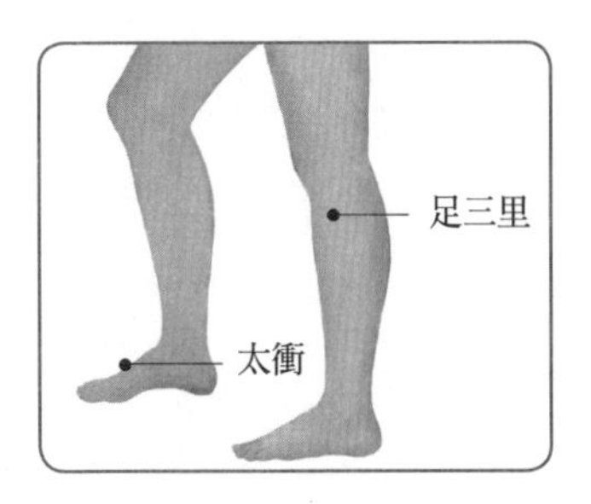

艾灸

○溫和灸

【取穴】肝俞、腎俞、脾俞。

【操作方法】患者取俯臥位。施術者立於患者身側，將艾條的一端點燃，對準應灸的腧穴部位，距離皮膚 2～3 公分進行薰烤，使患者局部有溫熱感而無灼痛為宜。

每穴灸 15～20 分鐘，灸至患者感覺舒適、局部皮膚潮紅為度，每日灸 1～2 次。

○隔薑灸

【取穴】肝俞、腎俞、脾俞、關元。

【操作方法】將鮮生薑切成厚約 0.3 公分的生薑片，用針扎孔數個，置施灸穴位上，用大、中艾炷點燃放在薑片中心施灸。若患者有灼痛感可將薑片提起，使之離開皮膚片刻，旋即放下，再行灸治，反覆進行，以局部皮膚潮紅濕潤為度。

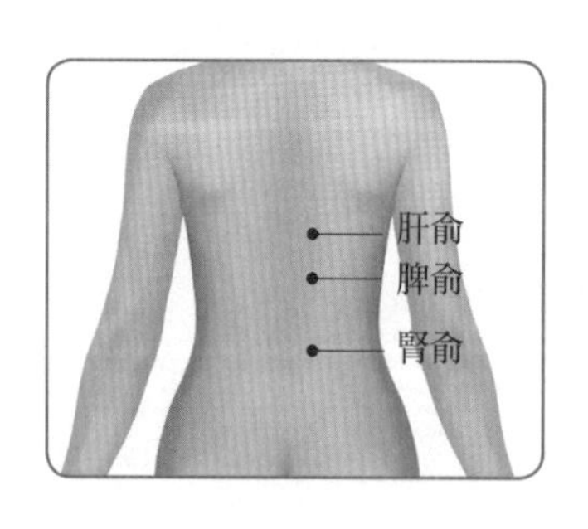

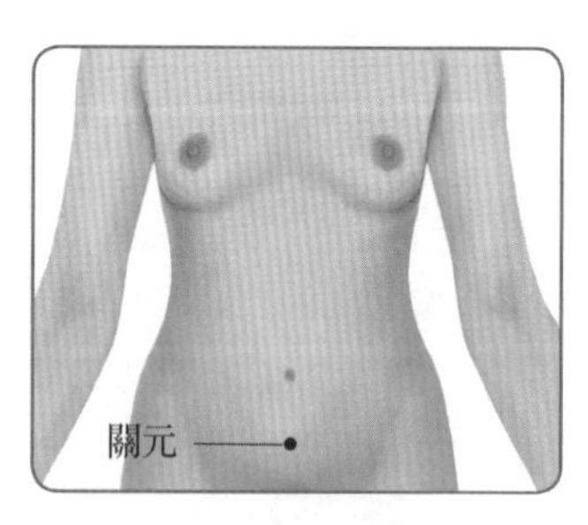

◆前列腺炎◆

前列腺炎是各種原因引起的前列腺組織的炎性疾病。常有葡萄球菌、鏈球菌、大腸桿菌感染，可經過尿道、淋巴及血液感染。有急、慢性前列腺炎之分。

急性前列腺炎多發於 20 ~ 40 歲的青壯年。臨床上首先出現寒戰、高熱，繼之出現尿頻、尿急、尿痛，甚則血尿，會陰部脹痛，嚴重者可致尿瀦留。

慢性前列腺炎臨床表現為輕度的尿頻、尿急、尿痛，終尿有白色分泌物滴出；會陰、腰骶、小腹及外生殖器刺痛及墜脹感；性功能障礙。

本病在中醫學屬「勞淋」、「精濁」、「白淫」範疇。

刮　痧

【取穴】腎俞、膀胱俞、秩邊、氣海、中極、陰陵泉、三陰交、大敦。

【操作方法】患者取合適的體位。施術者找準穴位後，進行常規消毒，然後在所選穴位上均勻地塗抹刮痧油或潤膚乳。

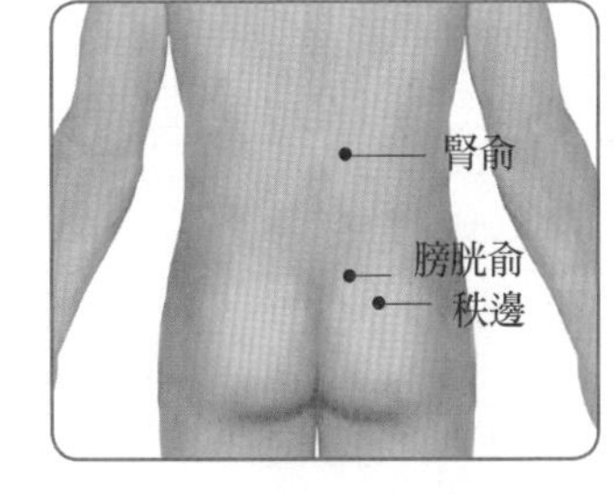

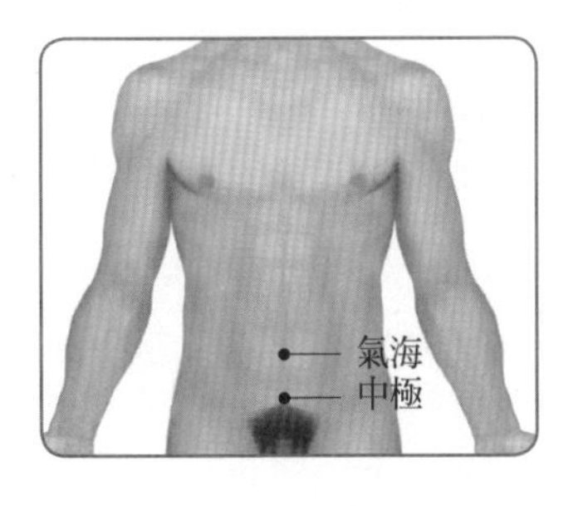

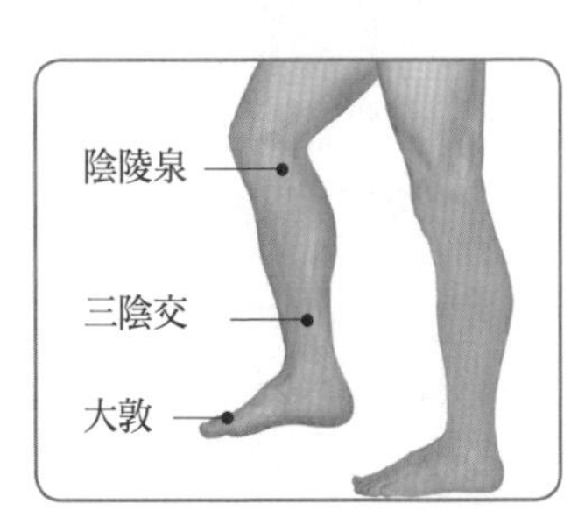

操作時，施術者一手持刮痧板，一手扶患者。用刮板棱角刮拭，先刮腎俞、膀胱俞、秩邊，點揉氣海、中極，最後刮陰陵泉、三陰交、大敦。

拔　罐

○刺絡拔罐法

【取穴】委陽、陰陵泉。

【操作方法】患者取合適的體位。施術者將所選穴位進行常規消毒，用三棱針點刺每穴 3～5 下，加壓拔罐。在負壓的作用下，拔出少許血液，一般每穴出血 8～10 滴為宜。起罐後擦淨皮膚上的血跡，每日 1 次。

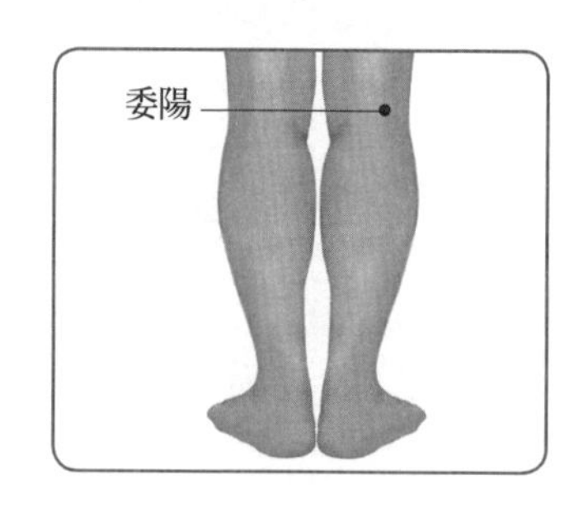

艾　灸

○溫和灸

【取穴】腎俞、膀胱俞、秩邊、氣海、中極、陰陵泉、三陰交。

【操作方法】患者取合適體位。施術者立於患者身側，將艾條的一端點燃，對準應灸的腧穴部位，距離皮膚 2～3 公分，進行薰烤，使患者局部有溫熱感而無灼痛為宜。

每穴灸 15～20 分鐘，灸至患者感覺舒適、局部皮膚潮紅為度，每日灸 1～2 次。

◆前列腺增生症◆

前列腺增生症是老年男性常見病，男性 40 歲以上前列腺開始增生，但發病年齡均在 50 歲以後，發病率隨著年齡的增大而增高。前列腺增生症的發病原因仍不是很清楚，多數學者認為可能與體內性激素的平衡失調有關。

常見症狀有尿流無力，感覺膀胱內仍留有尿液未排盡，開始排尿時有困難、尿頻、尿急（不能忍尿）。當前列腺增生的情況逐漸加重時，尿道就會受到更大的壓力而導致膀胱內的尿不能排出。

有少數男性會因前列腺增生所造成的阻塞引起反覆感染，引發排尿困難及結石。本病屬中醫學「癃閉」、「淋證」、「精癃」等範疇。

刮　痧

【取穴】腎俞、膀胱俞、氣海、中極、歸來、血海、陰陵泉、三陰交。

【操作方法】患者取合適體位。施術者找準穴位後，塗抹刮痧油或潤膚乳。

操作時，施術者一手持刮痧板，一手扶患者。用刮板棱角刮拭，先刮背部的腎俞、膀胱俞，再刮腹部的氣海、中還極、歸來，最後刮下肢部的血海、陰陵泉、三陰交。操作時

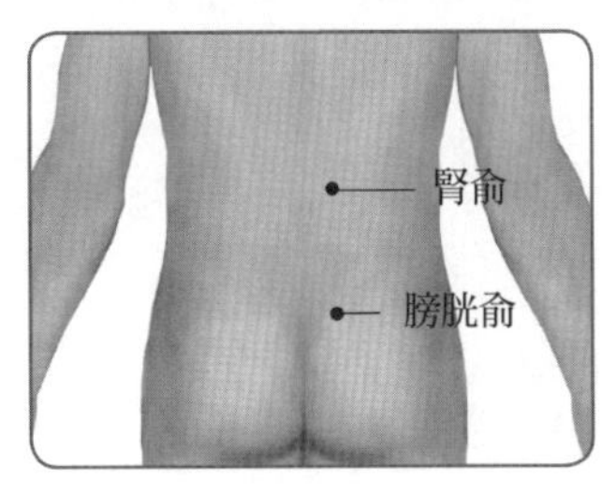

可以用刮板的棱角點揉腎俞、膀胱俞、中極、陰陵泉等穴。刮拭時注意用力輕柔，避免刮傷皮膚。

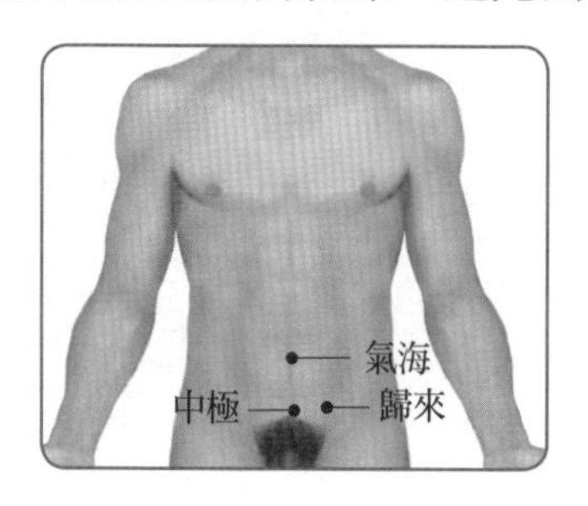

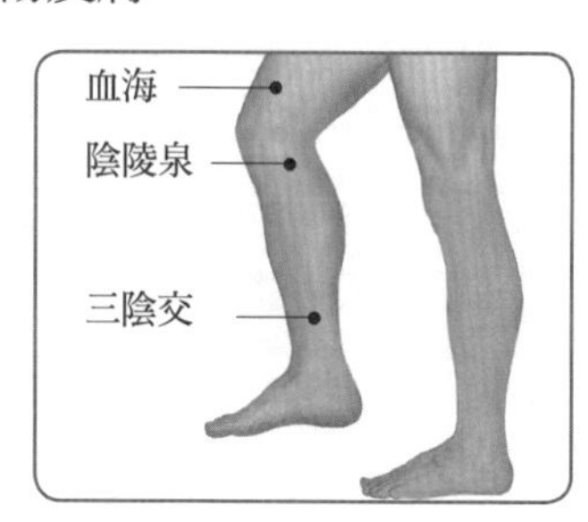

拔　罐

○刺絡拔罐法

【取穴】命門、三焦俞或陽關、腎俞或關元、箕門。

【操作方法】患者取合適的體位。施術者將所選穴位進行常規消毒，用三棱針點刺每穴 3～5 下後加壓拔罐。

在負壓的作用下，拔出少許血液，一般每穴出血 8～10 滴為宜。

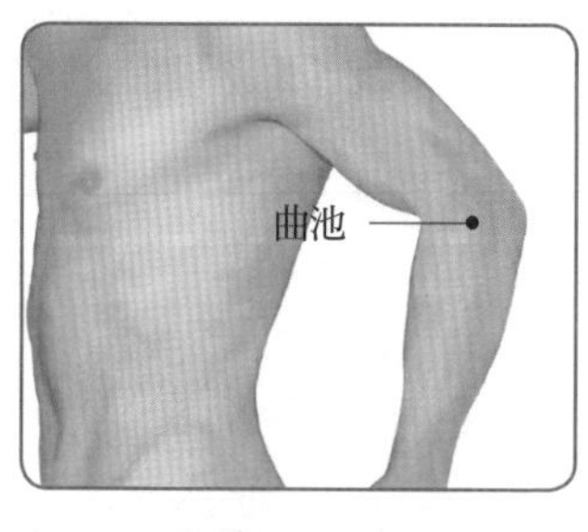

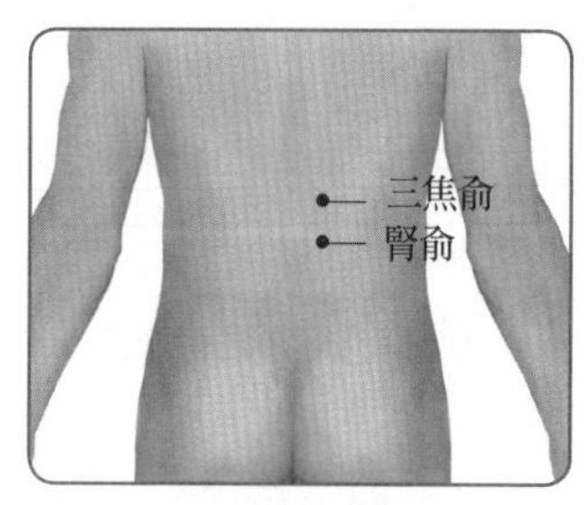

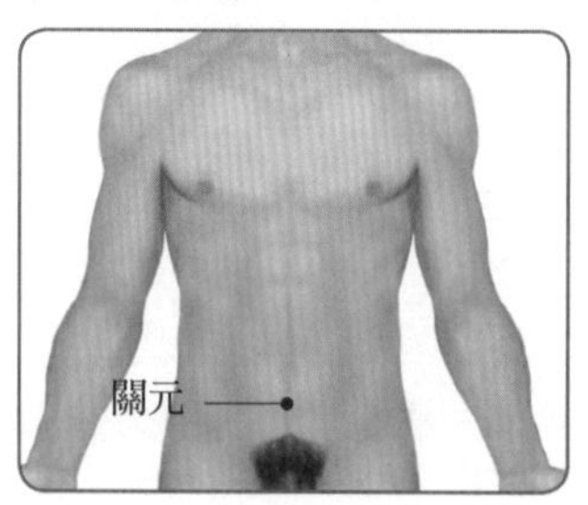

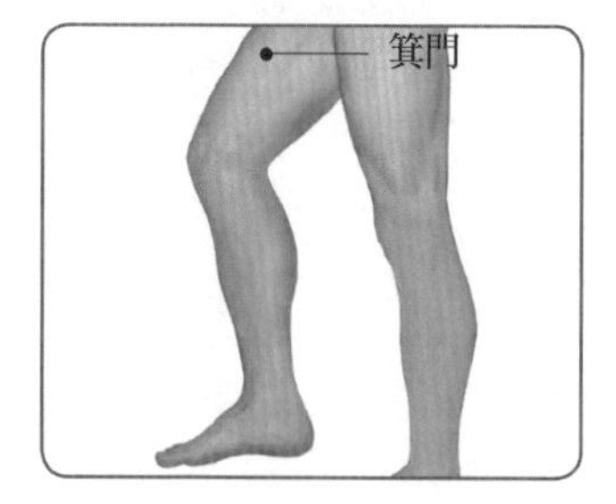

艾　灸

○溫和灸

【取穴】十七椎、腰眼。

【操作方法】患者取俯臥位。施術者立於患者身側，將艾條的一端點燃，對準應灸的腧穴部位，距離皮膚 2～3 公分，進行薰烤，使患者局部有溫熱感而無灼痛為宜。每穴灸 15～20 分鐘，灸至患者感覺舒適、局部皮膚潮紅為度，每日灸 1～2 次。

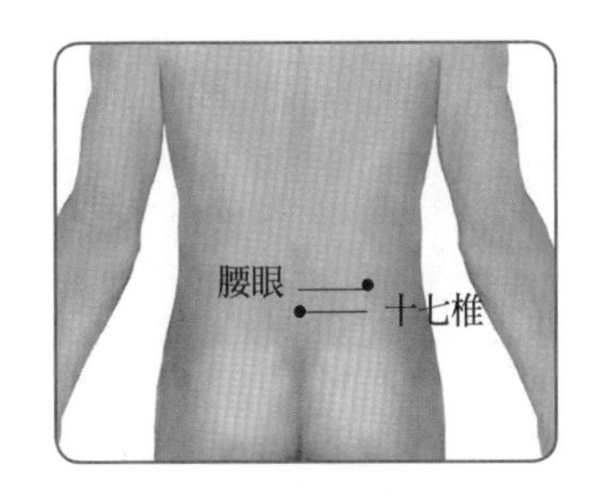

○隔薑灸

【取穴】腎俞、關元。

【操作方法】將鮮生薑切成厚約 0.3 公分的生薑片，用針扎孔數個，置施灸穴位上，用大、中艾炷點燃放在薑片中心施灸。

若患者有灼痛感可將薑片提起，使之離開皮膚片刻，旋即放下，再行灸治，反覆進行，以局部皮膚潮紅濕潤為度。一般各穴每次施灸 5～7 壯，每日灸 1～2 次。

◆早　洩◆

早洩是指已做好性交準備，但陰莖插入陰道時間較短，即男性的性交時間短於 2 分鐘就過早射精，影響性生活的一種病症。

刮　痧

【取穴】神門、內關、心俞、膽俞、膻中、關元、三陰交、太谿、太衝。

【操作方法】患者取合適的體位。施術者找準穴位後，進行常規消毒，然後在所選穴位上均勻地塗抹刮痧油或潤膚乳。

操作時，施術者一手持刮痧板，一手扶患者。用刮板棱角刮拭神門、內關，再刮背部的心俞、膽俞，再刮膻中，然後刮關元，最後刮下肢部的三陰交、太谿至太衝。

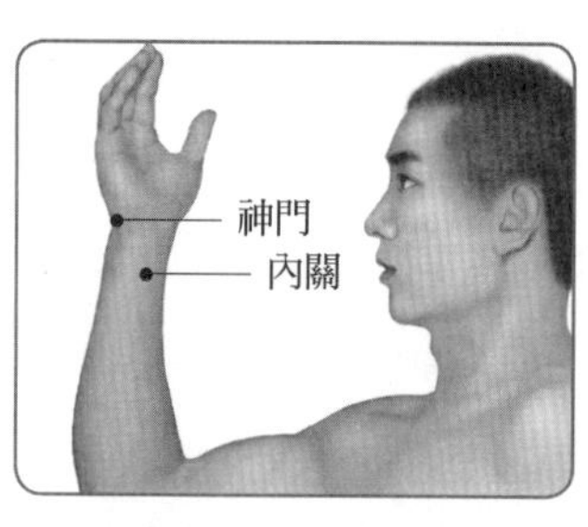

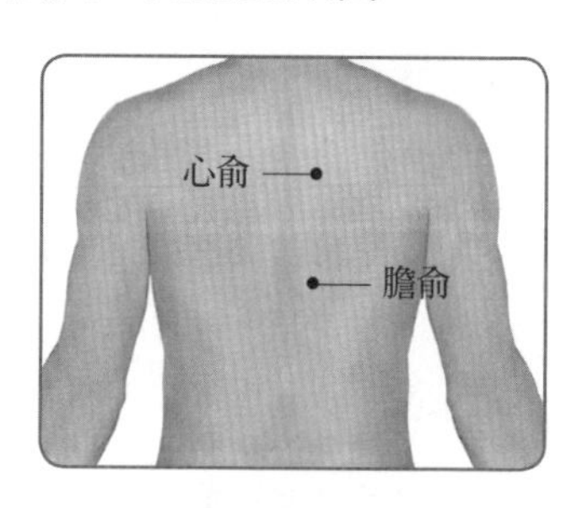

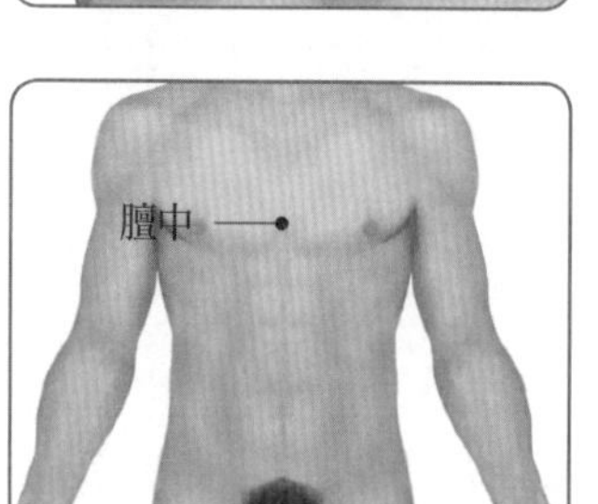

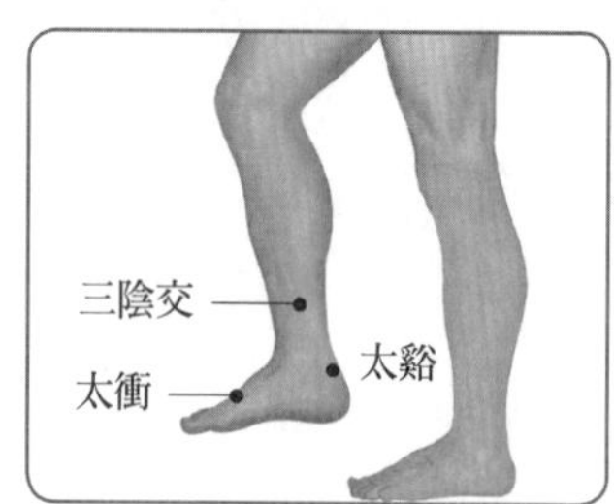

拔　罐

○留罐法

【取穴】腎俞、命門、關元、足三里、三陰交。

【操作方法】患者取合適的體位。施術者找準穴位，並進行常規消毒，選擇大小適宜的火罐。一手持夾著酒精棉的鑷子，一手持罐，將酒精棉點燃後伸入罐內旋轉片刻，迅速將棉球抽出，即刻將罐拔於穴位上。

根據所拔罐的負壓大小及患者的皮膚情況留罐 10～15 分鐘。每日或隔日 1 次。

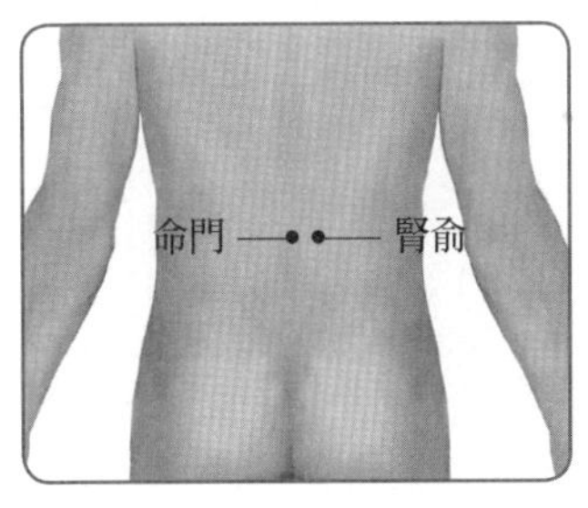

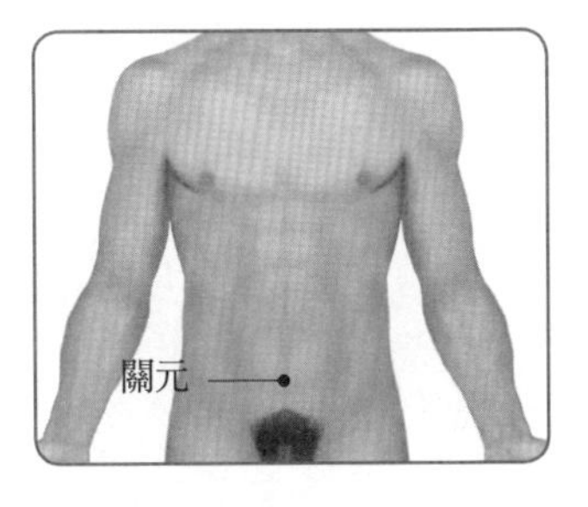

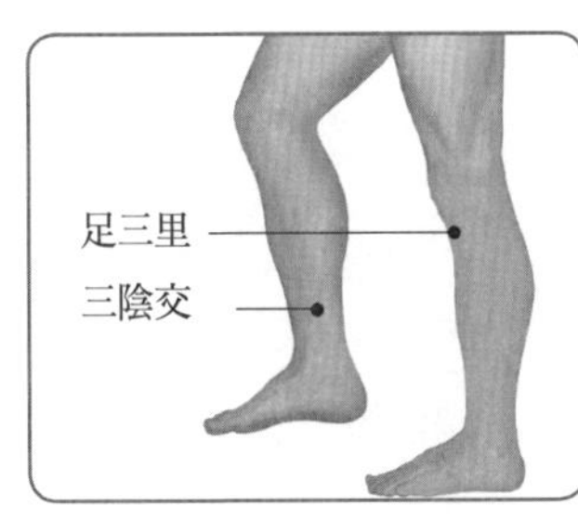

艾　灸

○溫和灸

【取穴】心俞、肝俞、腎俞、次髎、關元、內關、太谿。

【操作方法】患者取合適體位。施術者立於患者身側，將艾條的一端點燃，對準應灸的腧穴部位，距離皮膚 2～3

公分，進行薰烤，使患者局部有溫熱感而無灼痛為宜。

每穴灸 15～20 分鐘，灸至患者感覺舒適、局部皮膚潮紅為度，每日灸 1～2 次。

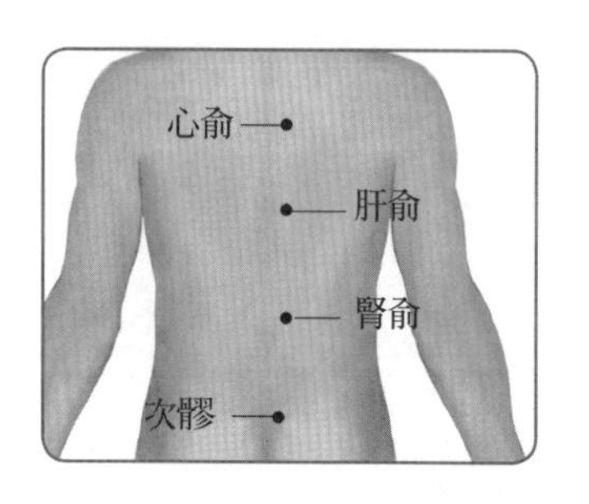

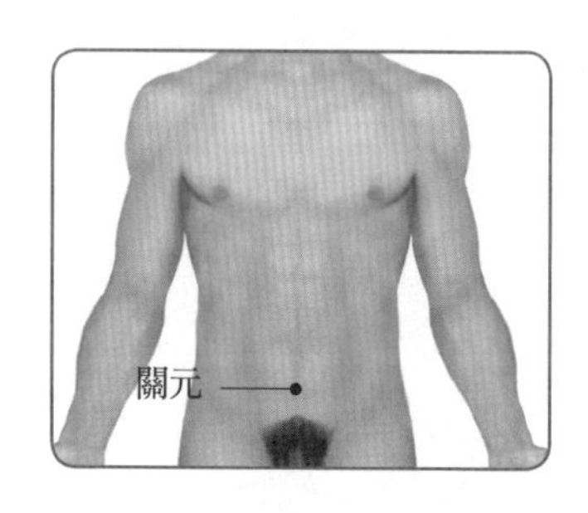

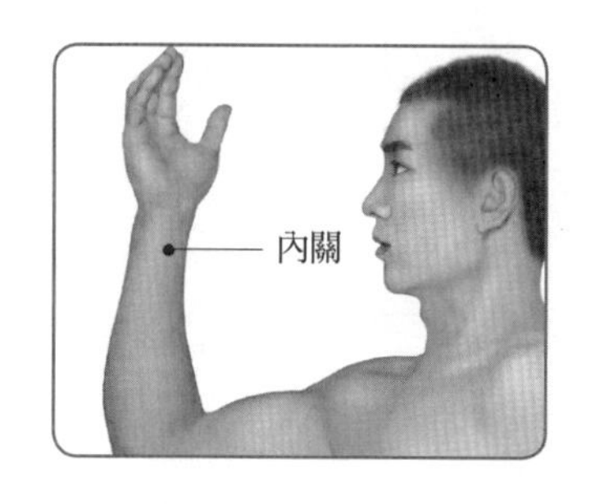

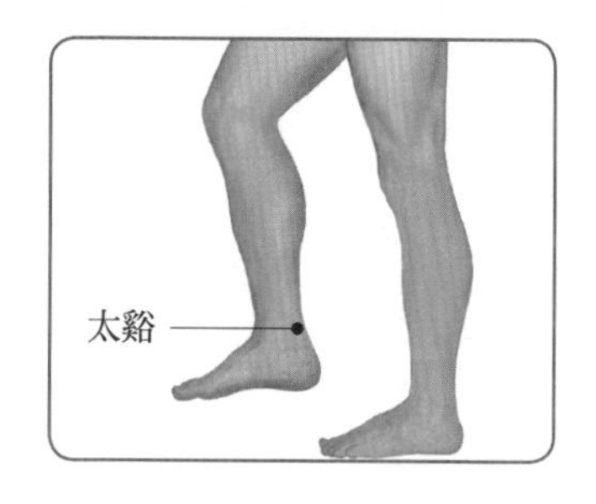

○隔薑灸

【取穴】腎俞、次髎、關元、大赫。

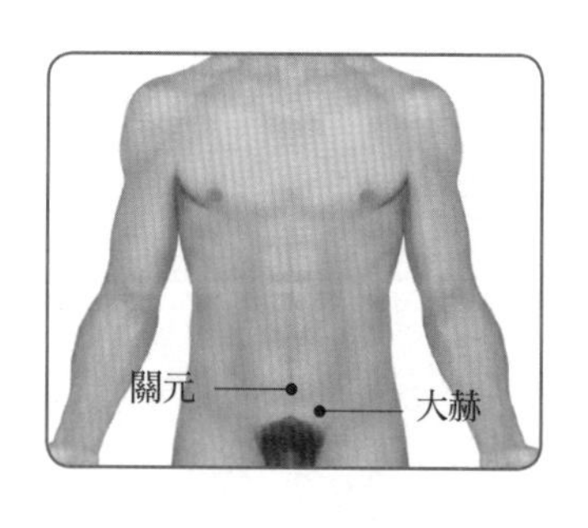

【操作方法】將鮮生薑切成厚約 0.3 公分的生薑片，用針扎孔數個，置施灸穴位上，用大、中艾炷點燃放在薑片中心施灸。

若患者有灼痛感可將薑片提起，使之離開皮膚片刻，旋即放下，再行灸治，反覆進行，以局部皮膚潮紅濕潤為度。一般各穴每次施灸 5～7 壯，每日灸 1～2 次。

○隔附子餅灸

【取穴】內關、三陰交、陰陵泉、太谿。

【操作方法】取生附子切細研末，用黃酒調和作餅，大小適度，厚 0.4 公分，中間用針扎孔，置穴位上，再以大艾炷點燃施灸，附子餅乾焦後再換新餅，直灸至肌膚內溫熱、局部肌膚紅暈為度。每日灸 1 次。

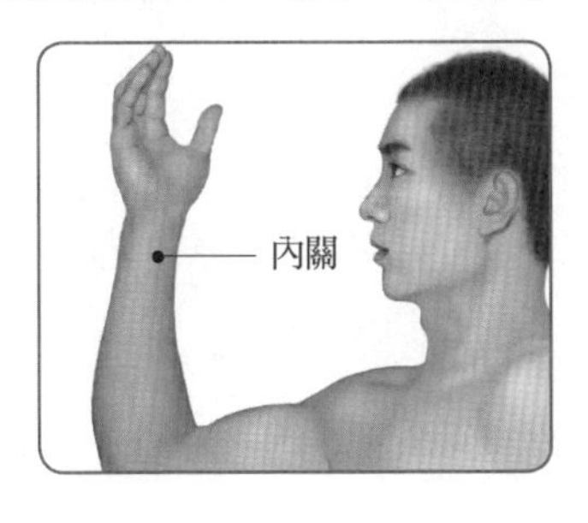

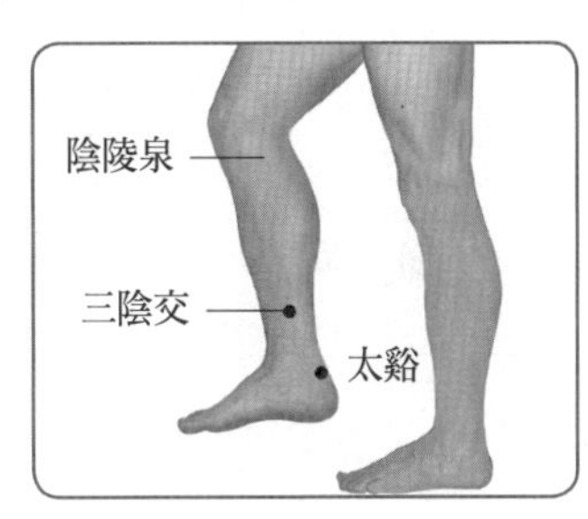

○實按灸

【取穴】心俞、肝俞、腎俞、次髎、關元、大赫、陰陵泉、三陰交、太谿。

【操作方法】每次選穴 3～5 個進行操作。操作時，在施灸部位鋪上 6～7 層棉紙或布，將艾條點燃，對準穴位直按其上，稍停 1～2 秒鐘，使熱氣透達深部；若艾火熄滅，可再點再按，每次每穴按灸 5～7 下，至皮膚紅暈為度。

◆陽　痿◆

陽痿是指在有性慾時，陰莖不能勃起或勃起不堅，或者雖然有勃起且有一定的硬度，但不能保持性交的足夠時間而影響性生活的一種病症。

陰莖完全不能勃起者稱為完全性陽痿，陰莖雖能勃起但不具有性交需要的足夠硬度者稱為不完全性陽痿。從發育開始後就發生陽痿者稱原發性陽痿。

引起陽痿的原因很多，精神緊張、性生活過頻、其他重要器官的疾病、酗酒、長期使用一些藥品（如安眠藥或麻醉藥品）等都可導致陽痿。50 歲以上的男子出現陽痿，多數是生理性的退行性變化。

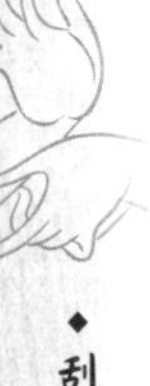

刮　痧

【取穴】關元至氣海、腎俞、命門、志室、足三里、三陰交、太谿。

【操作方法】患者取合適的體位。施術者找準穴位後，進行常規消毒，然後在所選穴位上均勻地塗抹刮痧油或潤膚乳。操作時，施術者一手持刮痧板，一手扶患者。用刮板棱角刮拭，先刮關元至氣海；再刮腎俞、命門、志室，最後刮足三里、三陰交、太谿。

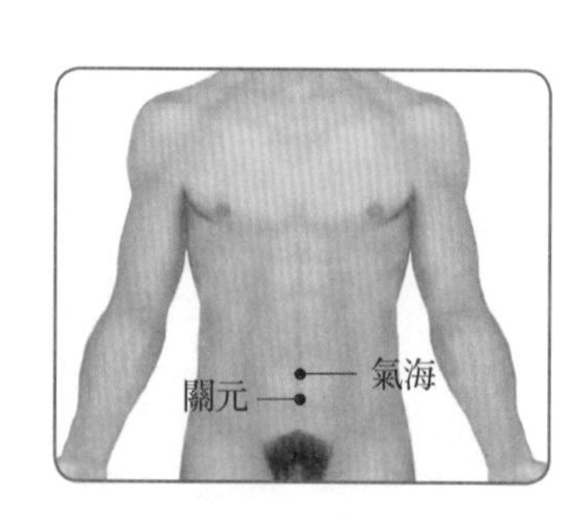

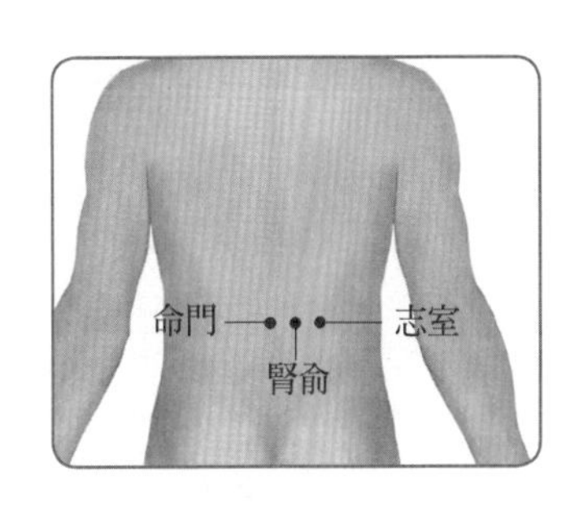

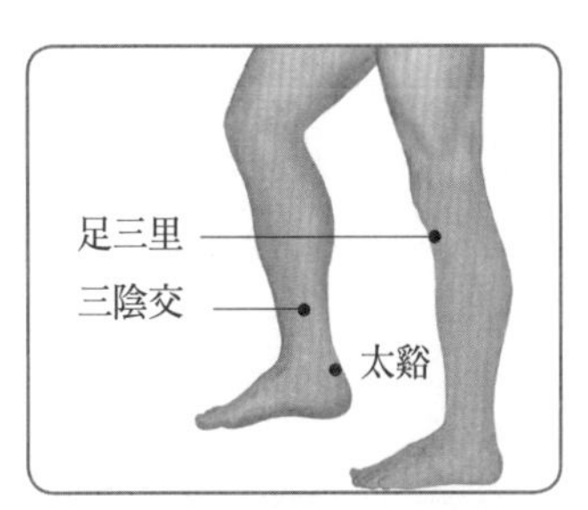

拔　罐

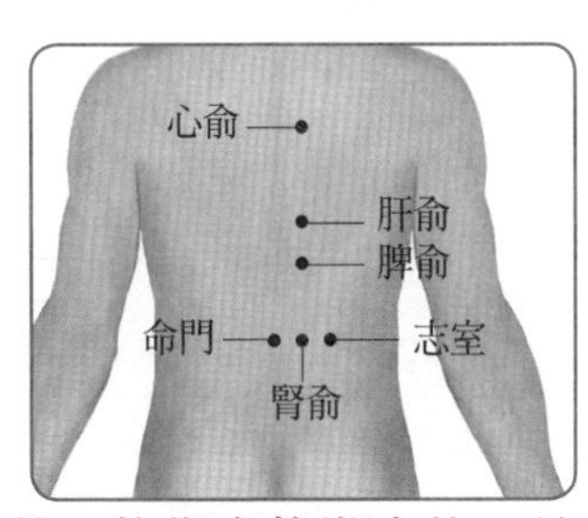

○留罐法

【取穴】心俞、肝俞、脾俞、腎俞、命門、關元、志室、三陰交。

【操作方法】患者取合適的體位。施術者找準穴位，並進行常規消毒，選擇大小適宜的火罐。一手持夾著酒精棉的鑷子，一手持罐，將酒精棉點燃後伸入罐內旋轉片刻，迅速將棉球抽出，即刻將罐拔於穴位上。

根據所拔罐的負壓大小及患者的皮膚情況留罐 10～15 分鐘。每日或隔日 1 次。

○走罐法

【取穴】背部督脈及膀胱經兩側線。

【操作方法】患者取俯臥位，充分暴露背部。施術者用適量凡士林均勻塗於背部皮膚。

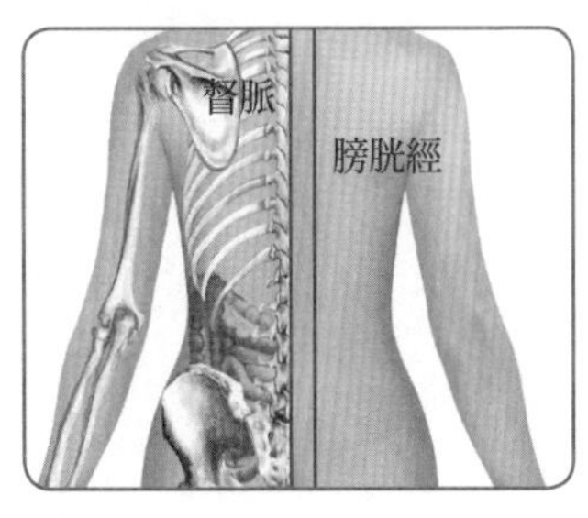

根據患者的體型選擇大小適宜、罐口光滑的玻璃火罐，以閃火法使之吸附於背部皮膚，注意罐內負壓要適中，負壓過大則火罐移動困難，過小則易於脫落。

操作重點在心俞、肝俞、脾俞、腎俞、命門，走完罐再在上述幾個穴位上各留罐 5 分鐘。

艾　灸

○溫和灸

【取穴】心俞、腎俞、命門、關元、三陰交、太谿。

【操作方法】患者取合適體位。施術者立於患者身側，將艾條的一端點燃，對準應灸的腧穴部位，距離皮膚 2～3 公分，進行薰烤，使患者局部有溫熱感而無灼痛為宜。

每穴灸 15～20 分鐘，灸至患者感覺舒適、局部皮膚潮紅為度，每日灸 1～2 次。

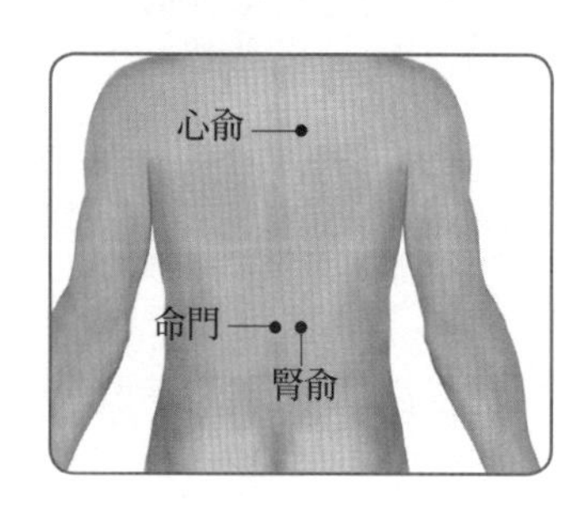

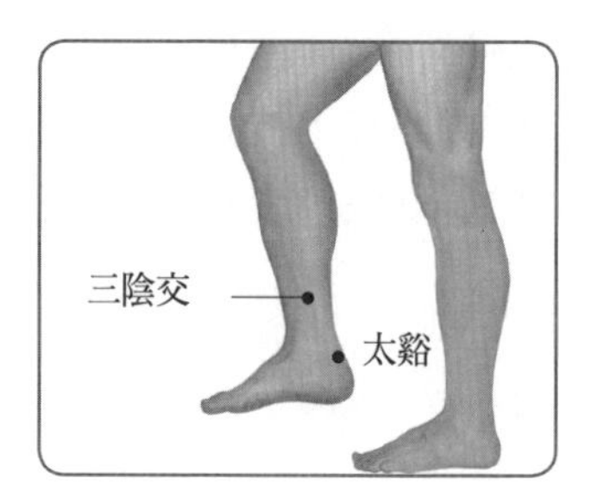

○隔薑灸

【取穴】腎俞、命門、關元。

【操作方法】將鮮生薑切成厚約 0.3 公分的生薑片，用針扎孔數個，置施灸穴位上，用大、中艾炷點燃放在薑片中心施灸。

若患者有灼痛感可將薑片提起，使之離開皮膚片刻，旋即放下，再行灸治，反覆進行，以局部皮膚潮紅濕潤為度。一般各穴每次施灸 5～7 壯，每日灸 1～2 次。

○隔附子餅灸

【取穴】腎俞、命門、三陰交。

【操作方法】取生附子切細研末，用黃酒調和作餅，大小適度，厚 0.4 公分，中間用針扎孔，置穴位上，再以大艾炷點燃施灸，附子餅乾焦後再換新餅，直灸至肌膚內溫熱、局部肌膚紅暈為度。每日灸 1 次。

○隔鹽灸

【取穴】神闕。

【操作方法】將乾燥的食鹽放入臍中，填平臍孔，上置大艾炷施灸。患者有灼痛，即更換艾炷。也可以在鹽上放置薑片施灸，待患者有灼痛時，可將薑片提起，保留餘熱至燃完一炷。一般可灸 3～7 壯。每日 1 灸。

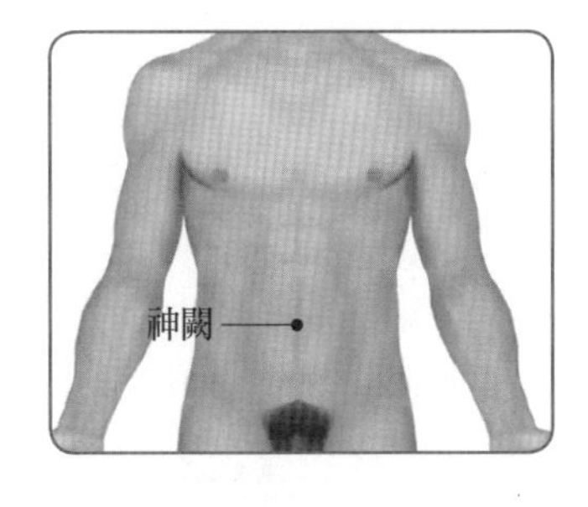

○實按灸

【取穴】心俞、腎俞、命門、關元、陰陵泉、三陰交、太谿。

【操作方法】每次選穴 3～5 個進行操作。操作時，在施灸部位鋪上 6～7 層棉紙或布，將艾條點燃，對準穴位直按其上，稍停 1～2 秒鐘，使熱氣透達深部；若艾火熄滅，可再點再按，每次每穴按灸 5～7 下，至皮膚紅暈為度。

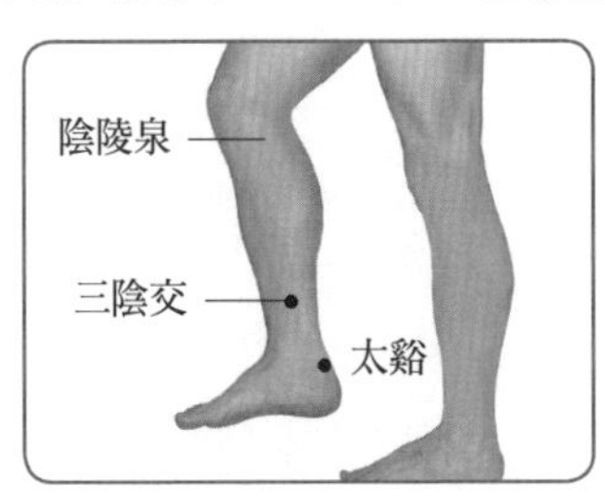

◆男性不育症◆

男性不育症是指夫婦婚後同居 2 年以上未採取任何避孕措施而女方未懷孕，其原因屬於男方者，稱為男性不育症。臨床上把男性不育分為性功能障礙和性功能正常兩類，後者依據精液分析結果可進一步分為無精子症、少精子症、弱精子症、精子無力症和精子數正常性不育等。

刮　痧

【取穴】脾俞、腎俞、命門、氣海、關元、足三里、三陰交。

【操作方法】患者取合適的體位，找準穴位後，進行常規消毒，然後在所選穴位上均勻地塗抹刮痧油或潤膚乳。

操作時，施術者一手持刮痧板，一手扶著患者。用刮板棱角刮拭，先刮脾俞、腎俞、命門，再刮氣海、關元，最後刮足三里、三陰交。

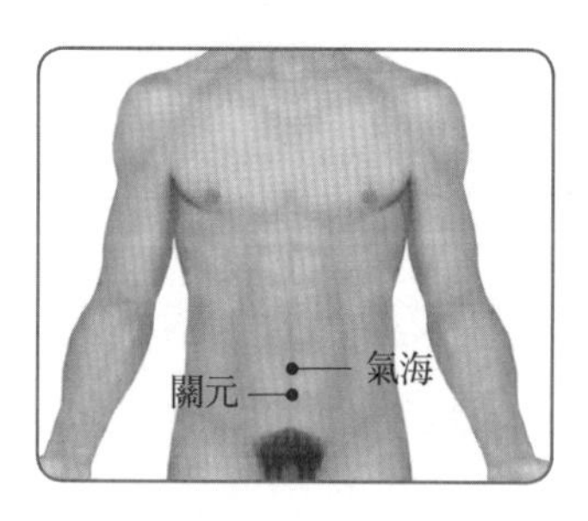

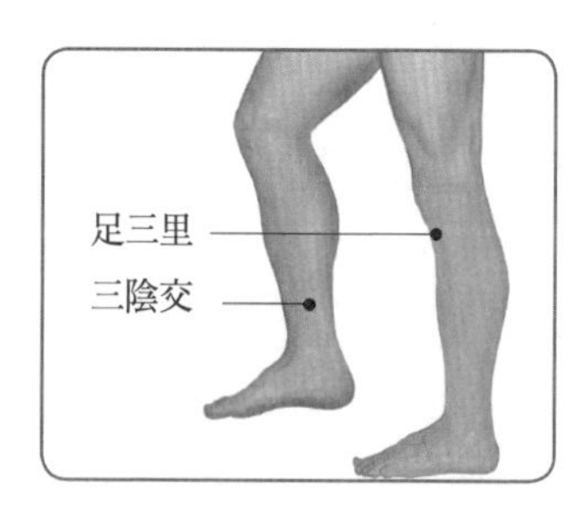

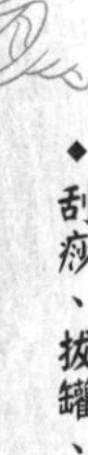

拔　罐

○留罐法

【取穴】心俞、肝俞、脾俞、腎俞、命門、志室、關元、三陰交。

【操作方法】患者取合適的體位，找準穴位，並進行常規消毒，選擇大小適宜的火罐。一手持夾著酒精棉的鑷子，一手持罐，將酒精棉點燃後伸入罐內旋轉片刻，迅速將棉球抽出，即刻將罐拔於穴位上。

根據所拔罐的負壓大小及患者的皮膚情況留罐 10～15 分鐘。每日或隔日 1 次。

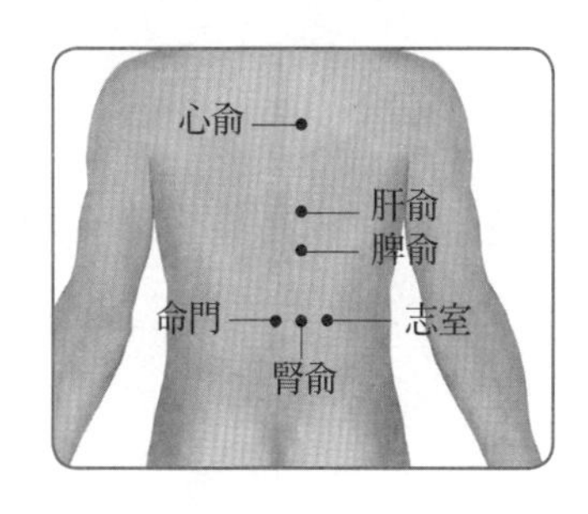

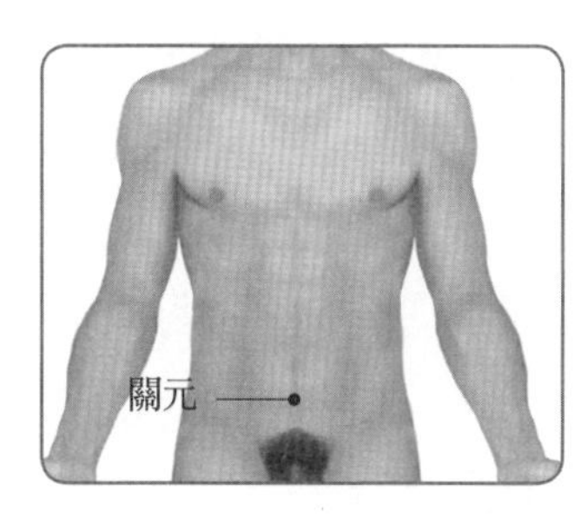

○走罐法

【取穴】背部督脈及膀胱經兩側線。

【操作方法】患者取俯臥位，充分暴露背部，用適量凡士林均勻塗於背部皮膚。

根據患者的體型選擇大小適宜、罐口光滑的玻璃火罐，以閃火法使之吸附於背部皮膚，注意罐內負壓要適中，負壓過大則火罐移動困難，過小則易於脫落。操作重點在心俞、肝俞、脾俞、腎俞、命門，走完罐再在上述幾個穴位上留罐 5 分鐘。

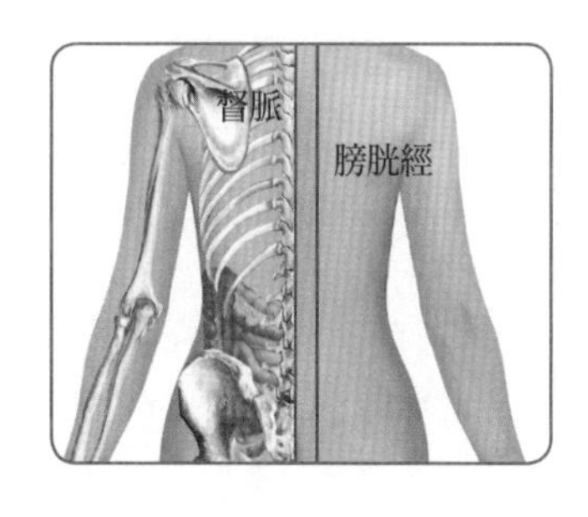

艾　灸

○溫和灸

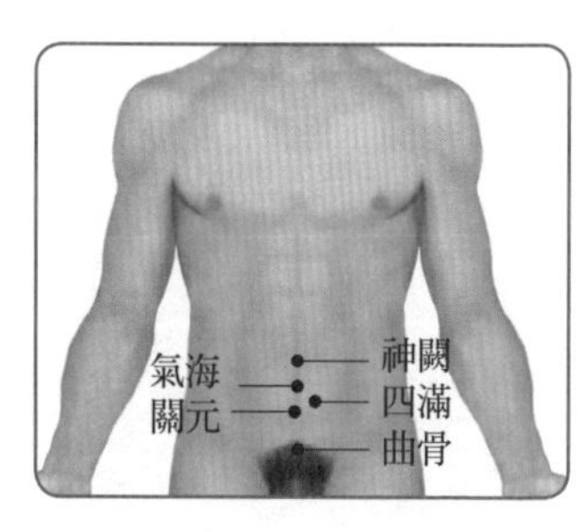

【取穴】神闕、關元、氣海、曲骨、四滿。

【操作方法】患者取合適的體位。施術者立於患者身側，將艾條的一端點燃，對準應灸的腧穴部位，距離皮膚 2～3 公分，進行薰烤，使患者局部有溫熱感而無灼痛為宜，每穴灸 15～20 分鐘，灸至以患者感覺舒適、局部皮膚潮紅為度，每日灸 1～2 次。

○溫針灸

【取穴】心俞、脾俞、腎俞、命門、氣海、關元、足三里、三陰交。

【操作方法】將針刺入腧穴得氣後並給予適當補瀉手法而留針時，將純淨細軟的艾絨捏在針尾上，或用長 1～2 公分的艾條，插在針柄上，點燃施灸。待艾絨或艾條燒完後除去灰燼，將針取出。

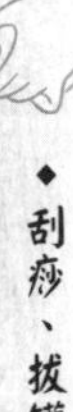

第6章

每天10分鐘，標本兼治調理慢性病

◆慢性鼻炎◆

慢性鼻炎是一種常見的鼻腔黏膜和黏膜下層的慢性炎症，常伴有功能障礙，通常包括慢性單純性鼻炎和慢性肥厚性鼻炎，後者常由前者發展、轉化而來，但也可經久不發生轉化，或開始即呈肥厚性改變。

刮　痧

【取穴】百會、風池、風門、曲池、手三里、合谷、上星、攢竹、迎香、印堂。

【操作方法】患者取合適的體位。施術者找準穴位後，進行常規消毒，然後在所選穴位上均勻地塗抹刮痧油或潤膚乳。

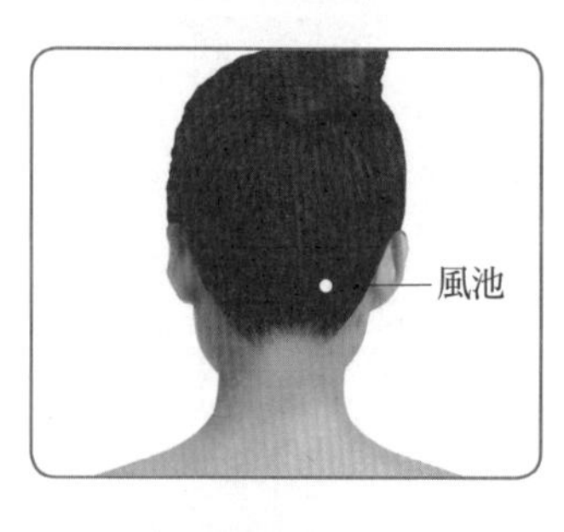

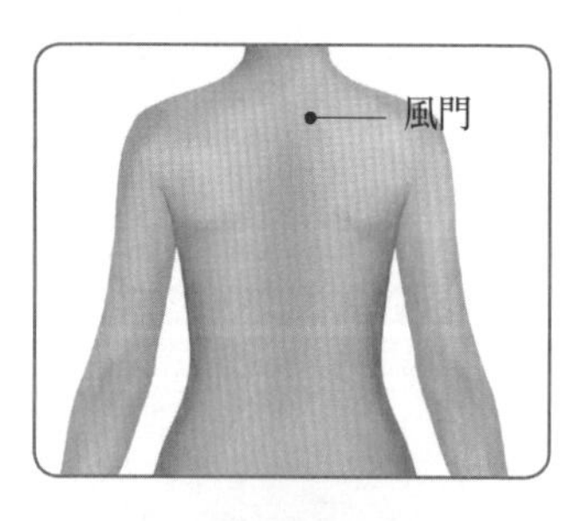

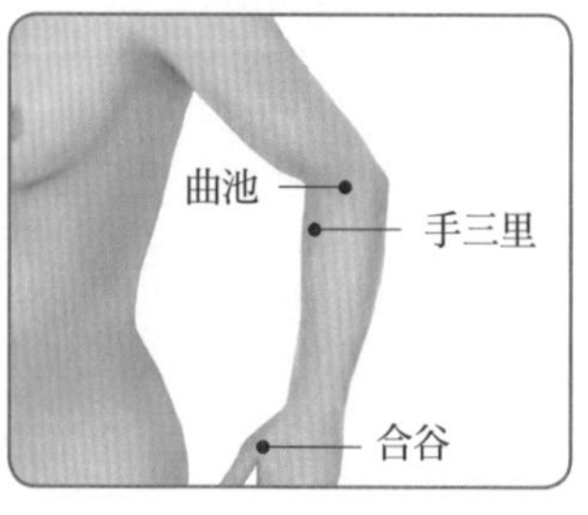

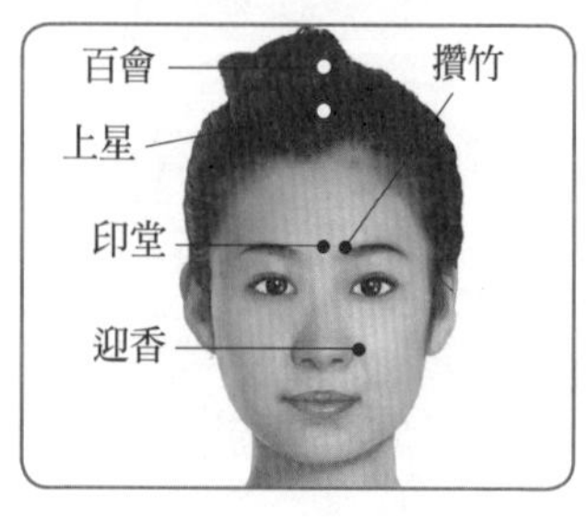

操作時，施術者一手持刮痧板，一手扶患者。用刮板棱角刮拭，先刮百會、風池、風門、曲池、手三里、合谷，再用刮板棱角點揉上星、攢竹、迎香、印堂。

拔　罐

○留罐法

【取穴】中脘、肺俞、膈俞、風池、脾俞、足三里。

【操作方法】患者取坐位或臥位。施術者找準穴位，並進行常規消毒，選擇大小適宜的火罐。一手持夾著酒精棉的鑷子，一手持罐，將酒精棉點燃後伸入罐內旋轉片刻，迅速將棉球抽出，即刻將罐拔於穴位上。

根據所拔罐的負壓大小及患者的皮膚情況留罐 10～15 分鐘。每日或隔日 1 次，10 次為 1 個療程。

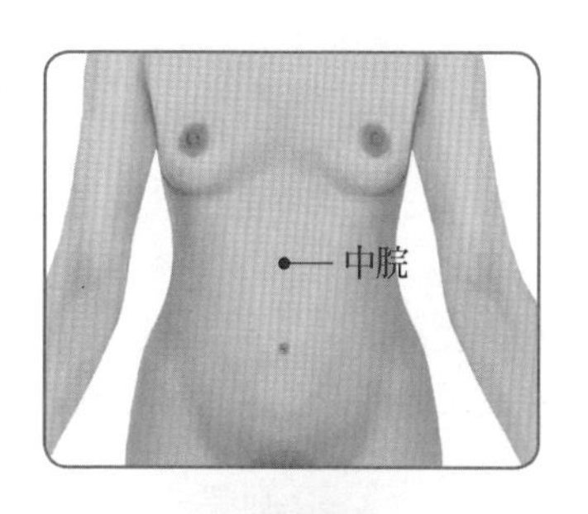

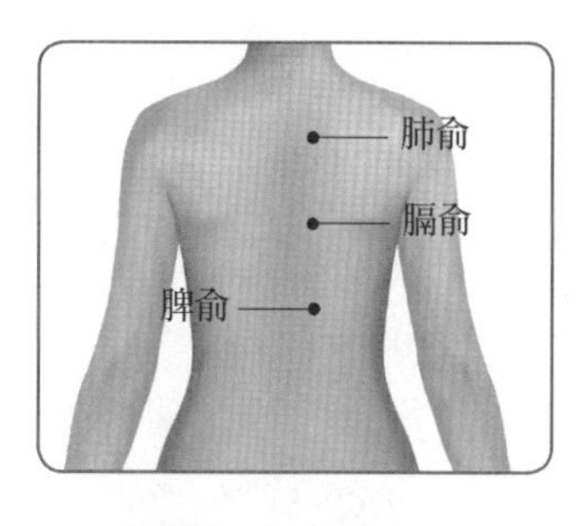

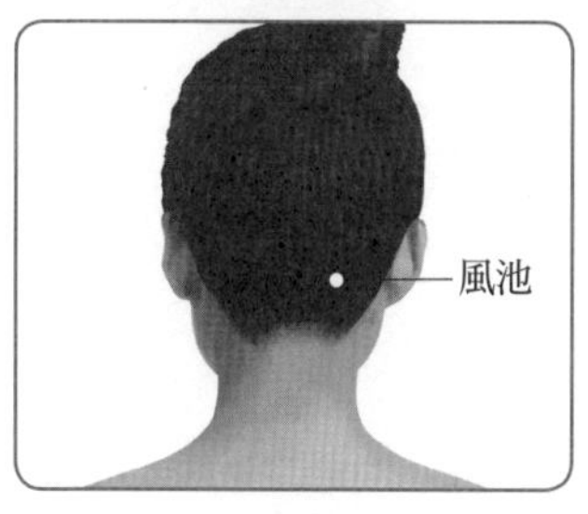

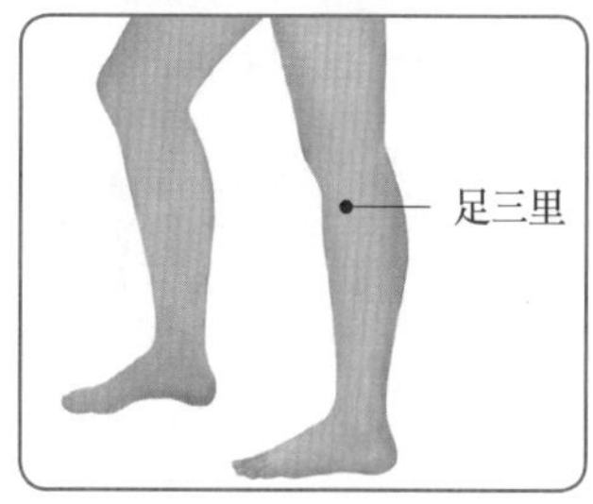

○刺絡拔罐法

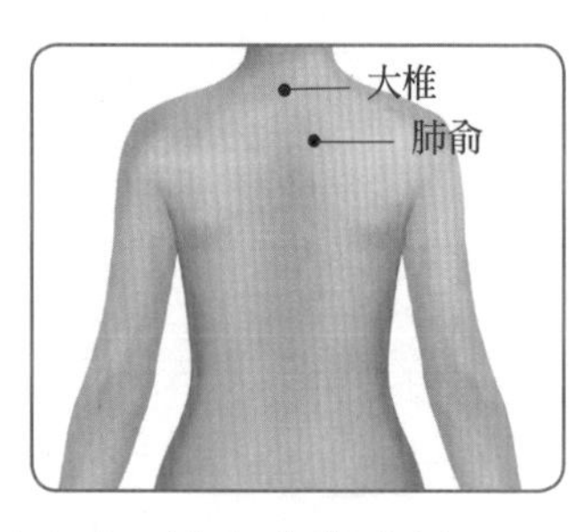

【取穴】風池、曲池、大椎、合谷、肺俞、足三里。

【操作方法】患者取合適的體位。施術者將所選穴位進行常規消毒，用三棱針點刺每穴3～5下，各穴拔罐。在負壓的作用下，拔出少許血液，一般每穴出血8～10毫升為宜。

起罐後擦淨皮膚上的血跡，每日1次。

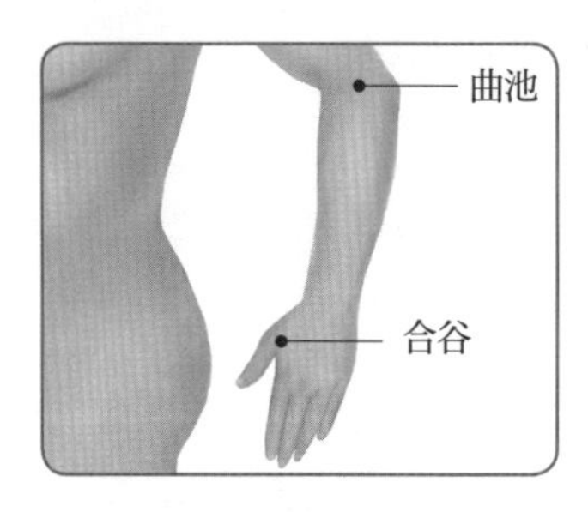

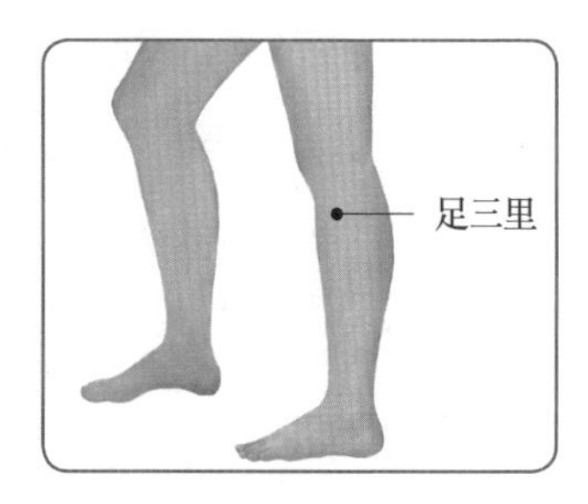

艾　灸

○迴旋灸

【取穴】足三里、三陰交、豐隆、合谷。

【操作方法】點燃艾條，懸於施灸部位上方約3公分高處。艾條在施灸部位上左右往返移動，或反覆旋轉進行灸治，使皮膚有溫熱感而不至於灼痛。

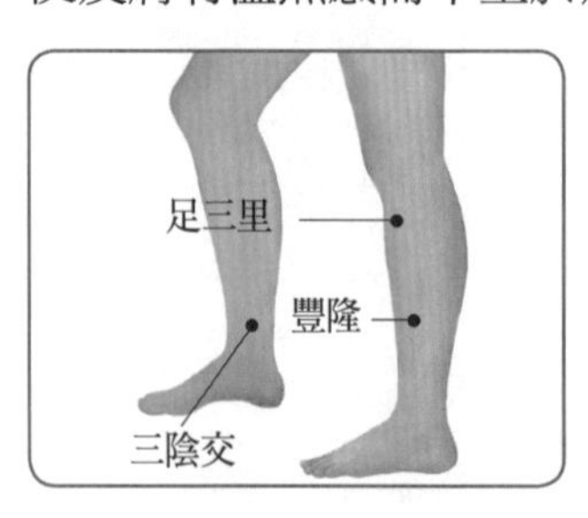

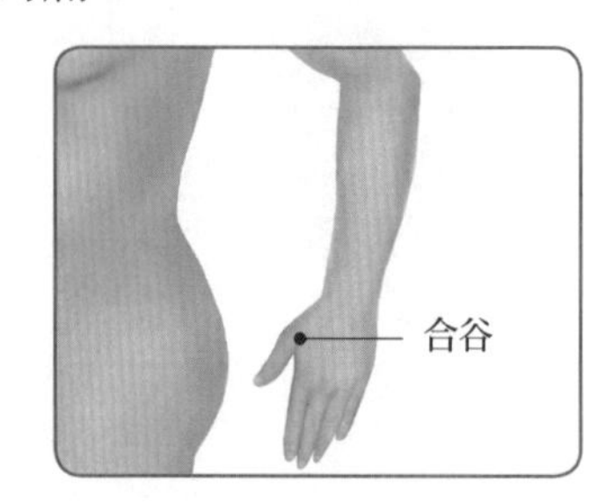

一般每穴灸 10～15 分鐘。

○雀啄灸

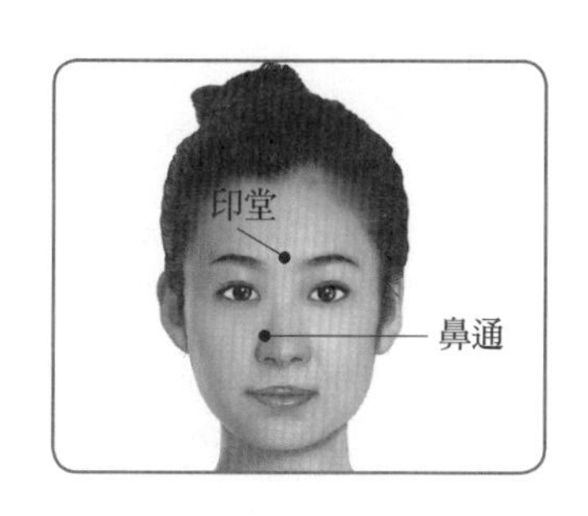

【取穴】印堂、鼻通。

【操作方法】置點燃的艾條於穴位上約 3 公分高處，艾條一起一落，忽近忽遠上下移動，如鳥雀啄食樣。一般每穴灸 5 分鐘。此法熱感較強，注意防止燒傷皮膚。

○隔薑灸

【取穴】肺俞、脾俞、足三里。

【操作方法】將鮮生薑切成厚約 0.3 公分的生薑片，用針扎孔數個，置施灸穴位上，用大、中艾炷點燃放在薑片中心施灸。若患者有灼痛感可將薑片提起，使之離開皮膚片刻，旋即放下，再行灸治，反覆進行，以局部皮膚潮紅濕潤為度。一般各穴每次施灸 5～7 壯，每日灸 1～2 次。

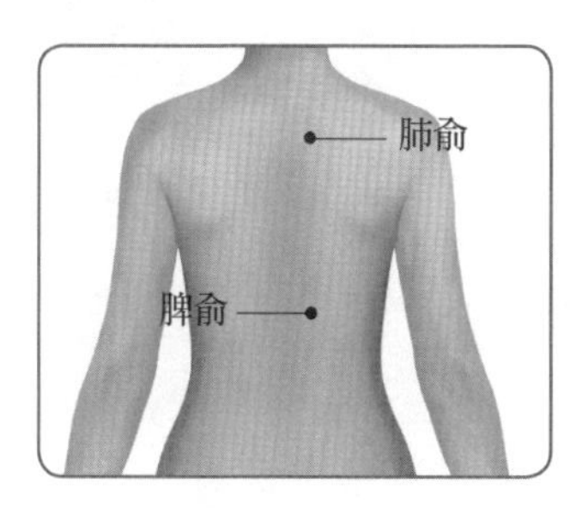

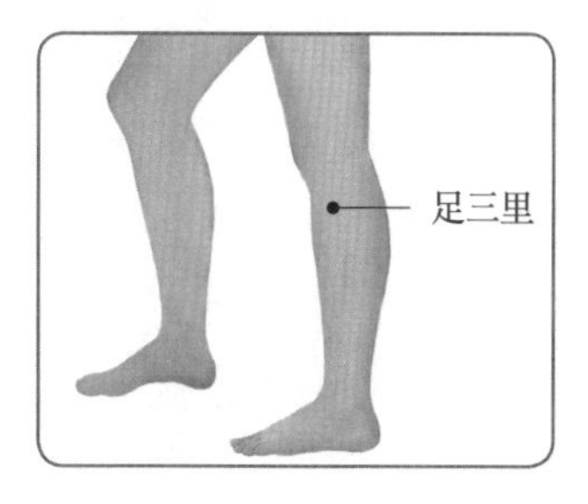

◆ 慢性咽炎 ◆

慢性咽炎是指咽黏膜、黏膜下組織和淋巴組織的慢性糜爛性炎症。多發於成年人，有時症狀頑固，不易治癒。常由上呼吸道反覆感染或長期的理化刺激（如化學氣體、粉塵、辛辣飲食、菸酒等）所造成。

臨床常表現為咽部的多種不適，如異物感、灼熱感、乾燥感、刺激感、咽癢及微痛感等。常作清嗓動作，講話多則症狀加重，有時可發生短促而頻繁的咳嗽，咳出黏液物則症狀減輕。

刮　痧

【取穴】天突、魚際、少商、商陽、豐隆、照海、太谿。

【操作方法】患者取合適的體位。施術者找準穴位後，進行常規消毒，然後在所選穴位上均勻地塗抹刮痧油或潤膚乳。

操作時，施術者一手持刮痧板，一手扶患者。用刮板棱角刮拭，先刮頸部的天突，再刮魚際、少商、商陽放痧，最後刮下肢部豐隆、照海和太谿。

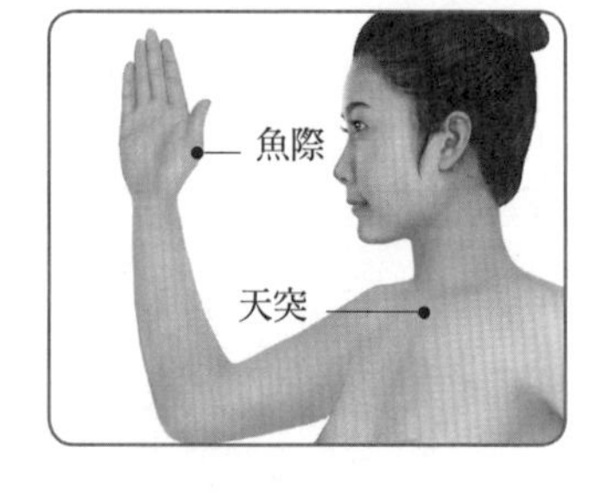

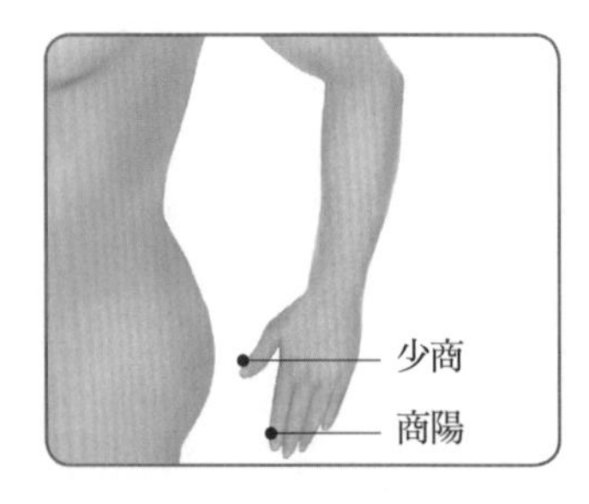

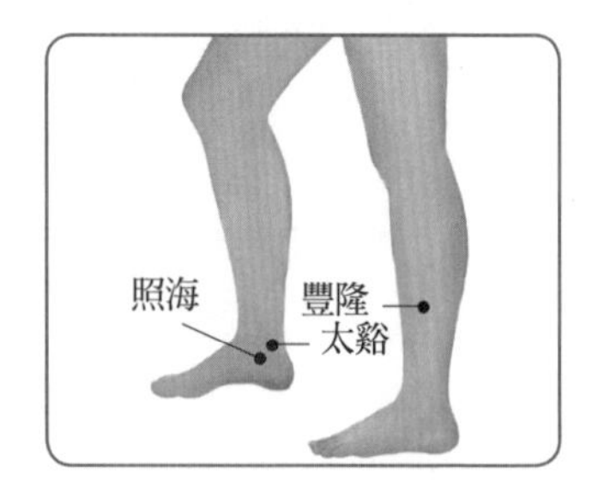

拔　罐

○刺絡拔罐法

【取穴】少商、大椎。

【操作方法】患者取坐位或臥位。施術者將所選穴位進行常規消毒，先用三棱針點刺，少商擠血 6～10 毫升，至擠出的血液由紫紅色變為淡紅色為止。隔日 1 次，10 次為 1 療程。

再用三棱針點刺大椎，再以大椎為中心拔罐 10～15 分鐘，每日 1 次，3 日為 1 療程。

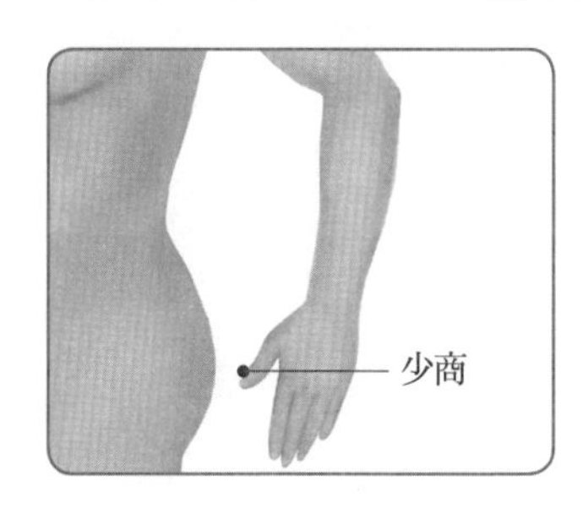

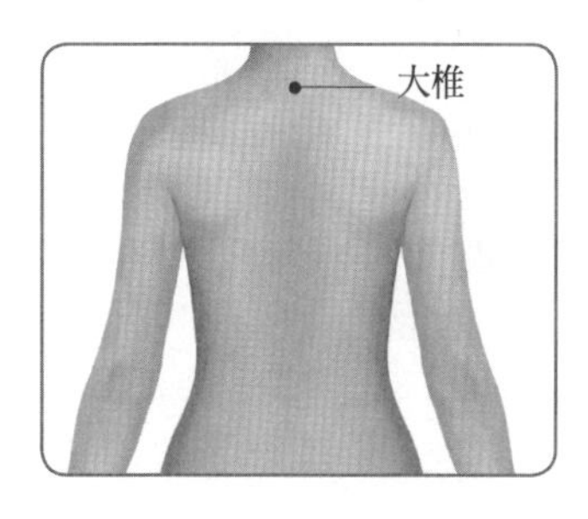

艾　灸

○溫和灸

【取穴】大椎、天突。

【操作方法】患者取適宜體位。施術者站在患者一旁，點燃艾條對準穴位，距離皮膚 2～3 公分，進行薰烤，使得患者局部有溫熱而無灼痛感為宜。

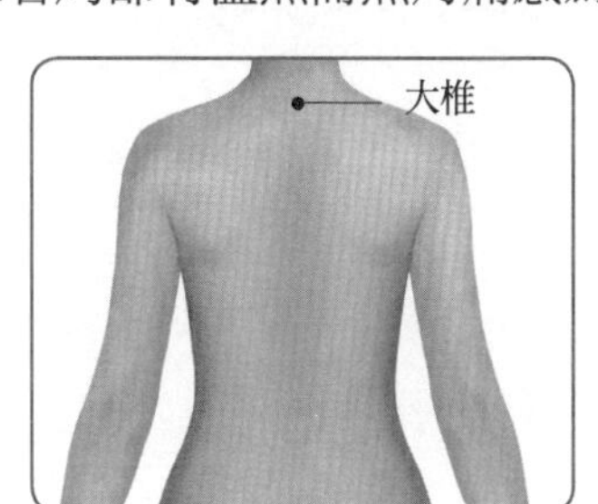

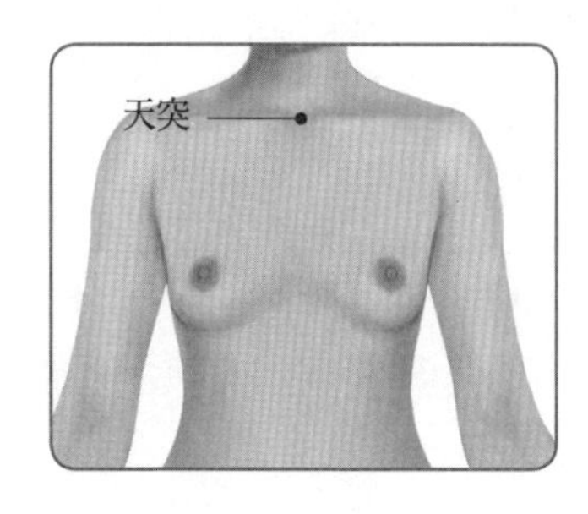

每次灸治 25 分鐘，灸至患者感覺舒服、局部皮膚潮紅為度，每日灸 1 次。

○迴旋灸

【取穴】列缺、太谿、照海。

【操作方法】點燃艾條，懸於施灸部位上方約 3 公分高處。艾條在施灸部位上左右往返移動，或反覆旋轉進行灸治。使皮膚有溫熱感而不至於灼痛。

一般每穴灸 10～15 分鐘，移動範圍在 3 公分左右。

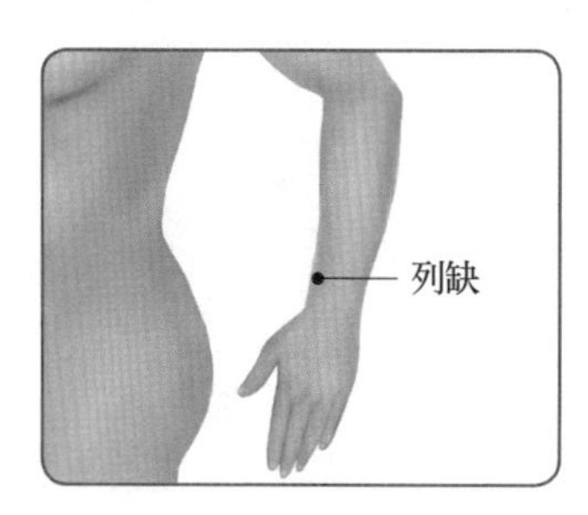

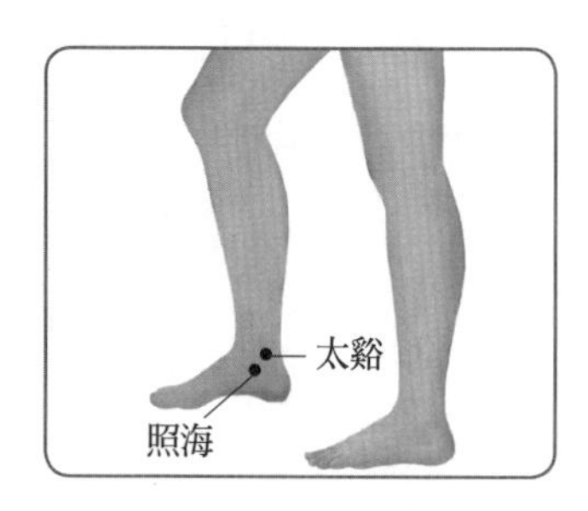

小叮嚀

❶ 注意口腔衛生，堅持早晚及飯後刷牙。減少菸酒和粉塵刺激，還需糾正張口呼吸的不良習慣。

❷ 宜吃清淡，具有酸、甘滋陰的一些食物，如水果、新鮮蔬菜、青果等。經常含服四季潤喉片、薄荷喉片等。

◆慢性胃炎◆

胃炎即胃黏膜的炎症。按發病的急緩，可將胃炎進一步分為急性胃炎和慢性胃炎。根據胃黏膜損傷的嚴重程度，也可將胃炎分為糜爛性胃炎和非糜爛性胃炎。

刮　痧

【取穴】上脘至中脘、梁門、內關、胃俞、梁丘、足三里。

【操作方法】患者取合適的體位。施術者找準穴位後，進行常規消毒，然後在所選穴位上均勻地塗抹刮痧油或潤膚乳。

操作時，施術者一手持刮痧板，一手扶患者。先刮腹部的上脘至中脘、梁門，再刮背部的胃俞，再刮上肢的內關，最後刮下肢的梁丘和足三里，切記用力要輕柔。

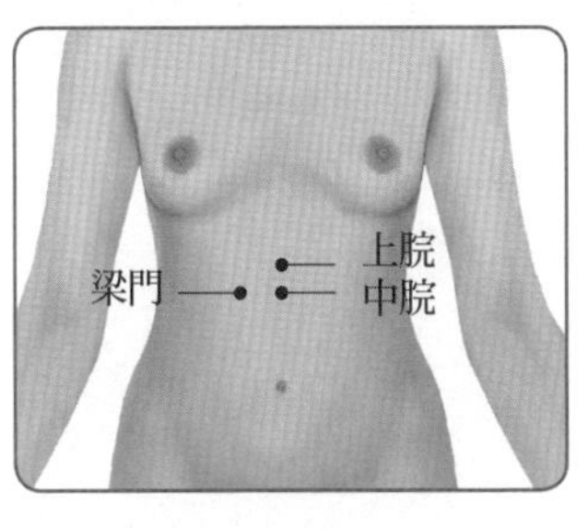

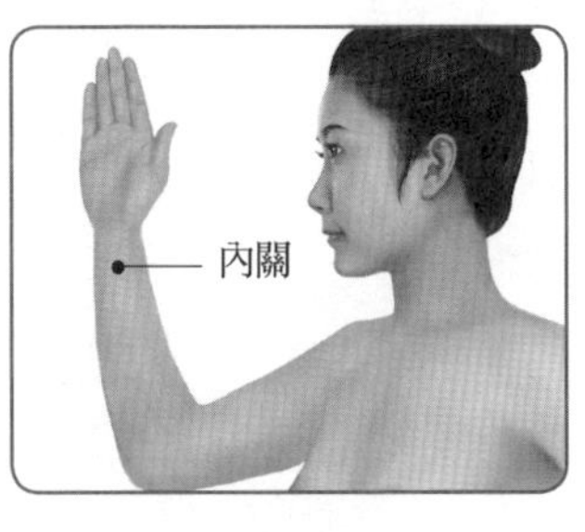

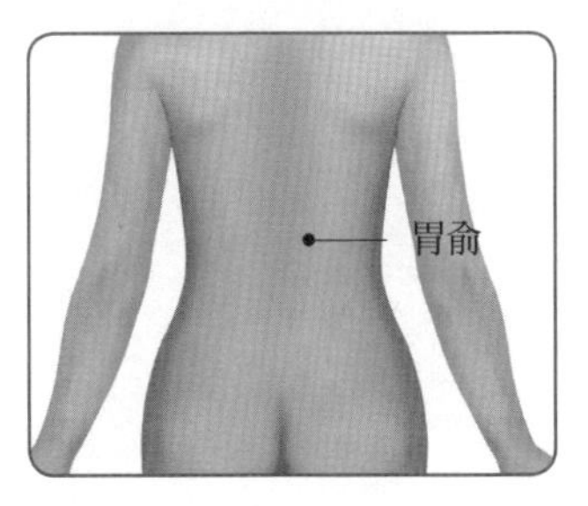

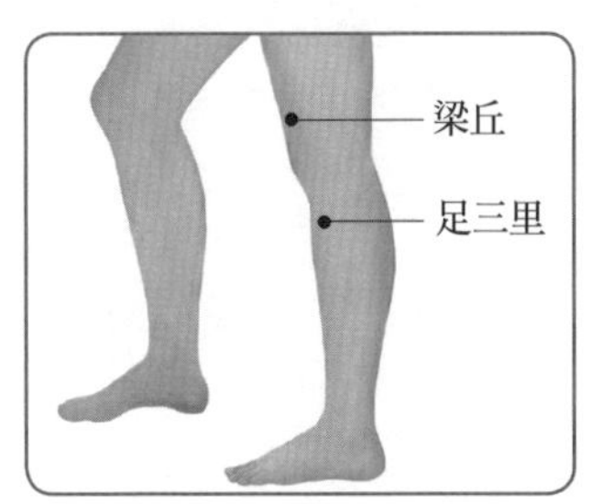

拔　罐

○刺絡拔罐法

【取穴】中脘、天樞。

【操作方法】患者取合適的體位。施術者將所選穴位進行常規消毒，用三棱針點刺每穴3～5下，各穴拔罐。在負壓的作用下，拔出少許血液，一般每穴出血8～10毫升為宜。

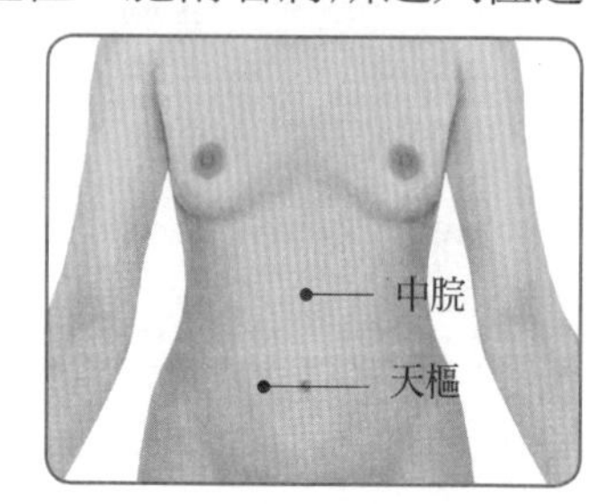

起罐後擦淨皮膚上的血跡，每日1次。

○針罐法

【取穴】脾俞、胃俞、中脘、天樞、梁門、足三里。

【操作方法】施術者將毫針快速刺入皮下，輕捻緩進，待患者感到局部酸、沉、脹、麻，施術者感到針下沉緊，如魚吞鈎餌時，留針拔罐；10分鐘後起罐取針。

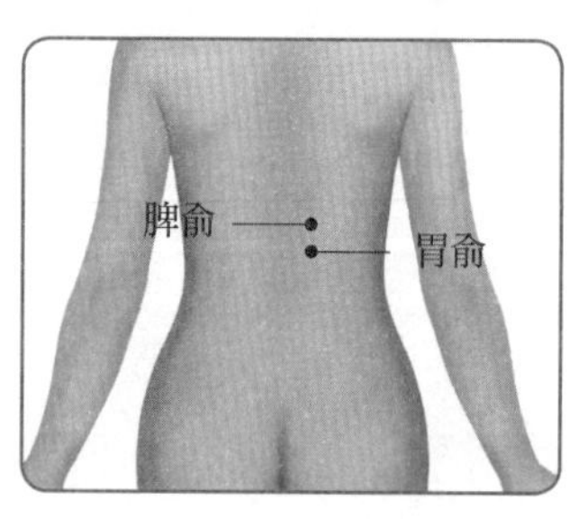

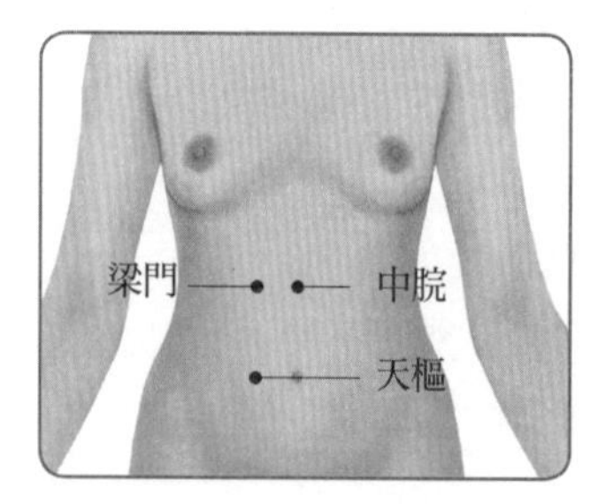

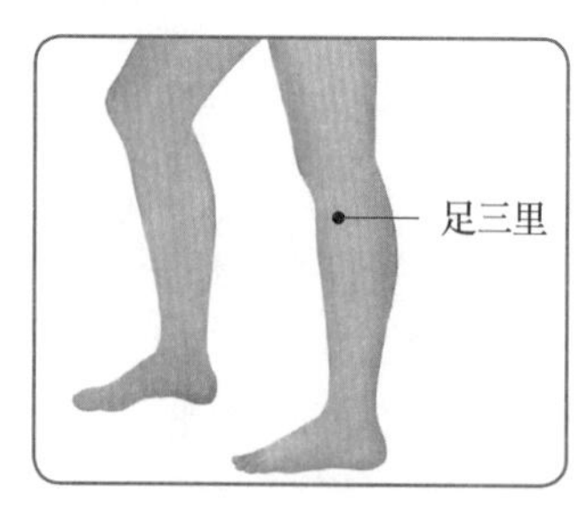

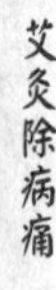

艾灸

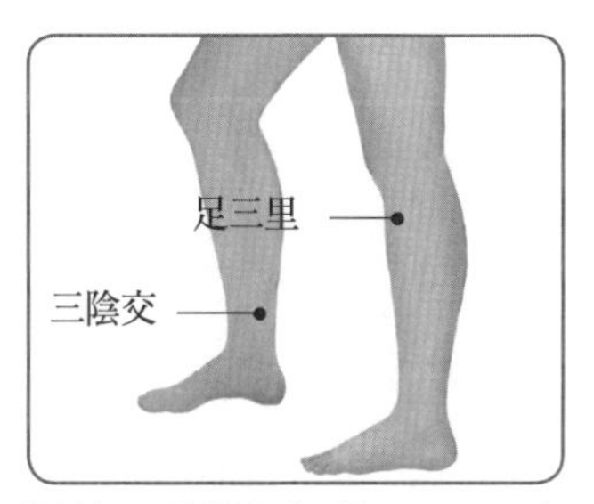

○溫和灸

【取穴】足三里、三陰交。

【操作方法】患者取合適的體位。施術者立於患者身側，將艾條的一端點燃，對準應灸的腧穴部位，距離皮膚 2～3 公分，進行薰烤，使患者局部有溫熱感而無灼痛為宜。

每穴灸 15～20 分鐘，灸至患者感覺舒適、局部皮膚潮紅為度，每日灸 1～2 次。

○隔薑灸

【取穴】督俞、膈俞、脾俞、內關。

【操作方法】將鮮生薑切成厚約 0.3 公分的生薑片，用針扎孔數個，置施灸穴位上，用大、中艾炷點燃放在薑片中心施灸。

若患者有灼痛感可將薑片提起，使之離開皮膚片刻，旋即放下，再行灸治，反覆進行，以局部皮膚潮紅濕潤為度。一般各穴每次施灸 5～7 壯，每日灸 1～2 次。

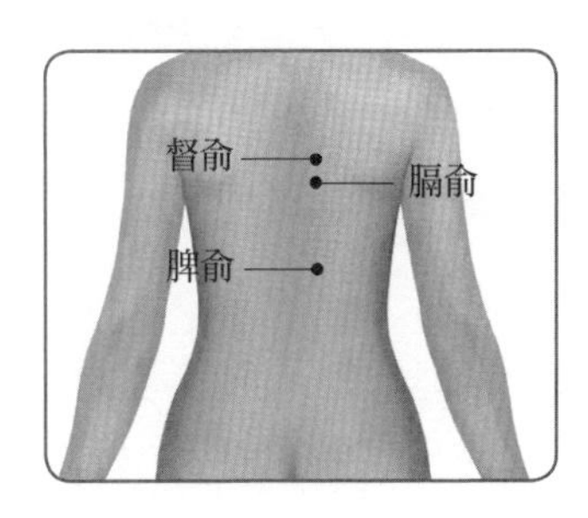

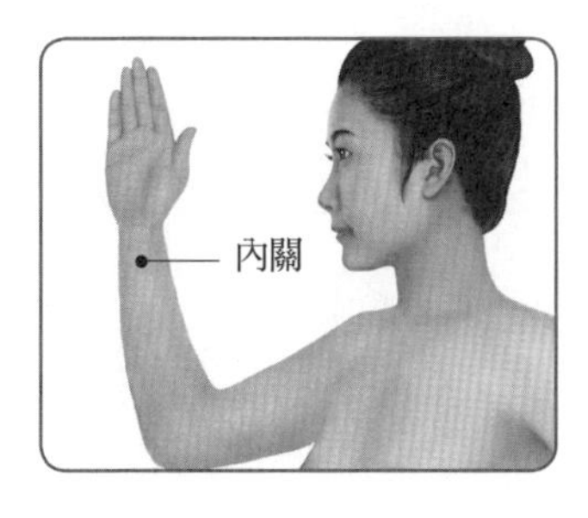

◆低血壓◆

低血壓，是指收縮壓低於 90mmHg 或舒張壓低於 60mmHg。臨床一般分為原發性低血壓、直立性低血壓和症狀性低血壓 3 種。

原發性低血壓患者或無明顯症狀，或出現頭暈眼花、健忘、乏力、耳鳴，甚至暈厥等症狀；直立性低血壓患者由臥、坐、蹲位突然起立或長時間站立後可出現上述症狀，恢復原來體位或平臥後症狀可改善；症狀性低血壓患者，多伴有原發病的臨床表現。本病在中醫學中屬於「眩暈」、「虛勞」、「暈厥」等範疇。

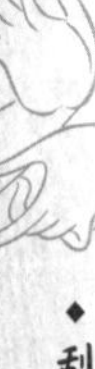

刮　痧

【取穴】百會、厥陰俞至膈俞、膻中至中脘、氣海至關元、足三里、三陰交。

【操作方法】患者取合適的體位。施術者找準穴位後，進行常規消毒，然後在所選穴位上均勻地塗抹刮痧油或潤膚乳。操作時，施術者一手持刮痧板，一手扶患者。

1.先刮百會，百會穴處有頭髮覆蓋，不需塗刮痧油。用刮板刮 10～20 次左右，至此穴處皮膚發熱為宜。

2.再刮厥陰俞至膈俞，以出痧為度，還可用刮板棱角點按膈俞，切記刮時用力要輕柔。

3.然後刮膻中至中脘、氣海至關元，以出痧或皮膚發熱為度，還可用刮板棱角點按這 4 個穴位，切記刮時用力要輕柔。

4.最後刮足三里、三陰交，這兩個穴位可以重刮，還可以用刮板棱角點按。

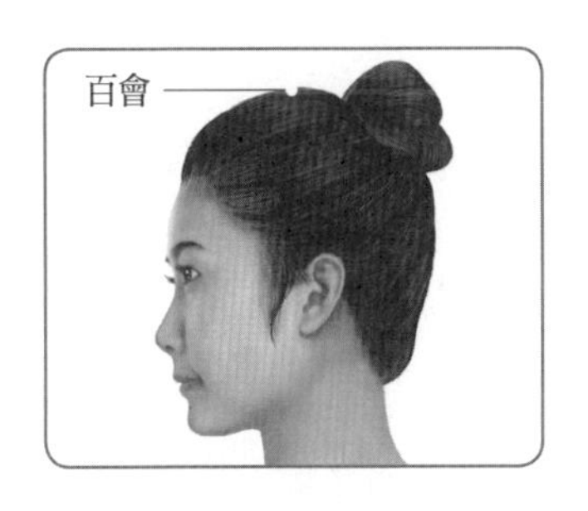

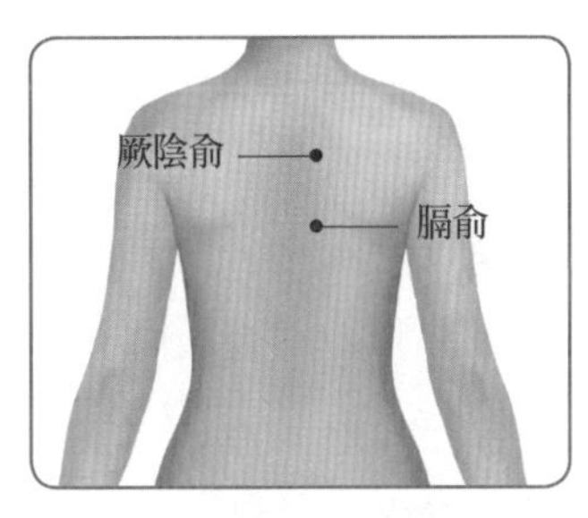

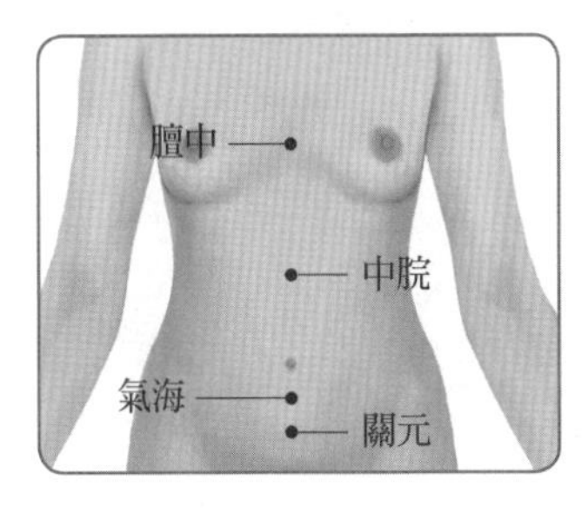

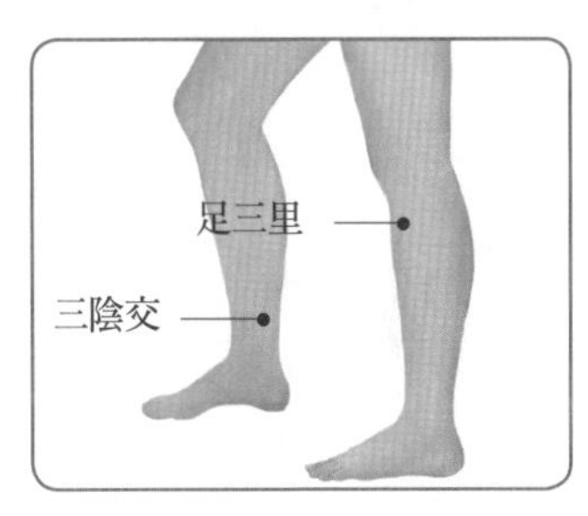

拔　罐

○走罐法

【取穴】背部、腰部、　部督脈及膀胱經穴。

【操作方法】患者取俯臥位，充分暴露背部。施術者用適量凡士林均勻塗於背部皮膚。根據患者的體型選擇大小適宜、罐口光滑的玻璃火罐，以閃火法使之吸附於背部皮膚，注意罐內負壓要適中，負壓過大則火罐移動困難，過小則易於脫落。上下走罐每條經穴 10～30 次，隔日 1 次。

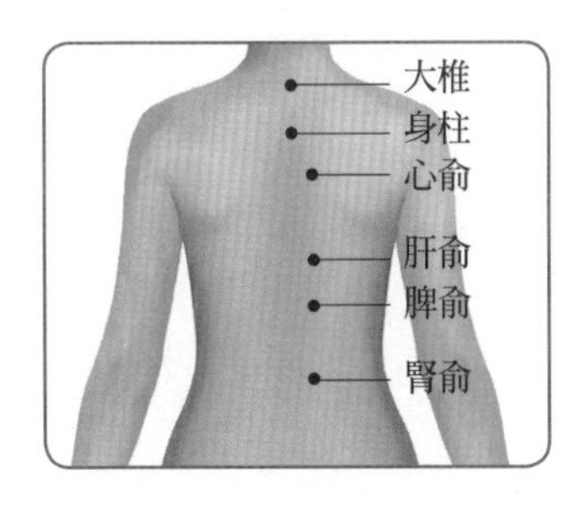

◎刺絡拔罐法

【取穴】大椎、身柱、心俞、肝俞、脾俞、腎俞。

【操作方法】將所選穴位進行常規消毒，用三棱針點刺每穴 3～5 下，然後拔罐，留罐 15 分鐘，在負壓的作用下，拔出少許血液，一般每穴出血 8～10 滴為宜。起罐後擦淨皮膚上的血跡，每日或隔日 1 次。

艾　灸

【取穴】督俞、膈俞、脾俞。

【操作方法】將鮮生薑切成厚約 0.3 公分的生薑片，用針扎孔數個，置施灸穴位上，用大、中艾炷點燃放在薑片中心施灸。若患者有灼痛感可將薑片提起，使之離開皮膚片刻，旋即放下，再行灸治，反覆進行，以局部皮膚潮紅濕潤為度。

一般各穴每次施灸 5～7 壯，每日灸 1～2 次。

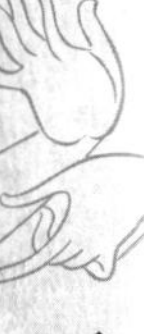

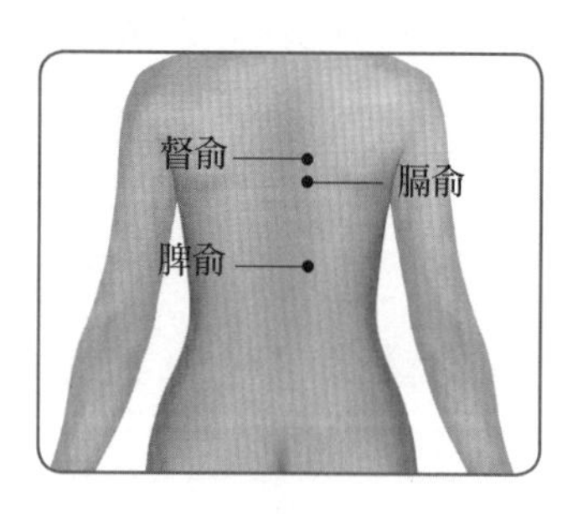

◆高血壓◆

高血壓是臨床常見病，一般兩日測得的血壓高於140/90mmHg 就可以確診。

高血壓病常伴有脂肪和糖代謝紊亂以及心、腦、腎等器官功能性或器質性改變，是以器官重塑為特徵的全身性疾病，常見的臨床伴隨症狀包括眩暈、頭痛、嘔吐等。

中醫無高血壓之病名，根據高血壓的主要症狀可歸之於中醫的「眩暈」、「頭痛」、「中風」等範疇。

刮 痧

【取穴】百會至風府、風池、肝俞、腎俞、足三里、太衝、湧泉。

【操作方法】患者取合適的體位。施術者找準穴位後，進行常規消毒，然後在所選穴位上均勻地塗抹刮痧油或潤膚乳。操作時，施術者一手持刮痧板，一手扶患者。

1.先用刮板刮拭百會至風府、風池，因百會至風池、風府處均有頭髮覆蓋，所以無須塗抹刮痧油。可用刮板角部進行刮拭，刮 20～30 次，至此處皮膚發熱為宜。

2.用刮板棱角刮拭肝俞、腎俞，以出痧為度，還可用刮板棱角點按肝俞、腎俞，切記刮時用力要輕柔。

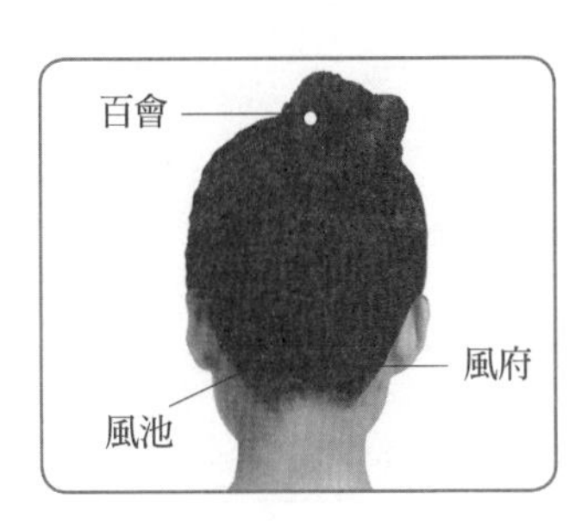

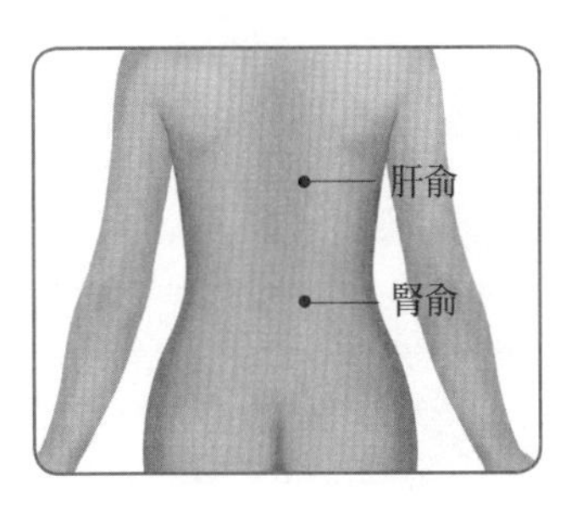

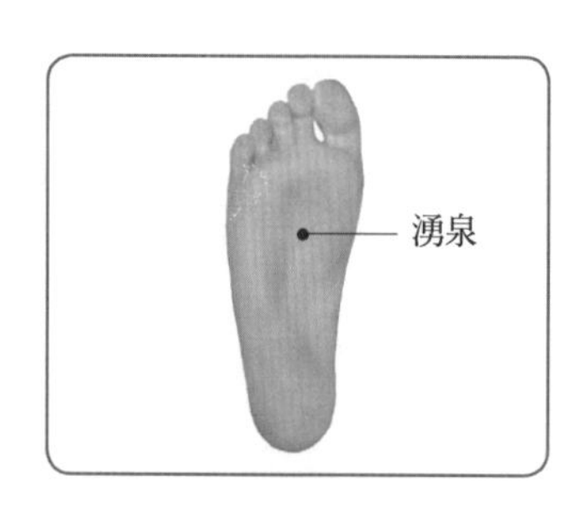

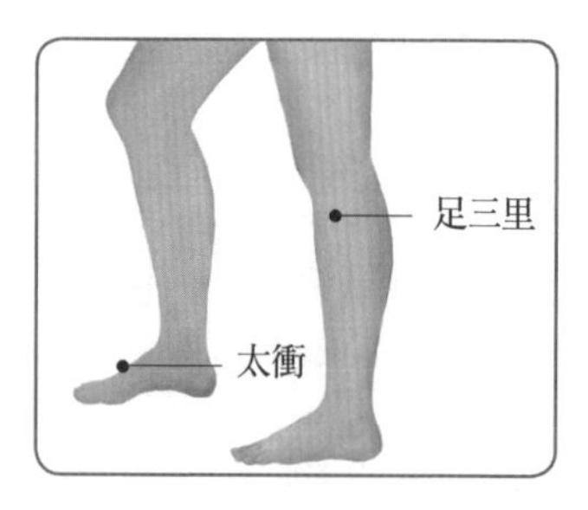

3.最後刮足三里、太衝、湧泉。其中湧泉穴可重刮，還可用刮板棱角點按。

拔 罐

○刺絡拔罐法

【取穴】百會、太陽、大椎、曲池、委中。

【操作方法】常規消毒後，用三棱針點刺穴位 0.2～0.3 公分，部分穴位點刺後拔罐，每次 3～4 穴，放血總量 10～30 毫升。每週 2 次，10 次為 1 療程。

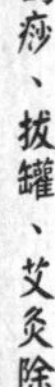

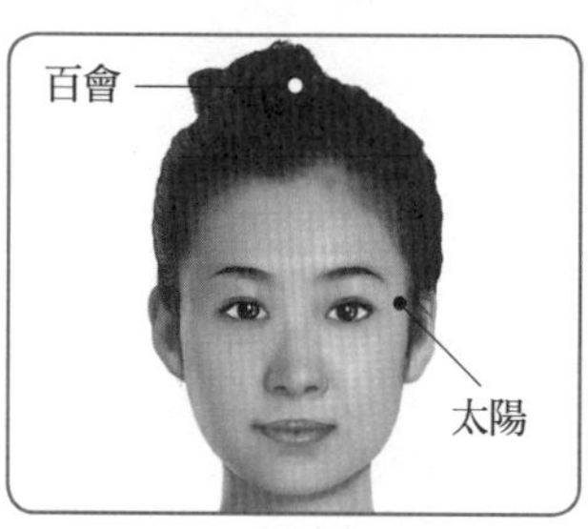

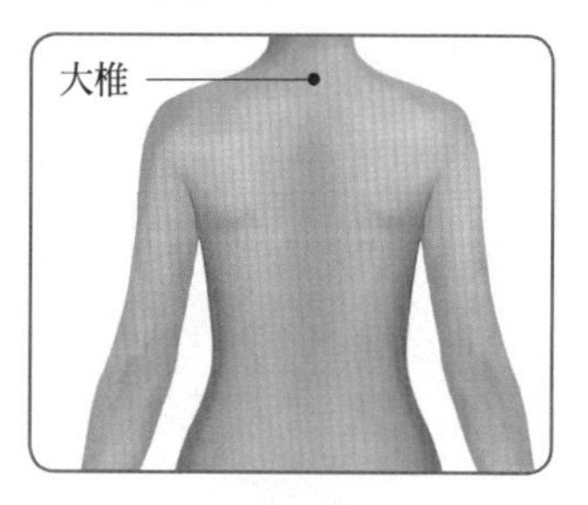

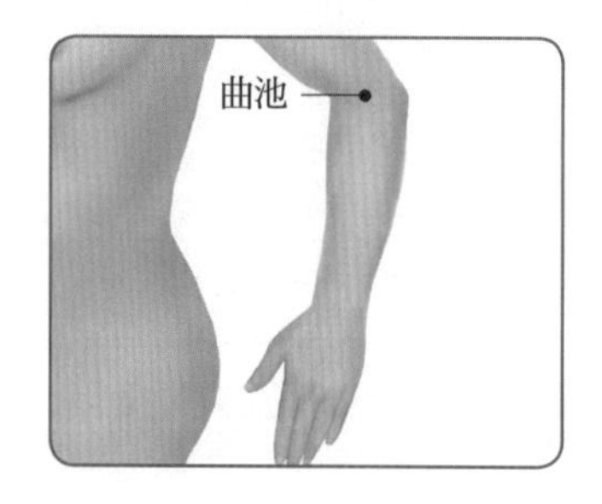

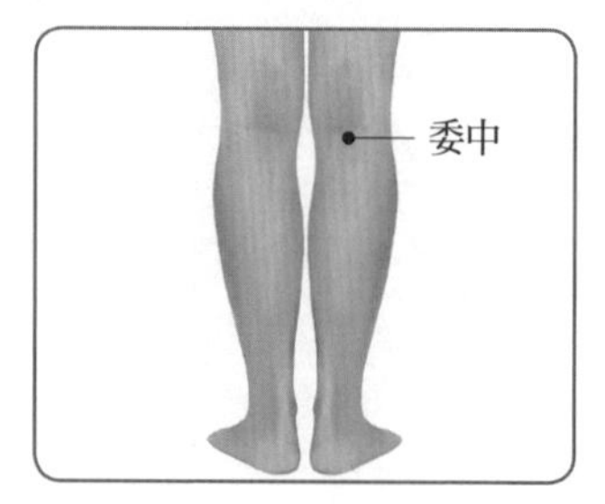

肝火亢盛型加太衝、行間；陰虛陽亢型配太谿、太衝；陰陽兩虛型配肝俞、腎俞、足三里；痰濕壅盛型配豐隆、內關；氣血兩虛型配足三里、血海。

艾灸

○溫和灸

【取穴】風池、曲池、太衝、湧泉。

【操作方法】患者取合適的體位。施術者立於患者身側，將艾條的一端點燃，對準應灸的腧穴部位，距離皮膚2～3 公分，進行薰烤，使患者局部有溫熱感而無灼痛為宜，每穴灸 10 分鐘，灸至患者感覺舒適、局部皮膚潮紅為度，每日灸 1 次。

○化膿灸

【取穴】足三里。

【操作方法】準確取穴後，用碘酒消毒後可塗抹凡士林或薑汁，將麥粒大小的艾炷置於穴位上，點燃施灸，灸3～5 壯即可。

灸滿壯數後，可在灸穴上敷貼紅黴素軟膏，每天換貼 1 次。待灸瘡癒合後再灸。

◆高血脂症◆

高血脂症是指由於脂肪代謝或運轉異常使血漿中一種或幾種脂質高於正常。可表現為高膽固醇血症、高甘油三酯血症或兩者兼有。部分患者可有頭痛、眩暈、目乾、心煩胸悶等症狀。

高血脂症可分為原發性和繼發性兩類。原發性高脂血症與先天性和遺傳有關，是由於基因缺陷導致脂蛋白代謝異常。繼發性高脂血症多繼發於糖尿病、高血壓、甲狀腺功能低下、肥胖等疾病，或因菸酒、飲食不當、體力活動過少、精神緊張等因素所致。

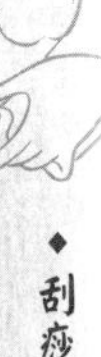

刮　痧

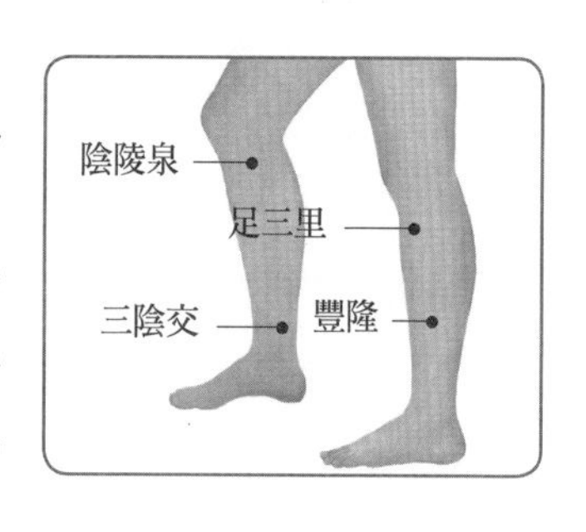

【取穴】曲池、陰陵泉、足三里、三陰交、豐隆。

【操作方法】患者取合適的體位。施術者找準穴位後，進行常規消毒，然後在所選穴位上均勻地塗抹刮痧油或潤膚乳。

操作時，施術者一手持刮痧板，一手扶患者。用刮板棱角刮拭，先刮上肢部的曲池，再刮下肢部的陰陵泉、三陰交、足三里、豐隆，以出痧為度，還可用刮板棱角點按曲池、足三里。切記刮時用力要輕柔。

拔　罐

○留罐法

【取穴】脾俞、胃俞、中脘、足三里、豐隆。

【操作方法】患者取合適的體位。施術者找準穴位，並進行常規消毒，選擇大小適宜的火罐。一手持夾著酒精棉的鑷子，一手持罐，將酒精棉點燃後伸入罐內旋轉片刻，迅速將棉球抽出，即刻將罐拔於穴位上。

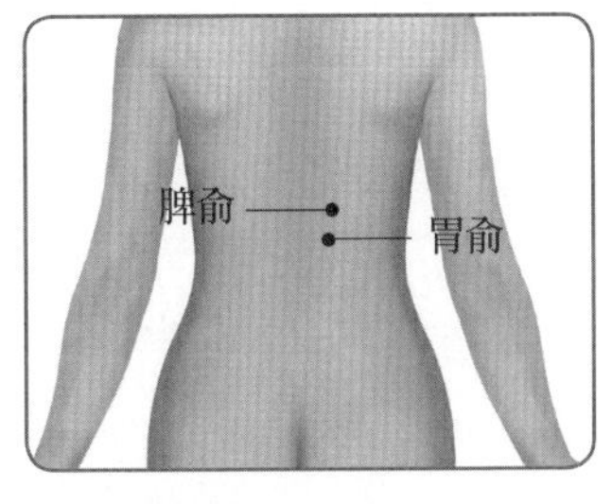

根據所拔罐的負壓大小及患者的皮膚情況留罐 10～15 分鐘。每日或隔日 1 次。

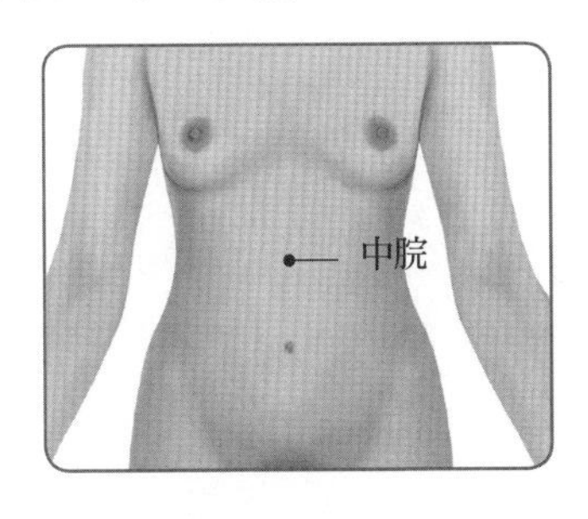

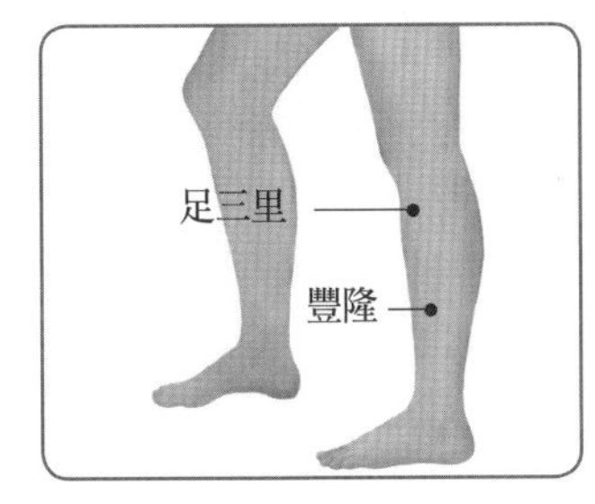

○刺絡拔罐法

【取穴】曲池、委中。

【操作方法】患者取合適的體位。施術者將所選穴位進行常規消毒，用三棱針點刺每穴 3～5 下，各穴拔罐。在負壓的作用下，拔出少許血液，一般每穴出血 8～10 滴為宜。起罐後擦淨皮膚上的血跡，每日 1 次。

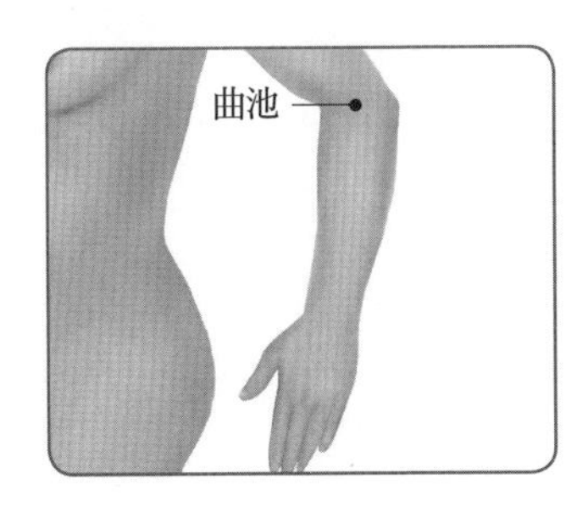

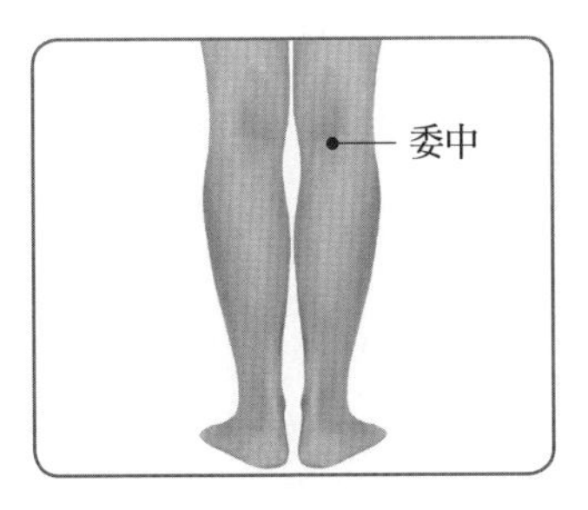

艾　灸

○迴旋灸

【取穴】脾俞、胃俞。

【操作方法】點燃艾條，懸於施灸部位上方約 3 公分高處。艾條在施灸部位上左右往返移動，或反覆旋轉進行灸治。使皮膚有溫熱感而不至於灼痛。

一般每穴灸 10～15 分鐘，移動範圍在 3 公分左右。

○溫盒灸

【取穴】氣海、關元。

【操作方法】把溫灸盒安放於應灸部位的中央，點燃艾捲後，置鐵紗上，蓋上盒蓋，放置在選好的穴位處。每次可灸 15～30 分鐘。

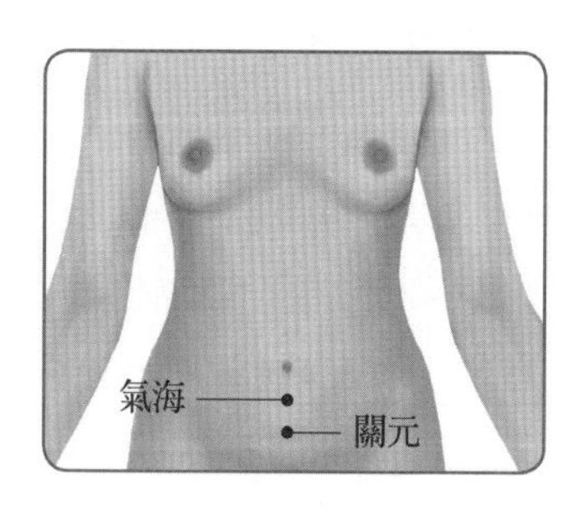

◆糖尿病◆

糖尿病是由多種原因引起的以慢性高血糖為特徵的代謝紊亂。臨床上以高血糖為主要特點，常見症狀為多尿、多飲、多食、消瘦等，即「三多一少」症狀。糖尿病是最常見的慢性病之一。

隨著人們生活水準的提高，人口老齡化以及肥胖發生率的增加，糖尿病的發病率呈逐年上升趨勢。本病屬中醫學「消渴」範疇。

刮　痧

【取穴】肝俞至腎俞、魂門至志室、尺澤、曲池、血海、足三里、太谿。

【操作方法】施術者找準穴位後，進行常規消毒，然後在所選穴位上均勻地塗抹刮痧油或潤膚乳。

操作時，施術者一手持刮痧板，一手扶患者。用刮板棱角刮拭，先刮背部的肝俞至腎俞、魂門至志室，再刮上肢部的尺澤、曲池，最後刮下肢部的血海、足三里、太谿。

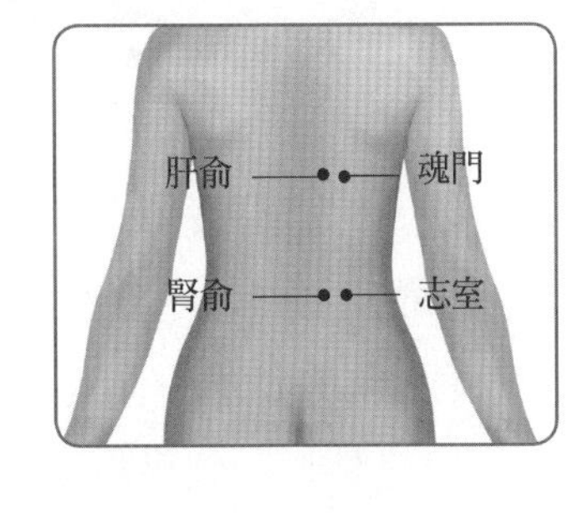

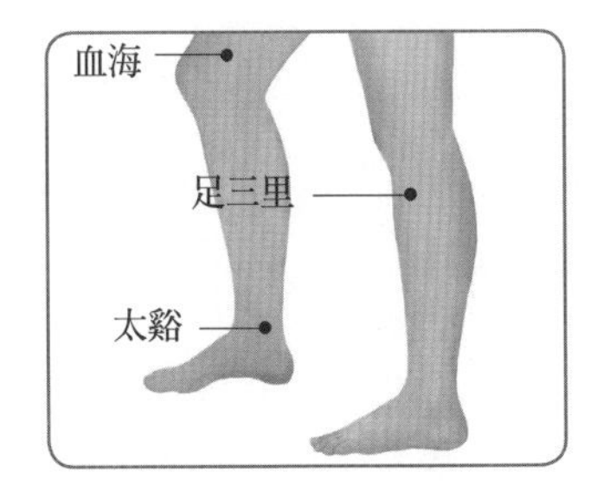

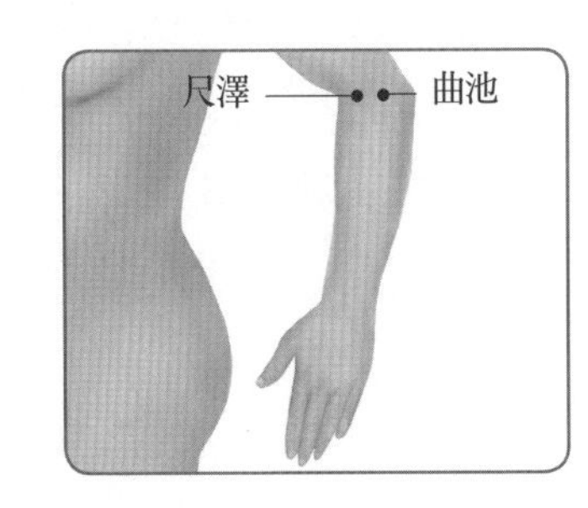

拔　罐

○留罐法

【取穴】脾俞、胰俞、腎俞、三焦俞、三陰交、太谿。

【操作方法】患者取合適的體位。施術者找準穴位，並進行常規消毒，選擇大小適宜的火罐。一手持夾著酒精棉的鑷子，一手持罐，將酒精棉點燃後伸入罐內旋轉片刻，迅速將棉球抽出，即刻將罐拔於穴位上。

根據所拔罐的負壓大小及患者的皮膚情況留罐 10～15 分鐘。每日或隔日 1 次。

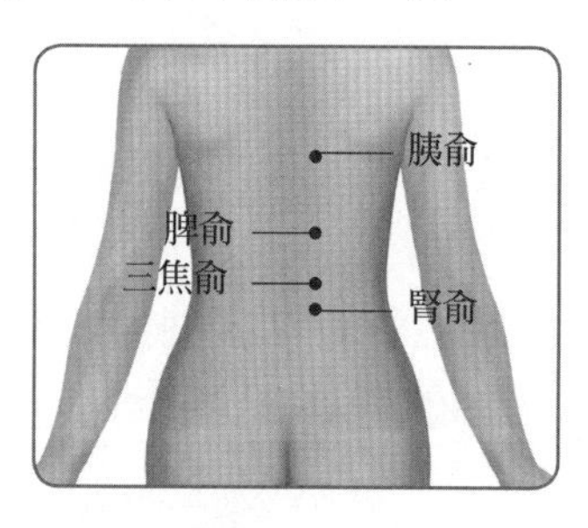

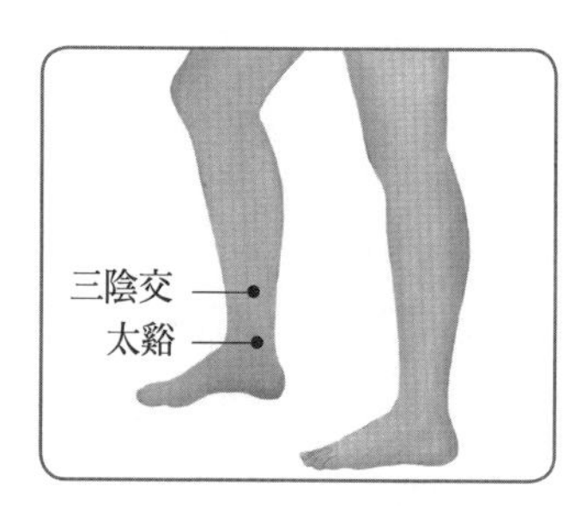

艾　灸

○非化膿直接灸

【取穴】脾俞、腎俞、胰俞、三陰交、太谿。

【操作方法】為防止艾炷滾落，可在灸穴抹塗一些凡士林，使之黏附，然後將麥粒大的艾炷放置灸穴上；用線香或火柴點燃，任其自燃，或微微吹氣助燃。

至艾炷燒近皮膚，患者有溫熱或輕微灼痛感時，即用鑷子將未燃盡的艾炷移去或壓滅，再施第 2 壯；也可待其燃燒將盡，有清脆之爆炸聲，將艾炷餘燼清除，再施第 2 壯。

◆慢性盆腔炎◆

慢性盆腔炎是指盆腔內生殖器官（包括子宮、輸卵管、卵巢）及盆腔周圍結締組織、盆腔腹膜的慢性炎症所形成的盆腔內瘢痕、粘連、充血，多因急性盆腔炎治療不徹底遷延而致。

表現為病程時間較長，下腹部墜脹、疼痛及腰骶部痠痛，常在勞累、性交、月經前後加劇。

全身症狀多不明顯，有時可有低熱，易感疲勞。有的可導致繼發性不孕症。

拔　罐

○留罐法

【取穴】中極、關元、水道、歸來、大赫、氣穴、胞肓。

【操作方法】患者取合適的體位。施術者找準穴位，並進行常規消毒，選擇大小適宜的火罐。一手持夾著酒精棉的鑷子，一手持罐，將酒精棉點燃後伸入罐內旋轉片刻，迅速將棉球抽出，即刻將罐拔於穴位上。

根據所拔罐的負壓大小及患者的皮膚情況留罐 10～15 分鐘。每日或隔日 1 次。

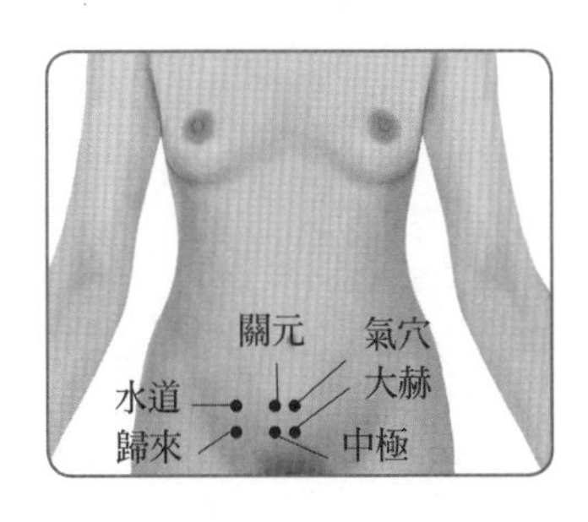

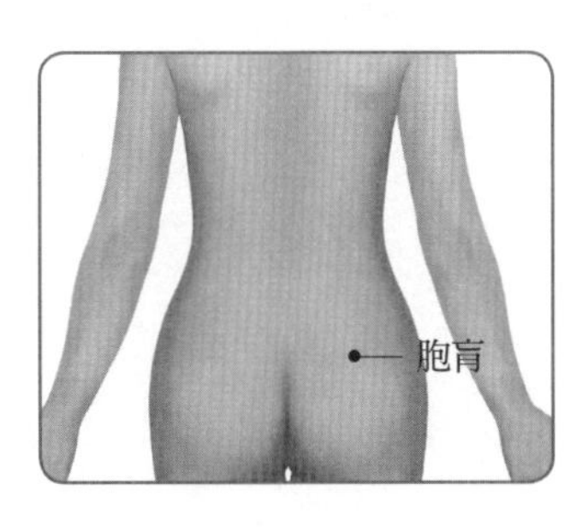

艾　灸

○溫和灸

【取穴】氣海、關元、中極、歸來。

【操作方法】患者取仰臥位。施術者立於患者身側，將艾條的一端點燃，對準應灸的腧穴部位，距離皮膚 2～3 公分，進行薰烤，使患者局部有溫熱感而無灼痛為宜。每穴灸 15～20 分鐘，灸至患者感覺舒適、局部皮膚潮紅為度，每日灸 1～2 次。

○隔薑灸

【取穴】中極、關元。

【操作方法】將鮮生薑切成厚約 0.3 公分的生薑片，用針扎孔數個，置施灸穴位上，用大、中艾炷點燃放在薑片中心施灸。若患者有灼痛感可將薑片提起，使之離開皮膚片刻，旋即放下，再行灸治，反覆進行，以局部皮膚潮紅濕潤為度。一般各穴每次施灸 5～7 壯，每日灸 1～2 次。

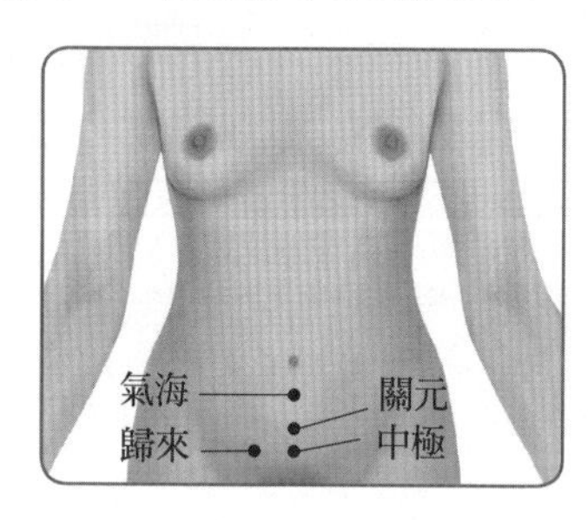

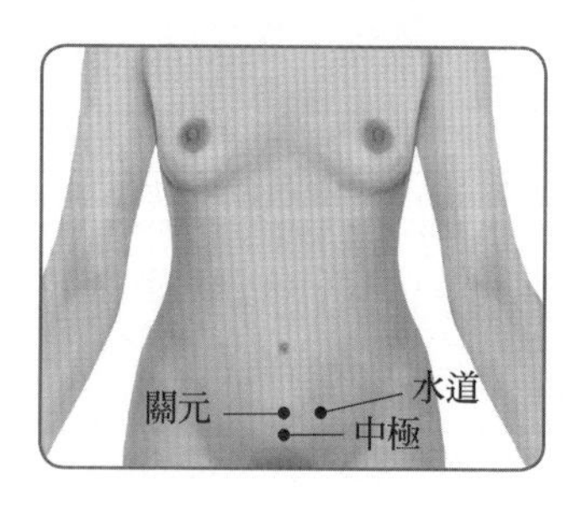

◆慢性腰肌勞損◆

慢性腰肌勞損或稱「腰背肌筋膜炎」、「功能性腰痛」等。主要指腰骶部肌肉、筋膜、韌帶等軟組織的慢性損傷，導致局部無菌性炎症，從而引起腰骶部一側或兩側的瀰漫性疼痛，是慢性腰腿痛中常見的疾病之一，常與職業和工作環境有一定關係。

本病屬中醫學「腰痛」、「痺證」等範疇。

刮　痧

【取穴】腎俞、志室、腰眼、大腸俞、委中、承山。

【操作方法】患者取合適的體位，找準穴位後，進行常規消毒，然後在所選穴位上均勻地塗抹刮痧油或潤膚乳。

操作時，施術者一手持刮痧板，一手扶著患者。用刮板棱角刮拭，先刮局部的腎俞、志室、腰眼和大腸俞，再刮下肢部的委中和承山。

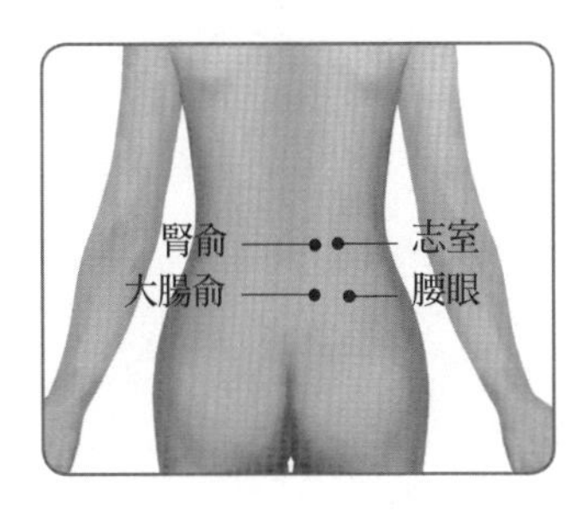

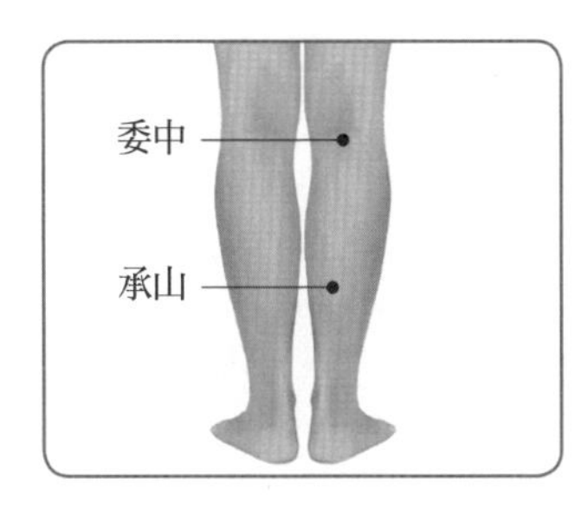

拔　罐

○留罐法

【取穴】阿是穴、腎俞、大腸俞、腰陽關、腰眼、委中。

【操作方法】患者取合適的體位，找準穴位，並進行常規消毒，選擇大小適宜的火罐。一手持夾著酒精棉的鑷子，一手持罐，將酒精棉點燃後伸入罐內旋轉片刻，迅速將棉球抽出，即刻將罐拔於穴位上。

根據所拔罐的負壓大小及患者的皮膚情況留罐 10～15 分鐘。每日或隔日 1 次。

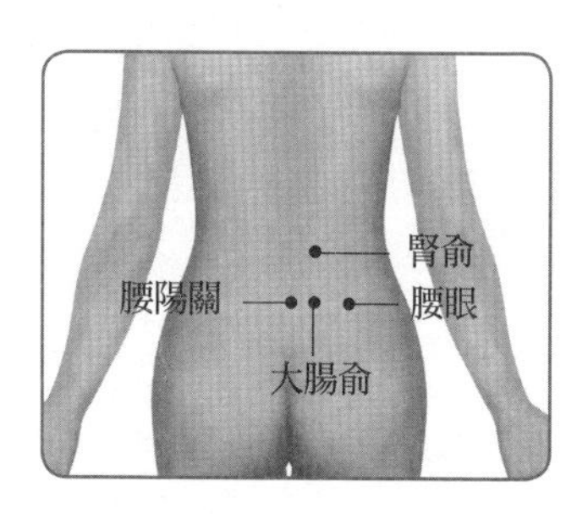

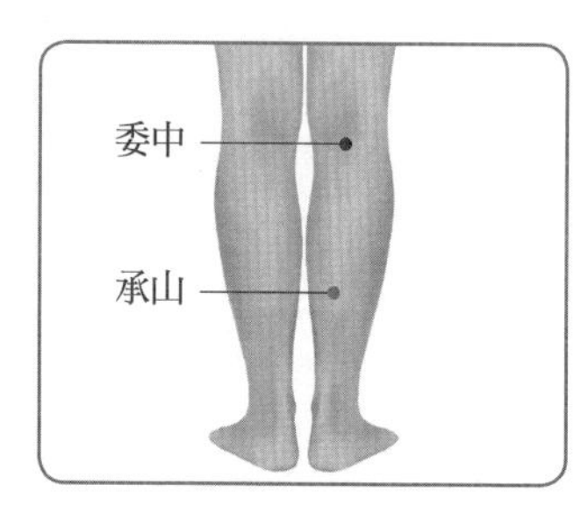

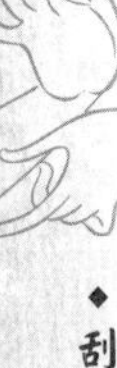

○針罐法

【取穴】阿是穴、腎俞、大腸俞、腰陽關、腰眼、委中。

【操作方法】施術者將毫針快速刺入皮下，輕捻緩進，待患者感到局部酸、沉、脹，並向下行至少腹。

施術者感到針下沉緊，如魚吞釣餌，然後留針拔罐。10 分鐘後起罐取針，再行套罐 5 分鐘。

艾　灸

○溫和灸

【取穴】阿是穴、腎俞、大腸俞、腰陽關。

【操作方法】患者取仰臥位。施術者立於患者身側，將艾條的一端點燃，對準應灸的腧穴部位，距離皮膚 2～3 公分，進行薰烤，使患者局部有溫熱感而無灼痛為宜，每穴灸 15～20 分鐘，灸至以患者感覺舒適、局部皮膚潮紅為度，每日灸 1～2 次。

◎迴旋灸

【取穴】阿是穴、腎俞、大腸俞、腰陽關、腰眼。

【操作方法】點燃艾條，懸於施灸部位上方約 3 公分高處。艾條在施灸部位上左右往返移動，或反覆旋轉進行灸治。使皮膚有溫熱感而不至於灼痛。

一般每穴灸 10～15 分鐘，移動範圍在 3 公分左右。

小叮嚀

慢性腰肌勞損患者晚上宜睡板床，白天可以用寬皮帶束腰。在勞動中要注意儘可能變換姿勢，糾正習慣性不良姿勢。患者還應加強腰肌鍛鍊，以增強腰肌力量，減少腰肌損傷。

常用的腰肌鍛鍊方法有仰臥挺腹、俯臥魚躍等，可早晚各做 5～10次。注意局部保暖，節制房事。同時採用牽引及其他治療方法，如濕熱敷、薰洗等。

國家圖書館出版品預行編目資料

刮痧、拔罐、艾灸除病痛 / 柏立群主編.
——初版，——臺北市，品冠文化，2016 [民 105.09]
面；21公分—（健康絕招；2）
ISBN 978-986-5734-52-7（平裝）
1.刮痧 2.拔罐 3.艾灸
413.9 105011911

刮痧、拔罐、艾灸除病痛

主 編 著 / 柏 立 群
責任編輯 / 張 東 黎
發 行 人 / 蔡 孟 甫
出 版 者 / 品冠文化出版社
社 址 / 臺北市北投區（石牌）致遠一路 2 段 12 巷 1 號
電 話 / （02）28233123，28236031，28236033
傳 真 / （02）28272069
郵政劃撥 / 19346241
網 址 / www.dah-jaan.com.tw
E-mail / service@dah-jann.com.tw
登 記 證 / 北市建一字第 227242 號
承 印 者 / 傳興印刷有限公司
裝 訂 / 眾友企業公司
排 版 者 / 菩薩蠻數位文化有限公司
授 權 者 / 山西科學技術出版社
初版 1 刷 / 2016 年（民 105 年）9 月
定價 / 240元

大展好書　好書大展

品嘗好書　冠群可期

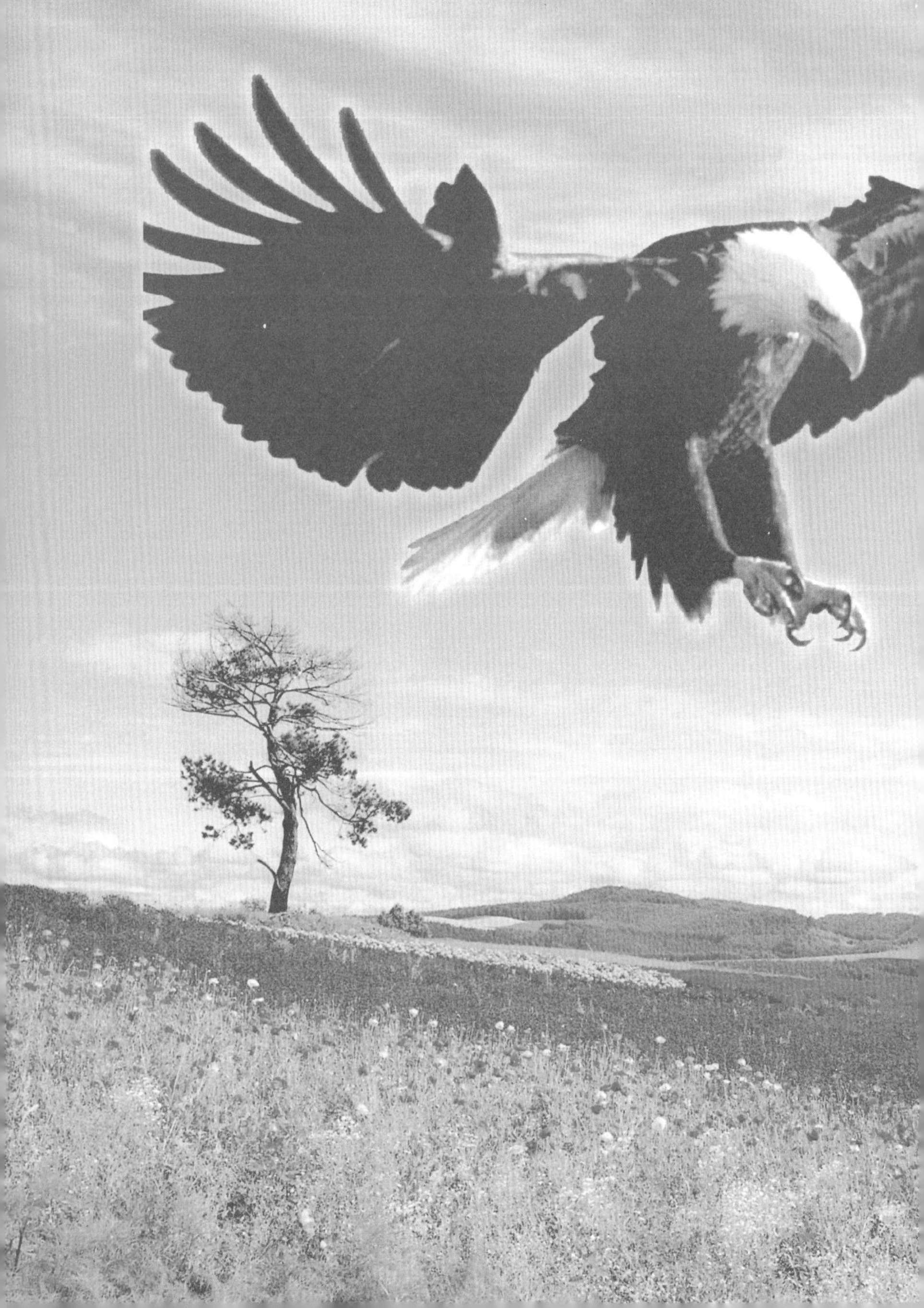